普通高等教育"十二五"国家级规划教材
普通高等教育"十一五"国家级规划教材

中医运气学

（第二版）

（供中医药类专业用）

主　编　苏　颖（长春中医药大学）
副主编　（按姓氏笔画排列）
　　　　孙理军（陕西中医学院）
　　　　纪立金（福建中医学院）
　　　　周国琪（上海中医药大学）
　　　　贺　娟（北京中医药大学）
　　　　鞠宝兆（辽宁中医药大学）

U0307707

中国中医药出版社
·北　京·

图书在版编目（CIP）数据

中医运气学/苏颖主编. —2 版. —北京：中国中医药出版社，2017.8（2023.3重印）

普通高等教育"十二五"国家级规划教材

ISBN 978 – 7 – 5132 – 4398 – 8

Ⅰ.①中… Ⅱ.①苏… Ⅲ.①运气（中医）– 高等学校 – 教材 Ⅳ.①R226

中国版本图书馆 CIP 数据核字（2017）第 194582 号

中国中医药出版社出版

北京经济技术开发区科创十三街 31 号院二区 8 号楼

邮政编码 100176

传真 010-64405721

廊坊市祥丰印刷有限公司印刷

各地新华书店经销

开本 850×1168 1/16 印张 13 字数 302 千字

2017 年 8 月第 2 版 2023 年 3 月第 5 次印刷

书 号 ISBN 978 – 7 – 5132 – 4398 – 8

定价 39.00 元

网址 www.cptcm.com

服 务 热 线 010 – 64405510

购 书 热 线 010 – 89535836

维 权 打 假 010 – 64405753

微信服务号 zgzyycbs

微商城网址 https://kdt.im/LIdUGr

官 方 微 博 http://e.weibo.com/cptcm

天猫旗舰店网址 https://zgzyycbs.tmall.com

如有印装质量问题请与本社出版部联系(010 – 64405510)

普通高等教育"十二五"国家级规划教材

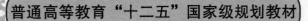

《中医运气学》（第二版）编委会名单

编写说明

本教材系普通高等教育"十一五"国家级规划教材，由全国中医药高等教育学会、全国高等中医药教材建设研究会统一组织编写，供高等中医药院校本科中医药类专业使用。

中医运气学是我国古代研究天时气候变化规律以及天时气候变化对生物（包括人体）影响的一门学说。它充分地反映了"天人相应"的整体观念，突出了自然气候变化与人体生命活动节律的密切关系。它是《内经》理论的重要组成部分，在中医理论体系中占有重要地位，对中医临床辨证治疗常见病、流行病及传染病等具有重要指导意义。

本教材由绪论、干支甲子、五运六气、运气与医理、运气理论的临床应用、中医运气学与相关学科共六章，以及附篇运气理论的现代研究、原文导读两部分组成。

本教材内容具有以下特点：①体现了中医运气学的科学性。教材以充分展示中医运气学理论精华，揭示中医运气学理论的科学内涵为原则，注重教材内容的科学性以及对教学的科学指导性。②展现了中医运气理论的系统性与完整性。教材将古奥深邃的中医运气理论，用简明扼要的文字语言，对其基本学术思想、基本内容及基本原理进行了全面系统的阐述，保证了基本内容的系统性与完整性。③体现了教学内容的创新性。教材积极处理了继承与创新的关系，从中医药人才综合知识结构需要的角度出发，创造性地编写了各章节及其内容；一方面，重视学生对中医运气学基本内容的掌握和中医运气学形成过程的了解。另一方面，将有关最新研究成果引入教材，如第六章的中医运气学与相关学科研究，以及附篇运气理论的现代研究等，以启迪学生思维，开阔学习视野。④具有实用性。教材注重阐明中医运气理论对临床辨证论治及预防疾病的指导意义。如第五章的运气理论临床应用及运气理论应用验案，以启发学生临床运用思路。

本教材第一章绪论部分由苏颖、穆俊霞编写，第二章干支甲子及第三章五运六气部分由苏颖、李霞编写，第四章运气与医理部分由贺娟、张安玲、唐雪梅编写，第五章运气理论的临床应用部分由马维骐、周国琪、齐凤军编写，第六章中医运气学与相关学科部分由孙理军、鞠宝兆、古继红、申秀云编写，附篇一运气理论的现代研究部分由纪立金、李应存、李霞编写，附篇二原文导读由苏颖注释。

本教材是全体编写人员智慧的结晶。编委会本着认真负责、精益求精的工作精神，对本教材进行了编写。书稿完成后，由苏颖修改、定稿。主审孟庆云研究员对编写内容提出了原则性指导意见。陕西中医学院张登本教授应邀审阅了全稿，提出了许多宝贵意见。李霞除完成编写任务外承担了书稿的编务工作。本教材编写得到了长春中医药大学领导及教师的大力支持。在此，对支持我们工作的各位同仁以及所引用文献的作者表示衷心的感谢。

本教材是"普通高等教育'十一五'国家规划教材"，它的编写是对该领域教材编写的一个新的尝试，对编写体例、编写内容等方面虽均经过严谨的思考并提出很高的要求，但在编写过程中，仍有不足之处，敬请同行专家及各院校师生提出宝贵意见，以便进一步修订和提高。

苏　颖

2009 年 1 月

目　录

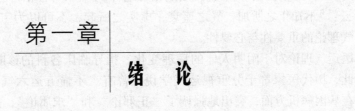

绪 论

第一节 中医运气学概述

运气，即五运六气的简称。它是中国古代研究天时气候变化规律，以及天时气候变化对生物（包括人体）影响的一门学说。运气理论是以天人相应整体观为指导思想，以阴阳五行为理论框架，以天干、地支系统为演绎工具，研究以六十年为一个甲子周期的天地自然气候物候变化规律，以及人体随之发生的疾病规律和临床防治规律。

中医运气理论主要由"五运"和"六气"两部分组成。五运，即木运、火运、土运、金运、水运，五运分别配以天干，用来推测每年岁运和五个季节的气候变化规律。六气，即风、热、火、湿、燥、寒，六气分别配以地支，用来推测每年岁气和6个时段的气候变化规律。五运是形成气候变化的地面因素，六气是形成气候变化的空间因素，五运和六气相结合，可综合分析及预测每年气候变化和疾病流行的一般规律，还可以推测各年气候变化和疾病流行的特殊情况，从而为预防自然灾害、疾病流行，以及临床诊断治疗等提供依据。

中医运气理论在《内经》中有较详细的记载，并已形成了比较系统的知识体系。历代医家在此基础上反复应用于医疗实践，使其得到充实和提高。近年来，随着医学模式的转变，对于天体运动节律与生物生命活动节律关系的研究，以及气候变化规律与人体生命节律、发病规律关系的研究日益受到国内外学者的重视，并取得了一定进展。现代的气象医学、地理医学、环境医学、时间医学等新兴学科均与运气理论密切相关。

中医运气学是中医学理论体系的重要组成部分。它以自然界的气候变化以及生物体对这些变化所产生的反应为基础，把自然气候现象和生物的生命现象统一起来，把自然气候变化和人体发病规律、用药规律以及养生防病原则统一起来，从宇宙节律方面探讨气候变化对人体健康及发病的影响。这种"人与天地相参"、气候变化与人体生命相关的理论充分体现了中医运气学体系的学术特点。

五运六气理论主要记载于《素问》的《天元纪大论》、《五运行大论》、《六微旨大论》、《气交变大论》、《五常政大论》、《六元正纪大论》、《至真要大论》，以及《素问》遗篇《刺法论》、《本病论》中；另外在《素问·六节藏象论》、《灵枢·九宫八风》等篇也有相关记载。

《内经》所构建的运气理论，首创了医学气象历法，阐发了六气致病理论，推演出气化学说和病机学说，系统论述了整体观的治疗原则，扩大了中医学理论范畴，有力地促进了中医理论的发展，长期以来，一直有效地指导着中医临床辨证治疗。诚如《素问·六节藏象论》所云："不知年之所加，气之盛衰，虚实之所起，不可以为工矣。"强调了业医者学习研究运气理论的重要性与必要性。

中医运气理论对于阐明人体的病理变化、指导临床各科的诊断和治疗，均具有重要意义，因此，历代医家都十分重视运气学说，曾有"不懂五运六气，检遍方书何济"之训。运气学在病因病机方面，突出地强调了"正邪论"和"求属论"，指出"气相得则和，不相得则病"；提出了"审察病机，无失气宜"，"谨守病机，各司其属"，"必先五胜"，"有者求之，无者求之，盛者责之，虚者责之"的审察病机原则；在病位病性方面，则根据各种不同的致病因素和具体临床表现，以木、火、土、金、水五行及肝、心、脾、肺、肾五脏进行定位，以风、寒、暑、湿、燥、火的盛衰等进行疾病定性；在治疗方面强调辨证论治，主张"必伏其所主，而先其所因"，"谨察阴阳所在而调之，以平为期"等；在方药方面，提出了"治有缓急，方有大小"及君臣佐使的制方原则；根据运气变化规律，提出了如"风淫所胜，平以辛凉，佐以苦甘，以甘缓之，以酸泻之"独特的性味组方用药原则。

中医运气学来自古代医家长期对自然及疾病现象的观察与总结，具有重要的临床及学术价值。但由于它本身涉及到天文、历法、气象、物候及其医学等诸多学科，论述的内容也比较复杂，所以直至目前，其理论仍是我们继承和发扬中医学一个难度较大的课题。

第二节　中医运气学的指导思想

中医运气学的指导思想与《内经》相一致，明显地表现出"天人相应"的整体思想和唯物辩证法思想。

一、天人相应的整体思想

天人相应的整体思想属于中国传统哲学中一直备受重视的哲学思想和思维方法。人类生活在自然界当中，自然界存在着人类赖以生存的环境和条件；同时，自然界环境的变化又可以直接或间接地影响人体生命活动，可以说，人与自然息息相关。

《内经》在研究人体生命活动规律时，充分运用天人相应的整体观念来研究人与自然的密切关系，可以说天人相应的整体观贯穿于运气理论的始终。运气理论认为自然界有三阴三阳六气和五行之气的变化，人体也有三阴三阳六经之气和五脏之气的运动，而自然气候变化关系与三阴三阳六气和五行之气的运动，人体生理活动和病理变化取决于三阴三阳六经之气和五脏之气是否协调。因此，认为人体生命活动与自然变化密切相关，自然界阴阳五行之气的运动与人体五脏、六经之气的运动是相互收受通应的，正如《灵枢·岁露论》云："人与天地相参也，与日月相应也。"

运动变化是宇宙万物变化的总规律。包括人类在内的整个物质世界始终处在不停顿的运动变化之中。没有天地自然界的规律运动，就没有自然万物变化及各种生命现象，所以《素问·天元纪大论》云："动静相召，上下相临，阴阳相错，而变由生也。"自然界一切变化都是由于天地自然界有规律的运动而产生的，其运动规律是连续的、永恒的。《素问·六微旨大论》也指出："成败倚伏生乎动，动而不已则变作矣……出入废则神机化灭，升降息则气立孤危。故非出入，则无以生长壮老已；非升降，则无以生长化收藏。"均说明了物质世界具有不断运动变化的本领和特性，自然运动规律能产生自然界各种生命现象。

《内经》认为自然界天地万物、四时六气，乃至人体生命活动等都是相互依存、相互作用、不可分割的运动变化的整体，对于自然界的一切变化，包括人体健康和疾病必须运用整体运动观予以观察与分析。

天人相应的整体运动观在运气学中表现得尤为突出，运气学集中地探讨了自然气象运动规律及其对人体的影响。首先，它强调了人居天地之间、气交之中，与自然界是统一的整体，如《素问·六微旨大论》云："上下之位，气交之中，人之居也。故曰：天枢之上，天气主之；天枢之下，地气主之，气交之分，人气从之，万物由之，此之谓也。"天气在上而下降，地气在下而上升，人生活于天地之气交会之中，故必须顺应天地之气的变化而变化。《素问·至真要大论》则更明确指出："天地之大纪，人神之通应也。"说明了人体内部的活动与天地变化规律是相互通应的。正如《素问·五运行大论》云："南方生热，热生火，火生苦，苦生心，心生血，血生脾。其在天为热，在地为火，在体为脉，在气为息，在脏为心……喜伤心，恐胜喜；热伤气，寒胜热；苦伤气，咸胜苦"等。把天之六气、地之五行、方位与人体的脏腑、七情等方面紧密相联，形成了"四时五脏阴阳"的理论体系。

其次，在自然界的万千变化中，运气学所突出的是气候变化对人体以及各种生物的影响，并且强调了由于天体的周转，寒暑才有交替，气候才有温凉的变化，从而产生了各种生命现象及世间万物。正如《素问·天元纪大论》所言："九星悬朗，七曜周旋，曰阴曰阳，曰柔曰刚，幽显既位，寒暑弛张，生生化化，品物咸章。"此外，运气学还认为气候变化与地域方位等有关系，如《素问·五常政大论》云："地有高下，气有温凉，高者气寒，下者气热。"运气学在探求自然界气候变化规律时，将天文、气象、地理等视为一体，进而阐明人体及各种生物对此所作出的各种反应。

基于人与自然界息息相通的思想，运气学比较详细地论述了各不同年份气候的常变与发病的关系。如《素问·气交变大论》云："岁火太过，炎暑流行，肺金受邪。民病疟，少气咳喘，血溢血泄注下……岁金太过，燥气流行，肝木受邪。民病两胁下少腹痛，目赤痛眦疡，耳无所闻"等，论述了五运六气太过与不及的致病特点。

其三，运气学理论依据"天人相应"整体思想，提出了运气异常年份防治疾病的原则，如《素问·五常政大论》强调了"必先岁气，无伐天和"。所谓岁气，即每年的气候变化；天和，即自然气候的正常变化。岁气每年变迁，四季气候不断更替，治疗用药必须顺应岁时规律。例如：针对客主相胜为病，《素问·至真要大论》提出了相应的治法和用药原则："高者抑之，下者举之，有余折之，不足补之，佐以所利，和以所宜，必安其主客，适其寒温，同者逆之，异者从之。"诸如此类，不胜枚举。

总之，运气学认为人与自然是一个不可分割的有机整体，自然天地万物包括人体都处在不断的运动变化之中。因此，研究自然气候变化规律及其对人体健康与疾病的影响，必须从整体与运动变化的角度进行分析，必须以《内经》"天人相应"的整体思想为指导。

二、唯物辩证法思想

唯物辩证法思想在中国古代哲学思想中占有重要地位，其对中医学的形成及发展具有很大的影响。精气学说、阴阳五行学说是中国古代唯物辩证法思想中关于世界本原及发展变化的宇宙观和方法论，是对中医学包括运气理论体系的形成和发展最有影响的哲学思想。这些思想被广泛运用到中医学各个领域，并成为中医学理论体系的核心。

精气学说，又称"元气论"，或"气一元论"，是研究宇宙万物生成及发展变化的一种古代哲学思想，是古代唯物论思想的代表。它认为精气存在于宇宙之中，是构成宇宙本原的运动不息的极细微物质，宇宙万物的生成皆是精气自身运动的结果，人类作为宇宙万物之一亦由精气构成。

精气学说的思想渗透于中医学，反映于《内经》。尤其，运气理论将精气学说应用到医学、天文学、气象学等方面，因此，精气学说在运气学中占有特别重要的地位。运气学认为气是物质的本源，气是运动的，运动是有规律的，形气能相互转化，进而从形气相互转化这一理论出发，探讨了天体演化、宇宙形成及生命的起源。如《素问·五运行大论》云："夫变化之用，天垂象，地成形，七曜纬虚，五行丽地。地者，所以载生成之形类也。虚者，所以列应天之精气也。形精之动，犹根本之与枝叶也，仰观其象，虽远可知也……地为人之下，太虚之中者也……大气举之也。"指出了地球和其他星体一样，靠大气的托举及推动悬浮于太虚之中，并在太虚中有规律地运行着；充满生机的宇宙世界是天地精气运动变化的结果。运气学以此为指导思想，全面阐述了以60年为一个周期的自然界五运六气的运行变化规律及其对人体的影响。

阴阳五行学说是中国古代用来认识自然和解释自然的世界观与方法论，包含着丰富的辩证法思想。运气学以阴阳五行学说为指导思想，在研究气象、气候运动及其对物候病候影响的规律时无不运用阴阳五行的法则进行阐述，使阴阳五行理论及其思想贯穿于运气学的各个方面。

阴阳学说是研究阴阳的内涵及其变化规律，并用以解释宇宙万物的发生、发展、变化的古代哲学理论，是古代先贤认识宇宙万物及其变化规律的世界观和方法论。阴阳理论认为阴阳的对立统一是天地万物运动变化的总规律，自然界纷纭众多的物质现象和事物皆可以用阴阳归类，物质世界只有有了阴阳的相互运动，才能产生无穷的变化。

运气学以阴阳学说为指导思想，始终运用阴阳的辩证关系来研究自然规律、气候变化规律，进而分析疾病规律。指出："天以阳生阴长，地以阳杀阴藏，天有阴阳，地亦有阴阳"（《素问·天元纪大论》），认为："阴阳之气，各有多少，故曰三阴三阳"（《素问·天元纪大论》），说明阴阳多寡不一，呈现状态亦异；进而将三阴三阳配以六气研究气候变化规律，《素问·天元纪大论》指出："厥阴之上，风气主之；少阴之上，热气主之；太阴之上，湿气主之；少阳之上，相火主之；阳明之上，燥气主之；太阳之上，寒气主之。"运气理论强调阴阳的升降运动是气候变化的根本原因，指出："阴阳之升降，寒暑彰其兆"（《素问·五运行大论》）；运气理论进一步强调自然界一切变化都遵循着"动复则静，阳极反阴"（《素问·六元正纪大论》）的阴阳变化规律；运气理论还运用阴阳理论说明气象气候平衡与不平衡的辩证关系，如："夫阴阳之气，清静则生化治，动则苛疾起"；特别是运气学在预测具体年份气象、物候、病候时全部运用干支阴阳来推求。可以说，阴阳理论作为运气学的指导思想与研究方法贯穿于运气学的始终。

五行学说是确定五行的内涵、特性、归类方法及生克制化关系，并用以解释宇宙万物的发生、发展、变化及其相互联系的古代哲学理论，是含有丰富系统论思想的中国古代哲学的宇宙观和方法论。五行理论认为，宇宙间万事万物的属性可以在不同层次上分为木、火、土、金、水五类，并以此研究自然万物运动规律以及相互之间的复杂关系。自然界各种事物和现象的发展变化都是这五种不同属性的物质不断运动和相互作用的结果。

运气学以五行学说为指导思想，不仅用以推求气运变化规律、气运与疾病的密切关系，而且，运用五行理论广泛地研究自然万物之间的普遍联系及相互关系，使古代哲学的五行理论在中医运气学中得到充分运用及发展。在中医运气学中，运用五行理论研究的事物非常广泛。运气理论把五方、五气、五味、五体、五色、五脏等与五行相联系，显示了自然万物之间的系统性及整体性，特别是运用天干及五行总结出天干化五运的规律，进而用以推求主运客运的变化规律，又运用五行配以干支及三阴三阳六气，总结出了60年六气变化规律，从整体系统的全方位角度深入研究了自然气候更替规律。

总之，精气学说、阴阳五行学说的基本观点和方法被引入运气学中，与中医学固有的理论及临床经验相融合，构建了运气学独特的理论体系及思维方法，在古代唯物辩证法思想的指导下，研究了天地自然五运六气运行规律，推导了气候物候病候变化规律。

第三节　中医运气学产生的基础

中医运气学理论的提出不是偶然的，它是古代劳动人民在生产生活实践中，通过对天体运行规律，气候变化规律及其对人体生理、病理影响的长期观察和研究基础上总结出来的。自然界客观存在的气候变化，以及各种生物（包括人体）对各种自然变化所产生的相应反应是运气学理论产生的客观物质基础，同时其理论的形成又受到当时先进的哲学及自然科学的影响。

一、先秦哲学思想的影响

先秦哲学思想对运气学理论的形成均产生不同程度的影响，但以道家、阴阳家思想最为深刻。

（一）道家思想的影响

道家是以先秦老子关于"道"的学说为中心的春秋战国时期主要的学术流派之一。自老子（聃）以后它又分化为多个学术流派，其中以庄子（周）为代表的"道论"和以管子（仲）为代表的"精气论"是其中最具影响力的两大学派。前者重视"道"，认为"道"是物质世界永恒的、无处不在的终极本原；后者认为"道"是无所不在的富有生机的精气，精气是宇宙万物发生并存在的本原。战国后期这两派融合为黄老新道家，其理论相融形成"道气论"。

1. 气是产生和构成万物的本原　气的概念在运气学中应用广泛，所包含的种类也很多。中医运气学认为气是宇宙形成的基础，是构成宇宙万物的最小物质单位。自然界充满了物质性的气，万事万物包括自然界的天气、地气、风气、寒气、热气、燥气、湿气，以及人体的脏腑之气等都是由气化生而成。《素问·至真要大论》云："本乎天者，天之气也，本乎地者，地之气也，天地合气，六节分而万物化生矣。"《素问·阴阳应象大论》云："地气上为云，天气下为雨；雨出地气，云出天气。"《素问·宝命全形论》云："天地合气，别为九野，分为四时，月有小大，日有短长，万物并至，不可胜量。"不难看出，自然界的气实质是指大气的流动，人体的气则概括了物质与功能及其相互之间的转化。《素问·宝命全形论》云："人生于地，悬命于天，天地合气，命之曰人。"

气是天地万物生成及演化的本原。运气理论认为"五运"和"六气"及其变化规律是存在于天地间的"气"运动变化的结果。《素问·天元纪大论》云："在天为气，在地成形，形气相感而化生万物矣。"又云："太虚寥廓，肇基化元，万物资始，五运终天，布气真灵，揔统坤元，九星悬朗，七曜周旋，曰阴曰阳，曰柔曰刚，幽显既位，寒暑弛张，生生化化，品物咸章。"这里描绘了一幅充满生机，物种纷繁，有万千变化的宇宙结构模型。这个富有生机、不断运动的宇宙在其演化过程中，产生了气、真、元（三者均指"气"），它们又进一步演化为阴气和阳气，在阴阳二气相互作用下，产生了九星、七曜、天地、万物。在万物都是气生成的背景下，《内经》认为："天有五行，御五位，以生寒暑燥湿风"，明确指出了"五运"和"六气"也是由天地间阴阳之气所生成。

气能化生自然万物。由于构成万物的气的性质是多样的，所以由气化生的自然万物也是多种多样。例如东西南北中五方地域的差异，产生了风热湿燥寒五气，酸苦甘辛咸五味，青赤黄白黑五色等。《素问·天元纪大论》云："天有五行，御五位，以生寒暑燥湿风，人有五脏化五气，以生喜怒思忧恐。"认为由于五行方位不同，产生了寒暑燥湿风不同的气候变化；由于五脏功能各有特点，故其气化表现出不同的情志。

总之，气的变化十分复杂、玄远多变、无穷无尽，无论在自然界还是在人体均是如此，但《内经》认为这些变化不外乎天地阴阳二气和五行之气的相互作用，因此，可以通过观测进而运用阴阳五行理论加以阐述。

2. 气的运动变化是事物发展变化的动力　气是运动的。中医理论认为自然界万事万物永远处于不断的运动变化之中。新的事物不断地产生，由小到大，由少到壮，旧的事物逐渐衰退，由壮变老，终致消亡。《素问·六微旨大论》云："夫物之生从于化，物之极由乎变，变化之相薄，成败之所由也……成败倚伏生乎动，动而不已，则变作矣。"生化、极变、衰败，一切事物都在永恒地运动、变化着。之所以如此，正是由于构成万物的气是运动的、生生不息的，并且充满了生机。《素问·五常政大论》指出："气始而生化，气散而有形，气布而蕃育，气终而象变，其致一也。"明确地指出了自然界各种事物，不仅其形体由气所构成，而且它们的运动变化也本原于气的"始"、"散"、"布"、"终"的作用。

中医运气学认为气象的变化根源于天气与地气的升降作用。《素问·六微旨大论》云：

"气之升降，天地之更用也"、"升已而降，降者谓天；降已而升，升者谓地。天气下降，气流于地；地气上升，气腾于天。故高下相召，升降相因，而变作矣。"认为由于气之升降运动，造成了天地之气的相互联系、相互影响、相互渗透乃至相互转化。天地之气上下之间相引相召，升降沉浮的运动互为因果。大气在天地之间环流运动，从而产生了风、雨、晴、寒、暑、燥、湿等各种气候变化，产生了自然界生长收藏现象，以及生命的新生和消亡。

自然之气在运动过程中相互制约、相互作用，以维持整体的动态平衡。如阴阳二气的对立统一、五行之气的相生相克，以及六气的胜复变化等都说明了自然界只有有序的运动才能有正常的生化。如《素问·六微旨大论》云："气有胜复，胜复之作，有德有化，有用有变。"同时又明确指出："亢则害，承乃制，制则生化。"认为"制"在自然界气候、生物生化及各种事物中起着决定性作用。任何事物过于亢盛或亢进均成为灾害，但若出现相反的力量制约亢盛之事物，则会促使事物正常发展。自然界气候变化亦如此，存在着生克、胜复、制约关系，有一分胜气，便有一分复气。揭示了气的正常运动离不开气的克制和反克制作用，正如《素问·五常政大论》指出："微者复微，甚者复甚，气之常也。"即复气的多少根据胜气的多少而定。偏胜之气表现得轻微，制约它的复气表现也轻微；偏胜之气表现得较严重，制约它的复气表现也明显。

人体各脏腑器官的机能活动依靠气的推动。气是构成人体生命活动的基本物质，同时又是人体机能的动力来源。《灵枢·营卫生会》篇云："人受气于谷，谷入于胃，以传于肺，五脏六府，皆以受气，其清者为营，浊者为卫，营在脉中，卫在脉外，营周不休，五十而复大会。阴阳相贯，如环无端。"人体内的正气产生于水谷精微，经脾转输到肺，在肺的宣发作用下，将精微布散于全身脏腑组织。其中，清纯柔和者入于脉中为营气，疾急滑利者循于肌腠为卫气。营气营养五脏六腑四肢百骸，卫气温分肉、润肌肤、护卫肌表。正如明代医学家张介宾所说："夫化生之道，以气为本，天地万物莫不由之。故气在天地之外，则包罗天地，气在天地之内，则运行天地，日月星辰得以明，雷雨风云得以施，四时万物得以生长收藏，何非气之所为？人之有生，全赖此气"（《类经·摄生类》），概括地阐述了《内经》关于宇宙间的气化活动推动万物不断演化的思想。

3. 道气论促进了运气理论的产生　《内经》继承和发展了道家"道"、"气"理论，尤其在运气七篇中，将"气"与"道"明确划分，认为"道"是指规律，"气"则是构成宇宙万物的物质基础。

首先，"道论"观点认为，天地间一切事物都有自身演化的规律（即"道"），这个规律是不以人们主观意志为转移的客观存在。运气理论正是在这种"道论"思想指导下，揭示木、火、土、金、水五运之气变化规律，揭示风、热、火、湿、燥、寒六气变化规律，揭示运气相合、客主加临、主客逆从等规律，从而多角度、多层次地揭示了天地气候变化规律，并运用这一客观规律对疾病进行流行病学分析，指导临床对疾病的诊断辨证及治疗用药。

其次，在道家强调"通天下一气耳"（《庄子·逍遥游》）观念的指导下，运气理论构建了"天人相应"的整体恒动观，认为"气"是天人相应、天地万物相通相应的媒体中介。气是不断运动、充满活力的物质，气通过升、降、出、入、散、聚等多种运动方式使天地万物之间发生着广泛的联系，从而突出了天地万物是一个有机的整体，人与自然是一个有机联系的统一体的"天人相应"整体观思想。运气理论正是站在气具有复杂多样运动方式的高度，审视"通天下"万物的整体联系，并在气之可分性观点指导下，将"通天下一气"分解为"五运之气"和"六气"两类，运用五运之气和六气运动变化规律，解释天地间复杂多样的物质运动形式，以此为据演绎出了天时—气候—物候—人体生命的整体结构模型。

（二）阴阳学说

阴阳是中国古代哲学中的重要概念。它是古代哲学家在生产生活实践中，对万物运动变化规律长期观察研究的总结和概括，是古人认识宇宙自然总结出来的一种哲学观和方法论。阴阳理论引用到中医学，促进了中医学理论的形成，推动了中医学的发展，尤其在《素问》运气七篇中，阴阳理论得到了充分的应用，在《内经》理论体系中占有极其重要的地位。

1. 阴阳是自然事物变化的根本　《内经》认为阴阳是宇宙事物发生发展运动变化的根本。《素问·阴阳应象大论》云："阴阳者，天地之道也，万物之纲纪，变化之父母，生杀之本始，神明之府也。"指出了阴阳的普遍性和重要性。自然界的事物普遍存在着阴阳的对立统一关系，事物之间的关系无论多么复杂，都可以纳入到阴阳的范畴中去研究。

宇宙日月星辰的回旋，自然万物的新生和消亡，一切由气到形，由形到气的变换，以及万物生生化化的过程，究其根本均是阴阳之间相互作用所致。《素问·阴阳离合论》云："阴阳者，数之可十，推之可百，数之可千，推之可万，万之大不可胜数，然其要一也。"就指出了自然界变化万千的事物和现象无一不是阴阳对立统一的体现。

阴阳关系的普遍性表现在自然界的空间、时间，以及各种事物、生物及人体生理、病理等各个方面。万物的新生和消亡，自始至终都贯穿着阴阳这一矛盾。《素问·四气调神大论》指出："四时阴阳者，万物之根本也"，"阴阳四时者，万物之终始也，死生之本也"。揭示了阴阳间的相互作用是推动事物从产生到消亡的根源，存在于一切事物发生发展的全过程之中。因此，阴阳的对立统一运动是天地万物运动变化的根本。

2. 阴阳是气候变化的总规律　《内经》认为气候变化虽然复杂多变，但其根本原因是阴阳的相互消长变化所致。运气理论广泛运用了阴阳的依存互根、消长转化的辩证关系，来分析和总结以 60 年为周期的气候变化规律及其与人体疾病的关系。

运气学运用阴阳理论阐述气候变化规律。它认为气候变化是气的有序循环运动，其变化与宇宙万物的变化一样，都是阴阳相互作用的结果。它在研究气候变化规律时，运用五运和六气两个相对独立又相互联系的气候变化系统来总结。五运和六气不仅各自分属阴阳，而且各部分所包含的内容都可用阴阳理论来研究。如五运中的岁运、主运、客运都有阴阳太少之分。六气源于阴阳二气，由于各自所秉阴阳之气多少的不同，又可用三阴三阳来代表，即厥阴风木、少阴君火、太阴湿土、少阳相火、阳明燥金、太阳寒水等，并分主于阴阳相互消长的六气六步。诚如《素问·天元纪大论》所云："阴阳之气各有多少，故曰三阴三阳也"，"厥阴之上，风气主之；少阴之上，热气主之；太阴之上，湿气主之；少阳之上，相火主之；阳明之上，燥气主之；太阳之上，寒气主之。所谓本也，是谓六元"。

运气学强调气候变化的根本原因在于阴阳的升降运动。认为"阴阳之升降，寒暑彰其兆"（《素问·五运行大论》）、"气之升降，天地之更用也"、"升已而降，降者谓天；降已而升，升者谓地。天气下降，气流于地；地气上升，气腾于天。故高下相召，升降相因，而变作矣"(《素问·六微旨大论》)，指出了阴阳升降在大气运动中主要表现为天气与地气的相互作用和交相流动，这也是大气运动的基本形式和气象变化的直接原因。

运气学用阴阳来说明气候平衡与不平衡的辩证关系。如《素问·至真要大论》云："夫阴阳之气，清静则生化治，动则苛疾起，此之谓也"。这里"清静"与"动"分别代表阴阳的平衡与不平衡。前者说明春温夏热秋凉冬寒正常气候的依次变迁，后者说明阴阳相对平衡受到破坏使运气出现了太过与不及，说明气候的运动如同其他事物一样也存在平衡与不平衡两种状态。

天干与地支是运气推演的工具，也有阴阳之分。运气学在预测相关年份气象气候、物候、病候的具体规律时，均通过纪年干支来推演。五运配以天干，六气配以地支，天干属阳，地支属阴，二者各自又可再分阴阳，奇数属阳，偶数属阴。十天干中甲、丙、戊、庚、壬为阳干，乙、丁、己、辛、癸为阴干；十二地支中子、寅、辰、午、申、戌为阳支，丑、卯、巳、未、酉、亥则为阴支。由于干支本身有万物生长、繁盛、衰老、死亡、更生的涵义在内，因此，其本身必然有阴阳的区分，否则就不可能产生变化。

3. 阴阳是疾病发生发展变化的总规律 运气学把自然气候现象和生物的生命现象统一起来，把气候变化规律与人体发病规律、用药治疗规律统一起来，研究气候变化与人体健康疾病的密切关系，并运用阴阳之间的对立、互根、消长、转化规律，解释天时气候变化对人体生理、病理的影响，预测疾病的流行规律，指导临床诊断用药。

(三) 五行学说

五行学说在中国古代哲学思想中占有重要的学术地位。它主要被用来说明自然界各种事物之间的相互影响和普遍联系。五行学说被引入到中医学后，形成了较系统的医学五行理论框架，体现在中医理论的人与自然的关系、藏象、病因、病机、诊断、治则、养生等各个方面，它是中医理论的重要学说及内容。

运气学运用五行理论，归纳了不同事物的属性，阐明了五运六气太过、不及、胜衰、生克制化、乘侮等方面的内容。

1. 阐述自然事物的普遍联系 中医运气学运用五行学说阐述自然界事物之间的普遍联系。如《素问·金匮真言论》以五方五行归纳自然事物，指出："东方青色，入通于肝，开窍于目，藏精于肝，其病发惊骇，其味酸，其类草木，其畜鸡，其谷麦，其应四时，上为岁星，是以春气在头也，其音角，其数八，是以知病之在筋也。"《灵枢·五味》篇指出五谷、五果、五畜、五菜、五色等均合于五行，将自然界纷繁复杂的事物，通过分类均归属于五行系统，并使之产生有机联系。阐明了自然界事物之间存在着普遍联系，显示了自然万物的整体性。

2. 说明人体的生理病理 《内经》运用五行学说归纳概括了人体各脏腑组织器官，认为人体是一个以五脏为核心的有机联系的整体。如《素问·阴阳应象大论》研究了五脏、五体、五志、五声、五窍、五变之间的关系，及其与自然阴阳五行的普遍联系；《灵枢·本输》篇指出井荥输经合五穴应于五行；《灵枢·五乱》篇指出十二经脉别为五行，分为四时；《灵枢·顺气一日分为四时》篇也指出："人有五脏，五脏有五变，五变有五输，故五五二十五输，以应五时"等。

《内经》运用五行生克理论总结五脏疾病传变规律。如《素问·玉机真脏论》指出："五脏受气于其所生，传之于其所胜，气舍于其所生，死于其所不胜"，"五脏相通，移皆有次，五脏有病，则各传其所胜"。五脏合五行应五时，故五脏疾病传变规律可以运用五行理论进行总结。

3. 研究气候变化规律 中医运气学运用五行配合天干地支用以纪气纪运，研究各年份各节令的气候变化规律。把五行之气在天地间的运行规律用五运表示，即木运、火运、土运、金运、水运。五运配合天干表示岁运，用以研究不同年份的气候变化特征，即甲己年岁运属土，乙庚年岁运属金，丙辛年岁运属水，丁壬年岁运属木，戊癸年岁运属火。每一年的春、夏、长夏、秋、冬五个季节，又分别由木、火、土、金、水五运所主，用以说明不同节令正常的气候特征，即一年之中，春温属木运，夏热属火运，长夏属土运，秋燥属金运，冬寒属水运。各不同时令异常气候变化特征，根据各年岁运不同，也分别运用五运来表示。

中医运气学将五行与地支配合研究各年的岁气情况。丑未年是太阴湿土司天，卯酉年是阳明燥金司天，辰戌年是太阳寒水司天，巳亥年是厥阴风木司天，子午年是少阴君火司天，寅申年是少阳相火司天。

运气学将五行与六气配合，分析各年份主气、客气的变化规律。各年主气的正常变化规律是：初之气厥阴风木、二之气少阴君火、三之气少阳相火、四之气太阴湿土、五之气阳明燥金、六之气太阳寒水。各年客气的变化规律是按三阴三阳次序运行的，即厥阴风木、少阴君火、太阴湿土、少阳相火、阳明燥金、太阳寒水。

运气学运用五行的生克、制化、乘侮等关系说明四季更替，气候变迁，以及五运六气太过、不及、胜衰、克制等方面的内容。相生就是五行之间相互资生和助长。主运，主治一年五时正常的气候变化，即以木、火、土、金、水五运分主春、夏、长夏、秋、冬，其更迭顺序为五行相生，风、火、湿、燥、寒五种气候依次更替，年年如此。主气，为每年相继出现的六种正常气候，即六步六气，由于君火、相火同类，故仍可以五行归类，其更换之序，也为五行相生规律。《素问·六微旨大论》在阐述地理应六节气位时还明确指出："显明之右，君火之位也；君火之右，退行一步，相火治之；复行一步，土气治之；复行一步，金气治之；复行一步，水气治之；复行一步，木气治之；复行一步，君火治之。"显明，即春分点，是说从春分之后是少阴君火所主的时位，退行一步为少阳相火，再退一步为太阴湿土，再退一步是阳明燥金，再退一步是太阳寒水，再退一步是厥阴风木，再退一步是少阴君火所主。显然，"显明之右"到"君火治之"是言五行相生，其顺序为火生土，土生金，金生水，水生木，木生火以致往复无穷。相克就是五行之间相互制约和克制。其相克关系即如《素问·宝命全形论》所论："木得金而伐，火得水而灭，土得木而达，金得火而缺，水得土而绝，万物尽然，不可胜竭。"表现在四时关系上则为"春胜长夏，长夏胜冬，冬胜夏，夏胜秋，秋胜春，所谓四时之胜也"（《素问·金匮真言论》）。胜者，克制之意，这就是四时相胜规律。运气学说常借此说明五运太过、不及的胜复关系。

运气学运用五行说明运气的乘侮关系。乘者，乘虚侵袭，相乘就是相克太过，超过了正常的制约程度。相侮，就是恃强凌弱，也称反克。乘侮关系，即五行之间产生了偏盛偏衰，不能维持正常的动态平衡。《素问·五运行大论》指出："气有余，则制己所胜而侮所不胜；其不及，则己所不胜侮而乘之，己所胜轻而侮之。侮反受邪，侮而受邪，寡于畏也。"说明五运之气太过则克伐己所胜之气，同时反侮己所不胜之气；五运之气不及则一方面受到所不胜之气的乘伐，另一方面也会受到所胜之气的反侮。例如：木气有余，不仅能克制己所胜的土，使其湿化之用大衰，甚至还能欺侮其所不胜的金而风气大行，即所谓"制己所胜而侮所不胜"。如果木气不及，不仅其不胜的金气将乘其衰而来欺侮，其所能胜制的土气亦将轻视其衰而来欺侮，这就是"己所不胜侮而乘之，己所胜轻而侮之"的含义。

运气学还运用五行理论强调了胜复问题。所谓胜复，即是指当五行在失去制约损害一方的时候，到了一定程度，被损害的一方就会出现相应的反应以求重新取得均势和协调，即"有胜则复，无胜则否"（《素问·至真要大论》）。气象的运动由于太过不及导致的变化，会引起"胜气"和"复气"的调节关系，诚如《素问·至真要大论》所云："有胜之气，其必来复也。"《素问·五常政大论》也指出："故乘危而行，不速而至，暴虐无德，灾反及之。"因为横行的一方，必然会消弱自己的力量，所以凡恃强凌侮他气者，自己也会受到邪气的伤害，即所谓"侮反受邪，侮而受邪，寡于畏也"。同时，运气学说还强调"微者复微，甚者复甚，气之常也"（《素问·五常政大论》），即复气多少轻重与胜气多少轻重成正相关；正因为如此，才保证了气候在局部出现不平衡的情况下，通过自动调节而继续维持其循环运动的相对平衡。诚如《素问·气交变大论》所云："夫五运之政，犹权衡也，高者抑之，下者举之，化者应之，变者复之，此生长化成收藏之理，气之常也，失常则天地四塞矣。"

运气学运用五行生克制化理论阐明自然"亢害承制"的关系。制化关系，就是相生中有相克，相克中有相生。《素问·六微旨大论》指出："亢则害，承乃制，制则生化，外列盛衰，害则败乱，生化大病。"亢，即亢盛，如果六气亢盛，则会产生危害，从而出现一系列败乱的现象，影响正常的生化过程；所以必须有相应的气来制约过亢之气，有了正常制约，才能有正常生化，也才能使主岁主时之气循环相承，盛衰有时，保证正常的时序变迁。因此，张介宾曰："造化之机，不可无生，亦不可无制。无生则发育无由，无制则亢而为害"（《类经图翼·五行统论》）。

由此可见，自然界气候之所以能保持着动态平衡，并按一定的周期循环运动，均可以从五行学说的生克制化机制中得到说明。临床应用亦当遵循此规律，诚如《素问·至真要大论》所云："故治病者，必明六化分治，五味五色所生，五脏所宜，乃可以言盈虚病生之绪也。"

二、古代自然科学的影响

中国古代自然科学的发展在世界自然科学发展史上占有重要地位，而对运气学形成产生重要影响的主要是天文和历法知识。

运气学理论充分运用了古代比较科学的天体结构理论。中国古代对宇宙结构的认识主要有三：即盖天说、浑天说和宣夜说。盖天说是人立于地面直观观测天象，依靠人的感觉提出的天圆如张盖、地方如棋局的"天圆地方"说，此学说具有很大的局限性。浑天说是依靠理性推理，并制造仪器准确度量天体视运动而得出"天包地外，地居于中"理论的一个学派。这个学派以张衡《浑天仪注》为代表，并一直被认为是中国古代关于宇宙结构认识的正统学说。但它认为天球有天壳存在，天壳之外是无限的宇宙，因此，也有一定的局限性。宣夜说是中国历史上先进的宇宙结构理论，在浑天说基础上认为天没有边际，宇宙是无限的，日月星辰靠气的推动运行于宇宙之中。

中医运气学的天文学思想博取了上三说之长，尤其选择了宣夜说作为运气学的宇宙理论来研究宇宙结构和天体运行规律，并且在其基础上又指出了自然界运动变化的统一性，阐明了宇宙万物生化的原理，尤其指出了自然万物生存于生化不息的宇宙之中。

运气理论充分运用了古代关于北斗星、二十八星宿、日月、五星、历法等方面的研究成果。《灵枢·九宫八风》中记载的"太一游宫"就是对北斗星围绕北极星旋转不息的描述。运气学运用"太一游宫"主要用以确定一年各时节，推知四时气候变化规律及二十四节气，同时又用以研究四时阴阳变化规律对人体的影响。它不仅将时间与空间紧密结合，而且又将空间、时间、气候与人体紧密结合起来，以探讨时空中万物生化规律。

二十八星宿是天体中28个相对不动的恒星群，分阵四方，以拱北斗。按其构成的图形形象分为东方苍龙星座，包括角亢氐房心尾箕七宿；南方朱雀星座，包括井鬼柳星张翼轸七宿；西方白虎星座，包括奎娄胃昴毕觜参七宿；北方玄武星座，包括斗牛女虚危室壁七宿。二十八星宿共周天365度，由于其相对稳定，故成为划分天体星空区域的标志，并以此为标志研究行星运行的规律，其内容在《素问·五运行大论》中有较详尽的记载。

运气理论运用日月运行规律制定历法，重视日月运行规律对地球及生物的影响。在日地关系方面，利用浑天仪观测太阳在天体的位置变化，使用圭表测量地面日影方位和长短变化，建立了确定日地阴阳盛衰的标准及天地阴阳盛衰消长规律的理论，包括日周期、年周期和12年周期。在研究月地关系时，认为月亮运动对地球的阴阳消长起着极其重要的调节作用。研究月亮运动规律主要有两个，即月相晦朔弦望变化规律和月亮在恒星背景中的运行规律。在此基础上，又强调了朔望月周期对地球及人体生理病理的作用。在《素问·八正神明论》、《灵枢·岁露论》等篇均有月廓满虚对人体气血影响的论述。

运气学特别重视将天度和气数结合起来考察日月之行，体现了中国古代天文学的特点。如《素问·六节藏象论》指出："天度者，所以制日月之行也；气数者所以纪化生之用也。"又指出："日为阳，月为阴，行有分纪，周有道理，日行一度，月行十三度而有奇焉。"明代医家张介宾也有阐述，"岁之日数，由天之度数而定；天之度数，实由日之行数而见也"（《类经图翼·运气上》）。可见，天度是指日行周天365.25度，即"日行"的黄道线上的度数。气数是指一年二十四节气的常数，用以标记天地间万物生长化收藏规律。张介宾解释道："气者，天地气候，数者天地之定数。天地之道，一阴一阳而尽之，升降有气而气候行，阴阳有数而次第立。次第既立，则先后因之而定，气候既行，则节序由之而成。节序之所以分者，由寒暑之再更；寒暑之所以更者，由日行之度异"（《类经图翼·运气上》）。天气变化影响生物生化，中医运气学运用气数研究气候变化，《素问·六节藏象论》指出："五日谓之候，三候谓之气，六气谓之时，四时谓之岁。"节令未到气候已来，为太过；节令已到而气候未来，为不及。

研究日月运行、气之迁移必然要涉及历法。战国至汉初，普遍实行的历法是四分历。所谓四分历，是以一回归年约等于365.25日，一朔望月约为29.5日，19个太阴年中插入7个闰月的历法。因岁余1/4日，而被称为四分历。四分历用朔望月来定月，用闰月的办法使太阴年的平均长度接近回归年，兼有阴历月和回归年的双重性质，属于阴阳合历。《内经》运用的历法也是古四分历。如《素问·六微旨大论》云："所谓步者，六十度而有奇，故二十四步积盈百刻而成日也。"因一回归年约365.25日，运气理论将其以六步分之，则每步为约60.875日，故曰"有奇"，每年余0.25日，经过四年积盈至百刻而为一日。这里明确提出一个回归年约365.25日。因此，古四分历是《内经》制定五运六气历的基础。在运气学中，没有采用闰年或闰月的方法来调整岁差，而是通过一系列的谐调周期来编历，谐调周期的原则是"五六相合"，指出运气有"周天气者，六期为一备；终地纪者，五岁为一周"的5年和6年周期，也有"五六相和而七百二十气为一纪，凡三十岁"的30年周期，还有"千四百四十气而为一周，不及太过，斯可见矣"的60年周期。

运气学以古四分历为基础，据日、月、地三者运行规律，运用天干与地支的谐调编排，创立了独特的五运六气历法，从历法学角度来看，它属于阳历历法系统。五运六气历的全部历谱是运用干支五运阴阳系统推求出来的，它揭示了日月地三体运动的最小相似周期为60年，其中还包含着5年、6年、10年、12年、30年多个调制周期；阐明了六十甲子年中天度、气数、气候、物候、疾病变化规律等，从时空角度研究了天地人的统一性。

总之，中医运气学的六十气运周期有着深刻的天体运动背景和自然科学客观依据，它从更广泛的时空角度揭示了自然界的周期运动规律。

三、长期生产生活及临床实践知识的积累

中国是世界上最早进入农耕生活的国家之一。农业生产迫切需要对气象的观察与验证。根据现有文献记载，早在殷周时期，中国古代劳动人民对气象变化规律及其与生物的关系已经积累了丰富的经验，为运气学说的产生和形成奠定了坚实基础。

《诗经·国风》记载："七月流火，九月授衣。一之日觱发，二之日栗烈。无衣无褐，何以卒岁？三之日于耜，四之日举趾。同我妇子，馌彼南亩。"指出根据星宿位置，确定时月，以知气候之寒暖、耕作以应时的情况。《左传·昭公元年》指出："天有六气，降生五味，发为五色，徵为五声，淫生六疾。六气曰阴阳风雨晦明也，分为四时，序为五节，过则为灾。阴淫寒疾，阳淫热疾，风淫末疾，雨淫腹疾，晦淫惑疾，明淫心疾。"把六气变化与四时五节及生物之五味、五色、六种疾病的发生等直接联系起来，并提示人们对六气变化要加以适应，以防止疾病的发生。

春秋战国时期，随着农业生产发展的需要，气象物候学进一步发展。如在《管子·幼官》中，除对五时（春、夏、中央、秋、冬）之正常情况有所论述外，也描述了时令反常变化，并根据这一模式以行人事之所宜。《吕氏春秋》中对天文、气象、物候、病候等都有较为系统的论述，如《孟春纪第一》云："孟春之月，日在营室，昏参中，旦尾中……东风解冻，蛰虫始振，鱼上冰，獭祭鱼，候雁北……是月也，天气下降，地气上腾，天地和同，

草木繁动，王布农事，命田舍东郊，皆修封疆，审端径术。是月也……无覆巢，无杀孩虫、胎夭、飞鸟……孟春行夏令，则风雨不时，草木早槁，国乃有恐；行秋令，则民大疫，疾风暴雨数至，藜莠蓬蒿并兴；行冬令，则水潦为败，霜雪大挚，首种不入。"其内容与《素问·四气调神大论》所述有许多相似之处。东汉时期的易纬书《稽览图》、《八卦验》等都对气象、物候、病候等有更为详细的论述，如《通卦验》以八卦结合八风、四立（立春、立夏、立秋、立冬）、二分（春分、秋分）、二至（夏至、冬至）八节为纲，通贯二十四气，阐明气候正常与反常变化及其与物候、病候的关系。虽然风名不同，但其意义与《灵枢·九宫八风》篇所述内容相近。总之，从这一时期的文献可以看出，中国在天文、历法、气象、物候及其与医学的关系等方面均有较大的发展，为运气学说的形成奠定了坚实基础。

运气理论来自实际观测。运气理论的形成，在现存文献中以《内经》运气七篇为标志。根据运气七篇的记载，可以说明其理论形成来自实际观测。如《素问·五运行大论》云："天地阴阳者，不以数推以象之谓也"，"夫候之所始，道之所生，不可不通也"。《素问·六微旨大论》也指出："因天之序，盛衰之时，移光定位，正立而待之"，"天气始于甲，地气治于子，子甲相合，命曰岁立。谨候其时，气可与期"。《素问·八正神明论》又指出："验于来今者，先知日之寒温，月之虚盛，以候气之浮沉，而调之于身，观其立有验也。"《素问·六元正纪大论》云："夫六气者，行有次，止有位，故常以正月朔日平旦视之，睹其位而知其所在矣。"均证明了气候变化规律是靠实际观察自然天象及物候变化总结出来的。

运气理论来自临床医疗实践的反复验证。《素问·至真要大论》云："论言治寒以热，治热以寒，而方士不能废绳墨而更其道也。有病热者，寒之而热，有病寒者，热之而寒，二者皆在，新病复起，奈何治？岐伯曰：诸寒之而热者取之阴，热之而寒者取之阳，所谓求其属也。"古代医学家在临床实践中发现，对于虚寒证和虚热证用"寒者热之，热者寒之"的治法不但无效，反而使病情加重，并通过反复实践验证，提出了"诸寒之而热者取之阴，热之而寒者取之阳"的新的治疗原则，即对虚寒证和虚热证，应当分别采用补阳和滋阴之法，从而丰富和完善了寒证和热证的治法。古人在长期的观察中还认识到，疫气的出现与气候变化关系密切，且不同的疫气具有不同的气候特性，相同运气的疫气又具有一定的相似性，说明致病原不仅受自然变化的影响，而且还有一定运气规律可循，如气运变化出现"不迁正""不退位"情况时，三年后可发生疫病。

中医运气理论的产生经历了一个较长的历史时期，它是在先秦哲学思想的指导下，在天文、历法、气象、物候等自然科学的不断进步和发展的前提下，经过临床医疗实践的反复验证而逐步形成的。

第四节　中医运气学发展简史

中医运气学的形成与发展，经历了漫长而又艰难的历史过程。各历史时期，中医运气学在不断传承、应用及发展的同时，也承受了一定争议。因此，研究运气学起源与发展，对于进一步认识运气学的科学性及实用性显得尤为重要。

一、先秦至汉

中医运气学的形成，可溯源于上古至先秦时期人们对时令、月令认识的早期时代。"五运"一词，最早见于战国时代。据《史记》记载，齐国邹衍"著终始五德之运"且有"主运"之说，给后人以启发。《吕氏春秋》中的"孟春行夏令""仲春行秋令""季春行冬令"等论及了客运所致异常气候。《淮南子·天文训》对客运也有记载。《内经》在此基础之上，将五运思想运用于对时间、气候、物候以及疾病的分析中，使人们对岁时气候的认识向前推进了一步。《内经》运用五行生克制化分析各种时间节段的相互关系及其周期性，运用五运理论认识疾病的进退缓剧，进一步指导疾病预防及判断疾病的预后，指出"五运相袭而皆治之，终期之日，周而复始"。可见，由五行到五运，经历了一个长期的历史认识过程。这个认识过程说明了五行不仅能说明天地万物之间的相互联系，也可以用来说明在空间时间上有联系性的事物。

"六气"，源自古代先人长期在生产生活实践中对自然气候现象及其成因的观察与分析。中国对星象、气候、日月星辰的观测自有文字以来就已开始。"六气"一词，在现存文献中最早见于《左传·昭公元年》，书中记载了医和给晋侯诊治疾病时，医和关于六气与疾病关系的阐述。医和指出："天有六气，降生五味，发为五色，徵为五声，淫生六疾。六气曰：阴阳风雨晦明也，分为四时，序为五节，过则为灾。"可见，医和说的六气是指一年四时的六种气候变化，它产生于天，能化生万物，过则为害。此时的六气已经蕴涵了运气学中六气的含义，可以说它是运气学中六气的前身和基础。《国语·周语下》记载云："天六地五，数之常也。经之以天，纬之以地，经纬不爽，文之象也。"鲁昭公二十五年郑子太叔论理又曰："生其六气，用其五行，气为五味，发为五色，章为五声。"出现了五行，并与六气并论。认识到天有六气，地有五行；天气作用于地，万物赖之以生。孔颖达《五经疏义》指出："物皆有本，本自天来。故言五者，皆由阴阳风雨晦明生也。是阴阳风雨晦明，合杂共生五味。"战国以后，随着古代天文、历法、气象知识的进步，六气理论有了较大发展。《素问》运气理论中，对六气阐述得比较全面，将《内经》五气理论演化为六气，并与三阴三阳相配合总结六气运行规律。

《太始天元册》为中医运气学理论的形成提供了古代天文学背景和依据。《太始天元册》是《素问》中所引用的上古天文学著作，其书现已亡佚。但在《素问·天元纪大论》等运气七篇中，引用了部分《太始天元册》的理论，引用文字中深刻地反映出中国先民对于宇宙自然规律的认识。如《素问·天元纪大论》中记载，"鬼臾区曰：臣积考《太始天元册》文云：太虚寥廓，肇基化元，万物资始，五运终天……生生化化，品物咸章"，《素问·五运行大论》还记载了《太始天元册》关于五气经天的理论，五气经天理论是运气学理论构成的重要天文学基础，它提供了运气学产生的古代天文学背景和天干化五运、地支纪六气的根据。《太始天元册》是迄今为止所知道的古代研究天文的最早文字资料，虽然《内经》引用的文字不多，但从其仅存的内容来看，对于现今研究古代天文历法具有重要参考价值。由于中医运气学理论涉及并引用了《太始天元册》，因此，通过《太始天元册》可以推算出运气学产生的年代可能比目前所认识到的还要早。

《内经》运气学理论受到了"天六地五"学说的影响，接受了古代相关天文历法知识。《素问·天元纪大论》指出："天以六为节，地以五为制，周天气者，六期为一备；终地纪者，五岁为一周……五六相合，而七百二十气为一纪，凡三十岁；千四百四十气，凡六十岁而为一周，不及太过，斯皆见矣。"将五行称为五运，将"阴阳风雨晦明"发展演变为风寒暑湿燥火，并将"五运者五行之运也"的五气运行思想应用于对时间、气候的研究和分析方面，这方面的论述集中地体现在《内经》运气学理论当中。

运气理论形成完整学说的时间，一般认为大约在西汉至东汉初期。其完整成形与历史上医学和天文气象学的发展密切相关，据有关文献研究，不论从运气理论对宇宙结构的认识、对五星运行及亮度的记载，还是运用漏下百刻纪时纪日的方法，以及九星七曜的论述来看，运气理论形成完整的学说应该是这一时期的成果。

完整的运气学理论，以《素问》运气七篇和两遗篇《刺法论》、《本病论》为标志。运气七篇是系统论述运气学理论的经典文献，它全面地反映了运气学基本理论与基本内容。但是对于运气七篇和两遗篇《刺法论》、《本病论》是否为《素问》原本的篇章，历史上一直有争议。

二、唐代

唐代王冰发掘并传承中医运气学。王冰从其师藏"秘本"发现"七篇大论"，并予以详细考校疏注，使运气理论更加完整系统，并成为中医学理论的重要组成部分，以医经的地位出现，引起了医家及学者的重视。王冰在序言中曰："时于郭子斋堂，受得先师张公秘本，文字昭晰，义理环周，一以参详，群疑冰释。恐散于末学，绝彼师资，因而撰注，用传不朽，兼旧藏之卷，合八十一篇二十四卷，勒成一部。"可见，是王冰在《素问》中为后人保留下了运气学的完整理论。此后王冰对其中"辞理秘密，难粗论述者"，又"别撰《玄珠》，以陈其道"。

王冰对运气七篇大论注解精详，凡遇疑难必有解释，既注文词又注文义，并且在注释中博引古代重要著作，如《易》、《传》、《诗》、《书》、《白虎通》、《阴阳法》、《太上立言》等古籍，根据实际气候、物候变化现象解释《素问·五运行大论》中五方五行生化原理，并且以实地考察的资料为依据，将华夏地域东西南北共划分为九野，论述了地势高低、地理纬度不同，气候、物候、疾病都有差异，以此阐明运气理论的正确性、科学性与实用性。他还结合运气理论，分析病机，确立治法，撰运气专著《太始天元玉册》、《元和纪用经》、《昭明隐旨》等，奠定了运气理论的基础。由于王冰的阐述和提倡，医家和学者开始重视运气的研究及应用。

三、两宋金元时期

两宋金元时期是运气学研究进入昌盛的时期。医家学者对运气学多有发挥和发展，并用以指导临证用药。

北宋时期的科学家沈括在《梦溪笔谈》中着重论述了运气理论，指出"医家有五运六气之术，大则候天地之变，寒暑风雨，水旱螟蝗，率皆有法；小则人之众疾，亦随气运盛衰"，充分肯定了五运六气理论的正确性，还指出"大凡物理，有常、有变。运气所主者，常也；异夫所主者，皆变也"，强调自然界变化有规律性的正常变化和非规律性的异常变化之分，注意到异常变化无所不在，不可"胶于定法"，要因时因地制宜，他还举例说明运气理论在实际气候中的应用。北宋医学家刘温舒著《素问入式运气论奥》阐发运气义理，揭示运气奥义，解释运气疑难，强调运气的重要性。指出运气气化本源于宇宙阴阳气化，从宇宙气化角度阐释了天干地支的来源；对运气交司时刻、五行生成数、运气脉象、运气致病、运气治疗等作了独到的发挥。尤其该书首以图表释义，一目了然，这一方法一直被后世所沿用。宋仁宗、宋徽宗皇帝亲自倡导，在《圣济总录》中首论运气及六十甲子周运气图，并将运气学列为太医局重要考试科目。林亿等在校订《素问》时确定运气七篇为古医经，使运气学得到了积极的推广和应用。宋代医家陈言在《三因极一病证方论》第五卷的《五运论》、《五运时气民病证治》、《本气论》、《六气时行民病证治》等篇均指出运气变化是疾病发生的因素，创造性地提出了 60 年甲子周期五运六气发病具体治疗方药，方药据运气随证加减变化，体现了中医学"天人相应"的整体辩证观。

至金元时期，运气理论研究更加深入，以刘完素为代表的医家将运气理论应用于人体，解释人体的生理功能和病理变化，进而指导对病因病机的认识及药物的运用，使运气理论在指导临床方面发挥了作用，促进了学术流派的形成，推动了医学的发展。这一时期对运气学的贡献首推刘完素，他的运气学专著《素问玄机原病式》在分析人体生理功能和病理变化时，总是先阐述天地、运气、自然造化之理，再比物立象，合于人体。指出"一身之气，皆随四时五运六气兴衰而无相反"，认为运气学说是中医学的重要理论之一，曰："法之与术，悉出《内经》之玄机"，"易教体乎五行八卦，儒教存乎三纲五常，医家要乎五运六气"，指出"不知运气而求医无失者鲜矣"，从运气角度探讨火热之气致病机理，成为主火论者。在运气方面他还著有《素问病机气宜保命集》、《黄帝内经宣明论方》（简称《宣明论方》)、《图解素问要旨论》、《伤寒直格论方》，为后世外感病因辨证、病机学说的发展奠定了坚实的基础，发挥了运气学对临床的指导作用。

成无己认为运气学说对《伤寒论》的形成和产生具有重要的作用。成无己在《注解伤寒论》中将运气列为首卷，阐述运气与疾病时，图文结合并附有歌诀。成氏在注解《伤寒论》时，始终以《内经》运气理论为本，将《伤寒论》理论放在更广阔的空间、时间中进行研究，从运气格局来探讨伤寒疾病变化规律、气候与疾病之间的密切关系，认为疾病的发生转归与运气变迁相关。推动了《伤寒论》的研究与发展，促进了运气理论的实际应用，可以说，他是运用运气理论解释伤寒演变的第一人。

张元素《医学启源》的中卷专论《内经》主治备要及六气方。其研究特点是将运气理论与疾病的诊治遣方用药紧密相联系；他以《内经》运气理论为本，吸收并发挥了刘完素六淫病机，从五运主病、六气为病、五运病解、六气病解、六气方治等方面论述了运气与疾病的关系。在上卷六气主治要法中列出六步气位多发病及适合方剂。其制方用药本着《素问·至真要大论》的制方原则，以五行生克为法则，根据药物气味厚薄寒热阴阳升降组方遣药。

李杲在《脾胃论》中以运气理论阐述了气机升降。认为升降沉浮是自然界事物的基本运动形式,自然界气机升降交替、沉浮更变,才有了四季的周期变化,推于人体也同理。指出:"经言岁半以前天气主之,在乎升浮也……岁半以后地气主之,在乎沉降也……生已而降,降已而升,如环无端,运化万物,其实一气也"。在《气运衰旺》、《阴阳寿夭论》中论述了脾胃升降失常的天地气运病因病机及用药,阐述了补中益气汤的立方宗旨是本于天地气运。在《亢则害承乃制论》中认真研究了《素问·六微旨大论》的六气六步亢害承制关系。

此外,张从正、朱震亨等有识医家都能够恰当地理解、运用运气理论,提出新见解、创立新理论,使运气对医疗实践发挥了有效的指导作用,促进了临床医学的发展。

四、明清时期

明清时期,临床医家继续探讨运气理论,进一步把运气理论用于诊断治疗中,促进了医学发展,特别是对温病学的形成和发展,起到了积极的推动作用。

明代汪机系统整理了运气理论。在《运气易览》中对运气周期中的60年交司时刻、月建、五音建运、南北政等重要问题进行了深入阐述,以临床应用实例强调研究运气要结合临床实际应用,并阐明了研究运气应持有正确态度,云:"运气一书……岂可胶泥于其法而不求其法外之遗耶,如冬有非时之温,夏有非时之寒……此四时不正之气亦能病人也……又况百里之内晴雨不同,千里之邦寒暖各异……岂可皆以运气相比例哉。务须随机达变,因时识宜,庶得古人未发之旨,而能尽其不言之妙也"。他指出研究运气不仅限于一年一时的变化,百千万年之间也有此理,应注意"元会运世",为其后提出大司天理论奠定了坚实的基础。所谓"元会世运",即三十年为一世,十二世为一运,三十运为一会,十二会为一元。

张介宾对运气研究作出了重要贡献。他在《类经》、《类经图翼》特立运气类(共计8卷),专门研究运气理论。特点是结合临床实际来研究气候对疾病的影响,总结发病及治疗规律。尤其张氏常运用古代天文历法等自然科学阐明运气疑难,揭示了运气学说产生的古代自然科学基础及其科学性。对二十四气、二十八宿、斗纲、中星、岁差、气数等疑难且重要的问题进行了科学的论述。张氏还特别重视气候变化所致各种物候现象,补充了一年七十二候及其自然界物候现象。将较复杂的运气理论,用图表明示,为后人深入研究运气理论留下了极其宝贵的文献资料。

李梴著《医学入门》的卷首为《运气总论》,其特点是将运气七篇中如亢害承制等重要理论与物候病候相联系。是书结尾引张从正语:"病如不是当年气,看与何年运气同,只向某年求活法,方知都在至真中。"又曰:"儒之道,博约而已矣,医之道,运气而已矣。学者可不由此入门而求其蕴奥耶!"强调了运气学说对医道的重要性,医者应当掌握并要灵活运用。

楼英对运气的研究不盲从于前人。他在《医学纲目·内经运气类注》中,深入研究了运气占候、亢则害承乃制、病机十九条等,说理透彻。运用归类方法将运气七篇大论归类整理,分类清晰注释详细,提出独到见解,为后世研究运气学奠定了良好的基础。

明代医家王肯堂在临诊中十分重视气运对病证的影响,选药组方也颇注重时令、气运。在以他的医案为主的著作《医学穷源集》前两卷"运气图说"及后四卷的"医案"中,以病人就诊之年的岁运归类,以运气变化分析病情,在运气图说中提出"三元运气论",指出三元一统，将运气变化过程又分为上元、中元、下元，每元 60 年，提出天道 60 年一小变，而人之血气即人的体质、禀赋亦随之小有变化。

乾嘉年间名医王丙，在《伤寒论说辩附余》中，据《内经》"天以六为节，地以五为制，五六相合而七百二十气，为一纪，凡三十岁；千四百四十气，凡六十岁而为一周"，宗其经旨，扩而大之，他"以三百六十年为一大运，六十年为一大气，五运六气迭乘，满三千六百年为一大周。"在此理论基础上，他以历代医家生活年代所处的甲子周期的运气特点为背景，认为历代医家学术思想及治疗特色形成的原因与大司天相关。如此，巢谷世之用圣散子方、刘完素、张元素之主寒凉，李杲张介宾之主温补，朱震亨之主滋阴，费启泰、吴有性之主寒凉下夺，无不明晰易解。论证了大司天理论的客观性，说明运气更大的时间周期是可能存在的。

陆懋修秉承了王丙提出的六气大司天理论，他排列了自黄帝八年至同治三年的干支纪年序列，依六气先后之序，分别标记各甲子的司天、在泉即"某气某气用事"，在"六气大司天上篇"、"六气大司天下篇"中，详述了张机、金元四大家、王好古、张介宾、周扬俊等人之所以用温、用寒、用补、用滋皆由其所处时代气运所致，认为整个医学史上各个学派的产生无不如此。又以王丙及陆氏本人之临床实践证明这一理论对临床的指导意义。六气大司天理论，经王陆二人先后阐发法理昭然，运用其观点，不仅可以从运气角度分析历代医家理论及方药产生的运气背景，又可指导临床医家根据大司天气候特点，勇于创新，积极实践。

清代运气学研究主要侧重对运气与温疫关系的认识和防治，并积累了大量的体会及经验。雍正癸丑年疫气流行，叶桂根据当年运气特点创立著名方剂甘露消毒丹，根据症状不同，加减辨治，活人无数。

大医家薛雪强调治疗温疫当考虑三年司天在泉及本年的五运六气进行推算，以免误治，指出"凡大疫之年，多有难识之证……当就三年中司天在泉，推气候之相乖在何处，再合本年之在泉求之。"

杨璿在《伤寒温疫条辨》卷一中，首先提出治疫须知运气，指出："天以阴阳而运六气，须知有大运，有小运，小则逐岁而更，大则六十年而易"。继而举例说明诊治疫病应顺应于大运，不要拘泥于小运，提出"民病之应乎大运，在大不在小"等重要观点，指出治疗疫病不应拘于定法，要随岁运不同而灵活变化。

刘奎研究运气与温疫有别于他人。在《松峰说疫》中详解五运六气与温疫发生之间的关系，重视五运郁发致疫，卷六详论疫病发生规律以及五疫之治。在卷五中，他在前人基础上，结合自己的临床所见，列出收集整理的民间治疫验方 120 首，为后世防治温疫提供了重要资料。

余霖在《疫疹一得》的《运气便览》、《运气之变成疾》等篇专论运气，指出疫疹病因病机与运气密切相关，运气变化为疫疹之因，运气演变火毒为疫疹病机，根据临床经验，创立清瘟败毒饮。

《温病条辨》为明清医学中"温热"学派的名著之一。吴瑭在卷首引证《素问·六元正纪大论》等 19 条《内经》经文加以注释，说明温病发生与运气的密切关系，阐明了运气为温病病原，在《温病条辨·痘证总论》中，吴氏论述了运气导发痘证，温病之源来自运气变化。

李延罡重视脉象变化与运气的关系。在《脉诀汇辨》卷一运气论中，提出"是以通于运气者，必当顺天以察运，因变以求气"的观点，说明了天地自然气候变化有客观规律存在，研究运气必须灵活运用而不可拘泥。卷八专论运气，其论述始终与脉法相联系，并列出26幅脉与运气相应图谱。

雷丰提出时病与运气相关。在《时病论》附论中第二论之《五运六气论》中概述了五运六气的主运、客运、主气、客气、司天在泉之气及五运三纪等，并引用戴人（张从正）之言"不读五运六气，检遍方书何济"，强调治时令之病必须要通晓五运六气的重要道理。

陆懋修在《内经运气病释》中，对《内经》中运气七篇大论的主要经文作了注释和阐发，分析运气变化与疾病机理，指导治疗今人之病。该书收录了宋代陈言的"三因十六方"，对后人运气疾病的辨证论治有很大启发。在《内经遗篇病释》中，他强调疫疠与温热病有别，从运气角度研究了《刺法》、《本病》"五疫"及疫疠的病因。书后《内经运气表》一卷，将运气中"有不能图而宜于表者"制表13幅，表后附以简要论述，为后世研究运气学提供了重要资料。

此外，涉及论述运气的著作还有元·朱震亨的《丹溪心法》、明·虞抟的《医学正传》、明·李时珍的《本草纲目》、清·吴谦的《医宗金鉴·运气要诀》、张三锡的《医学六要·运气略》、吴有性的《温疫论》等，这些著作的特点是将运气理论与疾病的诊断治疗相结合，均为运气学说的发展作出了贡献。

五、清末至民国年间

清末至民国年间的医学家继续研究《内经》运气理论，如张志聪的《内经素问集解》、高世栻的《内经素问直解》等，对运气学理论及其应用均有不同程度的发挥，但由于时值社会动荡不安，以及西方科学技术与医学的传入等因素，运气学研究逐渐被冷落，加之不时有人予以抨击，使这一理论的研究与传承受到极大影响。因此，有学者将此称为运气学研究的"冰河时期"。

近一个世纪以来运气学研究趋于理性化。50多年来，运气学研究受到关注，其理论内容被引进至高等中医药院校教材中。自20世纪70年代，出版了研究运气学的相关著作，并有众多关于运气研究的学术论文发表，从理论研究、文献整理、临床治疗、流行病调查，以及多学科角度研究了运气学的科学性及实用性，推动了中医学发展，为现今临床治疗及预防疾病提供了重要资料。

第五节　中医运气学认识方法的特点

中医运气学与《内经》理论一样，在认识方法的特点上明显地表现出整体系统辩证观。首先，中医运气学理论以阴阳五行理论为基础，运用阴阳五行的法则进行推导，可以说，阴阳五行理论和内容贯穿在中医运气学的每一个方面。这就决定了中医运气学必然是以整体系统辩证观作为指导思想和认识方法。因为，阴阳五行理论本身就包含着丰富的整体系统辩证结构思想。阴阳的对立统一是自然界事物间最为普遍的整体系统辩证结构模型；五行理论是普通系统论，用以说明事物的普遍联系与生克乘侮关系。《内经》运气理论中所论述的阴阳对立互根、消长平衡，正是宇宙间自然万事万物所具有的结构系统的最基本内容，可以说它是一切系统运动的基础。而由阴阳对立统一关系衍生的三阴三阳理论也是一种可与五行结构相匹配的较为具体的整体系统模型。

其次，中医运气学在研究气象运动规律时，把宇宙的气象变化分为五运和六气两个大系统。这两个大系统的内部又包含若干子系统，如五运系统中又包括岁运、主运和客运，六气系统中又包含主气、客气和客主加临等。不论是大系统还是小系统，每一系统又都是一个具有维持相对平衡能力的结构整体，每一系统的运动都是周而复始的循环。五运系统由木、火、土、金、水五行之气运动变化而成的五运（木运、火运、土运、金运、水运）组成系统结构整体。六气系统由风、热、火、湿、燥、寒六气按三阴三阳规律也形成一个系统结构整体。

第三，中医运气学在研究气象变化时，总是将其与时间、空间密切地统一在一起加以研究，这也是系统方法的特点之一。无论主运、客运、主气、客气的推导，还是干支纪年与60年气象变化类型关系的分析，都是把对一定的时间过程的研讨与空间方位的变换联系起来。例如《灵枢·九宫八风》篇指出："太一常以冬至之日，居叶蛰之宫四十六日，明日居天留四十六日，明日居仓门四十六日，明日居阴洛四十五日，明日居天宫四十六日，明日居玄委四十六日，明日居仓果四十六日，明日居新洛四十五日，明日复居叶蛰之宫，曰冬至矣。"

太一，即北极星，叶蛰、天留、仓门、阴洛、天宫、玄委、仓果、新洛等八宫为与八卦相对应的8个空间方位。北极星居八宫之中央，北斗七星围绕北极星旋转。冬至日，斗杓恰指正北叶蛰之宫，历时冬至、小寒、大寒三节，共46日；之后斗杓转移指向天留宫，当立春、雨水、惊蛰三节，共46日；之后斗杓移指仓门之宫，主春分、清明、谷雨三节。往下依次阴洛之宫主立夏、小满、芒种；天宫主夏至、小暑、大暑；玄委之宫主立秋、处暑、白露；仓果之宫主秋分、寒露、霜降；新洛之宫主立冬、小雪、大雪。斗杓之星在每一宫停留46日，唯阴洛和新洛45日。《灵枢·九宫八风》篇的论述，正说明了中医运气学研究气候变化时是将二十四节气的更替与八宫之空间方位变换联系起来进行考察和说明的。

此外，在《素问·天元纪大论》等篇也有所述，如："天有五行御五位，以生寒、暑、燥、湿、风"，指出五行轮流值事于五方，致使东方生风，时在春；南方生暑，时在夏；中央生湿，时在长夏；西方生燥，时在秋；北方生寒，时在冬；这也是将五时五方与五种气象要素统一起来考察的。

第四，中医运气学在研究气象变化因素时，认为构成气象变化的因素是多元的。首先，有风热火湿燥寒六种基本气象要素，各自起着不同的作用，即"燥以干之，暑以蒸之，风以动之，湿以润之，寒以坚之，火以温之"（《素问·五运行大论》）。这六种气象要素不是孤立地发挥作用，而是形成了大小不同的相互联系的系统。进而，认为现实的气象变化不是单一的气象要素所能完成的。因为所有气象要素之间时刻不停地在发生着有规律的相互作用，所以一切实际发生的气象变化都是多种气象要素系统交错叠加，经过相互作用自然地综合而形成的。

《素问·五运行大论》云："上下相遘，寒暑相临，气相得则和，不相得则病。"可见，《内经》认为实际出现的气象变化，不论是相得之和还是不相得之灾变，都是大气中各个层次的气象要素相互作用的结果。这一思想在原则上与现代气象科学相符合，这种多因论和多种系统相综合的观点，用来解释复杂的气象现象有着一定的普遍价值。

第五，中医运气学在研究大气运动规律时，注重气候变化的"常"与"变"及其对立统一关系。认为在气象要素系统中，既有维持常规的作用因素，如主运、主气，又有促使出现异常的作用因素，如客运、客气。实际的气象变化是由常与变这两类因素相互作用的结果。

《内经》认为"常"的大气循环运动是根本的，永恒不变的，而"变"的大气异常运动现象则是表面的、暂时的。气候变化从根本上来说是有规律、有秩序的，因此无论怎样变化怎样复杂，它都还是在一个周而复始运行着的大周期当中，运气学理论肯定了物质运动的规律性、必然性，以及世界万物的有序性。

气象要素系统有其稳定性，同时也有变动性。运气的各个时间段都可能出现异常气候变化，从总的长远的运动趋势来看，气象要素系统中稳定性因素的力量超过变动性，并且居于主导地位，而变动性因素是从属的地位。从而维持春夏秋冬四季更迭运转。

气候变化的正常与异常是相对的。太过不及相对于平气是异常现象，如果从其也有规律性、周期性的角度来看，那么，太过不及又是正常的、稳定的、有规律的。相对这个常规来看，则突然出现的预料不到的异常气候变化就又是正常的了。这就是常与变的对立统一关系。可见，中医运气学研究气候变化体现了常中有变，变中有常，常的方面是起决定作用的唯物辩证思想。

自然界异常气候变化的研究和预测对医学、生物学、物候学，以及农业生产都非常重要，必须引起高度重视。因为时病甚至疫病的流行、动植物的生长繁殖、农作物的生长等都与气候关系密切。

第六，中医运气学在研究气象变化时，始终将其与人体生理功能、病理变化紧密地联系在一起，强调以人为本，强调宇宙的统一性及"天人相应"性。《素问·气交变大论》论述了岁运太过和岁运不及年的自然界气候变化及物候特点，总结出岁运太过之年气候及疾病规律为：本气偏胜，所胜受邪，所不胜来复。例如：岁木太过之年，则风气便胜，燥气来复则易出现应温不温的异常气候，在自然界则影响万物的正常生长，在人体则表现为肝气偏胜，脾土受邪，肺气来复，因而在临床上常易出现肝、脾、肺三脏的疾病表现。

第七，中医运气学在探求气象变化时，始终将气象变化与五星的运行变化紧密相联系，认为五星运行情况直接影响气候。《素问·气交变大论》云："故岁运太过，畏星失色而兼其母，不及，则色兼其所不胜"，指出了岁运太过之年和岁运不及之年五星明晦变化规律。《素问·气交变大论》还指出了行星运行的三种轨迹，即"以道留久，逆守而小"，"以道而去，去而速来，曲而过之"，"久留而环，或离或附"。根据现代天文学知识，行星的复杂视运动是由于行星和地球在围绕太阳运行时各自运动速度不同以及相对位置发生变化造成的。

第六节 中医运气学的学习方法与要求

中医运气学是中医学理论的精髓，是中医理论的重要组成部分。中医学"天人相应"整体观在运气学中集中地表现出来。它以天体运动节律与生物生命活动节律为基础和出发点，探讨了气候变化与人体生命活动各种节律的密切关系。

中医运气学理论吸收了中国古代先进的哲学思想，是以古代自然科学成就为科学依据，经过长期的生产生活实践及医疗实践的验证总结出来的。它整体观的认识论及切合于临床的防治理论与经验，充分体现了中医学理论及临床精华，是医学研究的重要资料，对于现今研究外感病发病规律，流行病、地方病与年份、季节气候的关系，乃至防治疫疠等传染性疾病都具有重要参考价值。

为了便于学生更好地学习中医运气学，达到提高中医学理论水平及提高临床疗效的目的，现仅提出几点学习建议，以供参考。

一、在思维方法上要宏观地把握运气学整体恒动医学观念

中医运气学是古代研究天时气候变化，以及天时气候变化对人体影响的一门科学。其全部内容以"天人相应"整体恒动观为指导思想，研究方法是将气候、物候、人体病候置于时间、空间的整体大背景中，用整体恒动的认识方法对自然与人体生命活动进行整体动态考察，进而总结自然－气候－物候－病候大生态系统的变化规律，探索自然规律，把握人体生命活动规律。由此可见，运气学涉及古代气象学、天文学、地理学、物候学等多学科领域。因此，在学习时，一定要将运气学理论放在其产生形成的自然大背景中来理解，要用整体恒动观学习运气理论及其独特的医学思想。同时，还要运用"天人相应"的整体恒动观思维方法，借鉴古代和现代自然科学知识与研究成果，结合气候与疾病的实际进行研究与考察。

二、在学习内容上要掌握运气学的基本内容和重要理论

中医运气学理论的核心问题是研究自然规律与人体生命规律，其基本内容是以天干地支、五运六气、三阴三阳等理论为基础，系统地总结了 60 年为一个周期的气候物候及疾病变化规律，总结气候变化与生物生化、疾病流行之间的密切关系，用以指导临床辨证论治、养生防病。其中，完整系统的运气基本内容、重要理论及推求方法是学习运气学最基本的内容，必须要掌握。在掌握基本理论的同时，还应进一步结合《素问》运气七篇原文辅助学习，则能更好地理解运气理论及其医学思想。

三、在实际应用中要灵活运用，师古不泥古

中医运气学理论认为各种流行性疾病与运气变化关系密切，各年份气候与疾病各有特点，并存在着内在的规律性。在学习研究时，要运用客观科学的研究思路与方法，灵活运用。《素问·气交变大论》指出了研究运气学的方法："善言天者，必应于人；善言古者，

必验于今；善言气者，必彰于物；善言应者，同天地之化；善言化言变者，通神明之理。"即研究气候变化规律必须与人类生命规律相结合；研究古代理论，务必结合实际，古为今用；研究气运变化规律，必须结合运气变化所显现的具体事物；运用"天人相应"整体观指导学习，才能深刻研究人类及万物与天地气运变化相应相合关系；不但要研究自然气候规律及生命规律的常态，还要研究其特殊规律及生命活动的病态，如此，才能精通阴阳气运变化之理。

总之，学习中医运气学要注意因时因地因人制宜，要根据气候、地域特点及实际的气候与疾病关系灵活运用，随机达变，顺天以察运、因变以求气，不可拘泥。古今历代著名医家均强调这一点，汪机在《运气易览·序》中指出："运气一书……岂可徒泥其法，而不求其法外之遗耶！如冬有非时之温，夏有非时之寒，春有非时之燥，秋有非时之热，此四时不正之气，亦能病人也，又况百里之内，晴雨不同；千里之邦，寒暖各异，此方土之候，各有不齐，所生之病，多随土著，乌可皆以运气相比例哉！务须随机达变，因时识宜，庶得古人未发之旨，而能尽其不言之妙也。"张介宾在《类经·运气类》中亦指出："读运气者，当知天道有是理，不当曰理必由是也。"当代医家任应秋也强调要灵活掌握和运用中医运气学理论，要从天地人各方面进行综合分析。从实际气候变化来看，各年不尽相同，疾病流行与年份有密切关系，因此，应采取严谨的科学态度研究运气理论，使中医运气学能更好地指导临床辨证治疗、养生防病，更好地为人类健康服务。

思考题

1. 如何理解中医运气学的指导思想？
2. 中医运气学产生的基础是什么？
3. 中医运气学认识方法的特点是什么？
4. 试分析中医运气学的沿革与发展。

第二章

干支甲子

干支，即天干、地支的简称。甲子，是因天干始于甲，地支始于子，干支甲子相合而得名。中国古代主要用干支甲子周期纪年、纪月、纪日、纪时和纪方位。在公元前 14 世纪的甲骨文中已经有完整的干支周期表，中国古代最早用干支周期纪日，每日用一对干支表示，第一日为甲子，第二日为乙丑，第三日为丙寅……逐日记录，六十日循环一次，周而复始。据史学家从甲骨文的研究可知，这种纪日法自春秋以来，至迟从周幽王元年（776）十月辛卯日起到现在，没有错乱过，连续记载已有两千六百多年，是迄今所知世界上最长的纪日资料。

天干和地支是运气学推演气运规律的符号。五运配以天干（十干统运），六气配以地支（地支纪气），根据各年干支组合成的甲子，推测各年的气候变化规律和发病规律，所以中医运气学研究气运规律和发病规律都离不开天干地支。正如刘温舒在《素问入式运气论奥》中所说："天气始于甲，地气始于子，干支者乃圣人究乎阴阳轻重之用也，著名以彰其德，立号以表其事，由是甲子相合，然后成其纪。远可以步岁而统六十年，近可以推于日而明十二时，岁运之盈虚，气令之早晏，万物之生死，将今验古，咸得而知之……明其用而察向往之始生，则精微之用，可谓大矣。"十天干统运，运从甲始；十二地支纪气，气从子始，所以古代医家运用甲子相合，推求六十年中各年的运和气的演变规律，而研究气候变化规律，以及其对生物及人体生理、病理的影响。

第一节 天 干

干，又称"天干"。天干有十，依次为甲、乙、丙、丁、戊、己、庚、辛、壬、癸，是古人用以记录太阳日节律的序号。天干的次第先后并不是随便排列的，它不完全等于一、二……九、十数列，而是包含着万物由发生而少壮，由少壮而繁盛，由繁盛而衰老，由衰老而死亡，由死亡而更始的生命周期规律。根据《汉书·律历志》（中华书局出版社 1962 年）及《史记·律书》（中华书局出版社 1959 年）中的研究，十天干的生物含义为：

甲："出甲于甲"（《汉书·律历志》）；"甲者，言万物剖符甲而出也"（《史记·律书》）。指嫩芽破甲而出的初生现象。"甲"字同荚。

乙："奋轧于乙"（《汉书·律历志》）；"乙者，言万物生轧轧也"（《史记·律书》）。指幼苗逐渐抽轧而生长的现象。轧（音 yà），挤。

丙："明炳于丙"（《汉书·律历志》）；"丙者，言阳道著明，故曰丙"（《史记·律书》）。指阳气充盛，生长显著之象。炳（音 bǐng），光明、显著。

丁："大盛于丁"（《汉书·律历志》）；"丁者，言万物之丁壮也，故曰丁"（《史记·律书》）。指幼苗不断地壮大成长。

戊："丰楙于戊"（《汉书·律历志》）。指幼苗日益茂盛。楙（音 mào），茂盛之意。

己："理纪于己"（《汉书·律历志》）。指幼苗已成熟至极。

庚："敛更于庚"（《汉书·律历志》）；"庚者，言阴气庚万物，故曰庚"（《史记·律书》）。指生命开始收敛。

辛："悉新于辛"（《汉书·律历志》）；"辛者，言万物之辛生，故曰辛"（《史记·律书》）。指新的生机又开始酝酿。

壬："怀任于壬"（《汉书·律历志》）；"壬之为言任也，言阳气任养万物于下也"（《史记·律书》）。指新的生命已开始孕育。

癸："陈揆于癸"（《汉书·律历志》）；"癸之为言揆也，言万物可揆度，故曰癸"（《史记·律书》）。指新的生命又将开始。

第二节　地　支

支，是古人用以纪月的序号。从阴阳属性上看，日、天为阳，故纪日十干又称"天干"；月、地属阴，故纪月十二支又称"地支"；依次是子、丑、寅、卯、辰、巳、午、未、申、酉、戌、亥。十二地支的排列次序也有其特定意义，用以说明事物发展由生而盛、由盛而衰的变化进展过程。根据《史记·律书》及《汉书·律历志》，十二支的含义分别为：

子："孳萌于子"（《汉书·律历志》）；"子者，滋也；滋者，言万物滋于下也"（《史记·律书》）。指十一月冬至一阳复苏，生命潜藏于地，已渐有滋生之机。

丑："纽牙于丑"（《汉书·律历志》）；"丑者，纽也。言阳气在上未降，万物厄纽未敢出也"（《史记·律书》）。指十二月阴气尽、阳气生，新的生命已将解脱阴纽而出土。

寅："引达于寅"（《汉书·律历志》）；"寅言万物始生螾然也，故曰寅"（《史记·律书》）。正月为孟春，三阳开泰，生机已螾然活泼。螾（音 yǐn），动貌。又同蚓。

卯："冒茆于卯"（《汉书·律历志》）；"卯之为言茂也，言万物茂也"（《史记·律书》）。二月为仲春，阳气方盛，生物的成长渐茂。茆（音 mǎo），莼菜，又名水葵，喜温暖，夏天生。

辰："振美于辰"（《汉书·律历志》）；"辰者，言万物之蜄也"（《史记·律书》）。蜄音振。三月为季春，春阳振动，生物生长越发茂美。

巳："已盛于巳"（《汉书·律历志》）；"巳者，言阳气之已尽也"（《史记·律书》）。四月阳气益为盛壮。

午："咢布于午"（《汉书·律历志》）；"午者，阴阳交，故曰午"（《史记·律书》）。五月阳盛阴生，生物的生长萼繁叶布。

未："昧薆于未"（《汉书·律历志》）；"未者，言万物皆成，有滋味也"（《史记·律书》）。物成有味之意。六月生物盛长，开始结果实。薆（音ài），盛之意。

申："申坚于申"（《汉书·律历志》）；"申者，言阴用事，申贼万物，故曰申"（《史记·律书》）。七月凉秋初至，生物生长尽，果实成熟。申，秋将到来。

酉："留孰于酉"（《汉书·律历志》）；"酉者，万物之老也，故曰酉"（《史记·律书》）。八月阴气益盛，阳气益衰，生物衰老。

戌："毕入于戌"（《汉书·律历志》）；"戌者，言万物尽灭，故曰戌"（《史记·律书》）。言九月季秋，生物尽收。

亥："该阂于亥"（《汉书·律历志》）；"亥者，该也。言阳气藏于下，故该也"（《史记·律书》）。十月阴气渐盛于外，阳气潜藏于内。阂（音hé），有阻碍、阻隔之意。

由此可见，不论是天干还是地支，其次第都不仅指数字的排列，而是包含着生物生长收藏、再生长的含义在内，阴阳五行生生化化的道理尽现其中。因而，古人在医学上运用天干地支时，也就把它与季节、方位、脏腑性能等密切联系起来。正如《大戴礼》所说"地支计象"，也证明了地支是用来说明地之生物演变之象的。

地支计象是与一年中12个月份生物发展的形象相吻合的。因而，把十二支分建于十二月来标志生物发展的形态，称谓"月建"。见表2-1。

表2-1　　　　　　　　　　　　　月建表

春			夏			秋			冬		
正月	二月	三月	四月	五月	六月	七月	八月	九月	十月	十一月	十二月
寅	卯	辰	巳	午	未	申	酉	戌	亥	子	丑

地支的一般顺序是始于子，终于亥，而十二支建月以后的顺序，却又是始于寅，终于丑。《灵枢·阴阳系日月》云："寅者，正月之生阳也，主左足之少阳；未者，六月，主右足之少阳。卯者，二月，主左足之太阳；午者，五月，主右足之太阳；辰者，三月，主左足之阳明；巳者，四月，主右足之阳明；申者，七月之生阴也，主右足之少阴；丑者，十二月，主左足之少阴；酉者，八月，主右足之太阴；子者，十一月，主左足之太阴；戌者，九月，主右足之厥阴；亥者，十月，主左足之厥阴；此两阴交尽，故曰厥阴。"《类经图翼·气数统论》云："阳虽始于子，而春必起于寅"，说明十二支的顺序，以子为始者象征阳气之始；月建以寅为始者，象征阳气之备。《素问·脉要精微论》指出："冬至四十五日，阳气微上，阴气微下；夏至四十五日，阴气微上，阳气微下。"冬至和夏至是自然界阴阳二气相互消长转化的转折点，因此，冬至所在的十一月乃阴消阳生之时，即阳气开始发生，阳生于阴中，故以子为始。而月建以寅为始，是因为正月为阳气完备纯阳主事之时，故正月建寅。

古人还根据北斗星斗柄指示的方向来确定时节。北斗星由七颗恒星组成，由于北斗七星位于北方天空，形似酒斗，所以称为北斗星。北斗七星中（图2-1），天枢、天璇、天玑、天权四星组成斗身，古代称魁；玉衡、开阳、摇光三星组成斗柄，古代称杓。天枢、天璇两星连线延长5倍处，靠近北天极的位置，是北极星。北极星居中，北斗星运转于外，旋指十二辰。十二辰是指地平圈上以正北为子、正东为卯、正南为午、正西为酉布列的十二地支。

古人根据实际观察到的北斗星斗柄指示的方向来确定时令、月份及节气，依十二辰顺序依次确定后，便形成了一个以北极为中心，以北斗斗柄为指针的月建圆盘，这种方法称为"斗纲月建"，简称"斗建"。"斗纲月建"中十二朔望月与十二辰的关系是：正月建寅、二月建卯、三月建辰、四月建巳、五月建午、六月建未、七月建申、八月建酉、九月建戌、十月建亥、十一月建子、十二月建丑。张介宾指出："天之元气，无形可观，观斗建之辰，即可知矣"（《类经图翼·运气》），《鹖冠子·环流》云："斗柄东指，天下皆春；斗柄南指，天下皆夏；斗柄西指，天下皆秋；斗柄北指，天下皆冬"。由此可知，观察北斗斗柄所指的十二辰，对于了解阴阳二气消长、寒热二气更迭具有重要意义。见图2-1、图2-2。

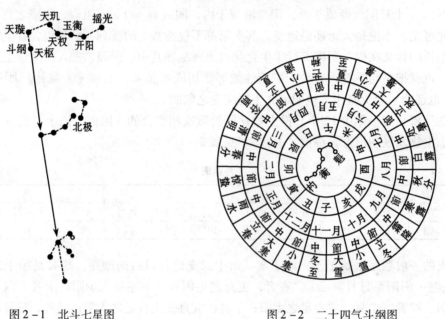

图2-1　北斗七星图　　　　　　　　图2-2　二十四气斗纲图

第三节　干支的阴阳五行及方位属性

中医运气理论体系的构建以阴阳五行学说为理论基础，因此，用于推求运气变化的干支必然有其阴阳五行属性。干支的阴阳五行属性及方位属性是五运与六气理论的基础。

一、干支的阴阳属性

天干属阳，地支属阴。进而言之，在"阳道奇，阴道偶"的原则下，天干地支中又可再分阴阳。天干之中的甲、丙、戊、庚、壬属阳，乙、丁、己、辛、癸属阴。地支之中的子、寅、辰、午、申、戌属阳，丑、卯、巳、未、酉、亥属阴。

二、干支的五行五方属性

天干的五行属性为甲乙木，丙丁火，戊己土，庚辛金，壬癸水。天干配五方的属性为甲乙属东方，丙丁属南方，戊己属中央，庚辛属西方，壬癸属北方。

地支的五行属性为寅卯属木，巳午属火，申酉属金，亥子属水，辰未戌丑属土。地支配五方的属性为寅卯属东方，巳午属南方，辰未戌丑属中央，申酉属西方，亥子属北方。见表2-2。

表2-2　　　　　　　　　　干支阴阳五行归属表

五行	木		火		土		金		水	
阴阳	阳	阴	阳	阴	阳	阴	阳	阴	阳	阴
天干	甲	乙	丙	丁	戊	己	庚	辛	壬	癸
地支	寅	卯	午	巳	辰戌	未丑	申	酉	子	亥

天干与五行的配属是以五行之气的性质，结合五方五时生物生长收藏的规律为依据而确立的。如肝气应于春，春主木气，木气生发，万物萌芽，甲乙为万物破甲乙屈初生之貌，故属木。又如心气应于夏，夏主火气，火主长养，万物丰茂，丙丁为万物生长明显壮大之貌，故属火。余可类推。

地支配属五行主要根据方位与斗纲月建来确定。因木为东方之气，旺于春，寅卯月建是正、二月，位于东方，所以寅卯属木。火为南方之气，旺于夏，巳午的月建是四、五月，位于南方，所以巳午属火。金为西方之气，旺于秋，申酉的月建是七、八月，位于西方，所以申酉属金。水为北方之气，旺于冬，亥子的月建是十、十一月，位于北方，所以亥子属水。土为中央之气，寄旺于四季之末各十八日，辰未戌丑建于三、六、九、十二月，位于中央，故辰未戌丑均属土。

但必须指出，干支的五行属性与干支的五运六气化合在概念上是不同的两种配属关系，要注意区别。

三、干支配脏腑

天干配脏腑分别以天干配五方的五行属性与脏腑的阴阳五行属性而确定。《素问·脏气法时论》云："肝主春，足厥阴少阳主治，其日甲乙，肝苦急，急食甘以缓之。心主夏，手少阴太阳主治，其日丙丁，心苦缓，急食酸以收之。脾主长夏，足太阴阳明主治，其日戊己，脾苦湿，急食苦以燥之。肺主秋，手太阴阳明主治，其日庚辛，肺苦气上逆，急食苦以泄之。肾主冬，足少阴太阳主治，其日壬癸，肾苦燥，急食辛以润之，开腠理，致津液，通气也。"故甲乙属木，甲为阳干属胆，乙为阴干属肝。丙丁属火，丙为阳干属小肠，丁为阴干属心。中央戊己土，戊为阳干属胃，己为阴干属脾。庚辛属金，庚为阳干属大肠，辛为阴干属肺。壬癸属水，壬为阳干属膀胱，癸为阴干属肾。天干配脏腑歌诀：甲胆乙肝丙小肠，丁心戊胃己脾乡，庚属大肠辛属肺，壬居膀胱癸肾脏，三焦阳府须归丙，包络从阴丁火旁。

十二经脉气血循行的昼夜十二辰节律是地支配脏腑的根据。经脉具有行气血，通阴阳，荣养周身的作用。其气血循行以平旦为纪，沿着十二经脉之序，寅时出于中焦，注于手太阴肺经，卯时注入于手阳明大肠经，辰时注入于足阳明胃经……丑时注于足厥阴肝经，寅时又返回至肺经，周而复始，如环无端。十二地支（辰）配脏腑歌诀：肺寅大卯胃辰宫，脾巳心午小未中，申膀酉肾心包戌，亥焦子胆丑肝通。

四、天干纪运

天干纪运，主要用以推求五行之气在天地间运动变化规律。《素问·天元纪大论》云："甲己之岁，土运统之；乙庚之岁，金运统之；丙辛之岁，水运统之；丁壬之岁，木运统之；戊癸之岁，火运统之。"天干纪运，亦称为"十干统运"，又叫"十干纪运"，其内容在"岁运"中详述。见表2-3。

表2-3   天干纪运表

五运		土运	金运	水运	木运	火运
天	阳	甲	庚	丙	壬	戊
干	阴	己	乙	辛	丁	癸

五、地支配三阴三阳六气

十二地支配三阴三阳六气，主要用以推演六气变化规律。所谓三阴，是指一阴厥阴、二阴少阴、三阴太阴；所谓三阳，是指一阳少阳、二阳阳明、三阳太阳。《素问·五运行大论》及《素问·天元纪大论》均指出了地支配三阴三阳六气规律。例如《素问·五运行大论》云："子午之上，少阴主之；丑未之上，太阴主之；寅申之上，少阳主之；卯酉之上，阳明主之；辰戌之上，太阳主之；巳亥之上，厥阴主之。"《素问·天元纪大论》云："厥阴之上，风气主之；少阴之上，热气主之；太阴之上，湿气主之；少阳之上，相火主之；阳明之上，燥气主之；太阳之上，寒气主之。所谓本也，是谓六元。"从原文中可知其配属规律为子午少阴君火，卯酉阳明燥金，辰戌太阳寒水，巳亥厥阴风木，寅申少阳相火，丑未太阴湿土。其具体内容在"客气"中详述。见表2-4。

表2-4   地支纪气规律表

六气五行属性	湿土	燥金	寒水	风木	君火	相火
三阴三阳	太阴	阳明	太阳	厥阴	少阴	少阳
地　支	丑未	卯酉	辰戌	巳亥	子午	寅申

第四节　甲　子

甲子，此指十天干与十二地支相配合形成的甲子周期。在中医运气学中，主要用以推求一个甲子周即60年的五运六气变化规律。即《素问·六微旨大论》所说："天气始于甲，地气治于子，子甲相合，命曰岁立。谨候其时，气可与期。"这段原文不但提示了干支组合运用命之为甲子的问题，也指出各年份气候变化可运用干支甲子配合规律来推求。

一、六十甲子周

天干配地支，天干在上，地支在下，始于甲子，依次相配合，用来纪年则凡60年为甲子一周，又称"六十甲子"。正如《素问·天元纪大论》云："天以六为节，地以五为制，周天气者，六期为一备，终地纪者，五岁为一周……五六相合而七百二十气为一纪，凡三十岁，千四百四十气，凡六十岁，而为一周，不及太过，斯皆见矣。"由于在60年的甲子周期中，天干往复排列6次，故曰："天以六为节"；地支往复排列5次，故曰"地以五为制"。一年有二十四节气，六十年一千四百四十节气；正好是一个甲子周期。因此，"千四百四十气，凡六十岁，而为一周"即指此而言。六十甲子周期序列见表2-5。

表2-5　　　　　　　　　　　六十甲子周期表

天干	甲	乙	丙	丁	戊	己	庚	辛	壬	癸
地支	子	丑	寅	卯	辰	巳	午	未	申	酉
天干	甲	乙	丙	丁	戊	己	庚	辛	壬	癸
地支	戌	亥	子	丑	寅	卯	辰	巳	午	未
天干	甲	乙	丙	丁	戊	己	庚	辛	壬	癸
地支	申	酉	戌	亥	子	丑	寅	卯	辰	巳
天干	甲	乙	丙	丁	戊	己	庚	辛	壬	癸
地支	午	未	申	酉	戌	亥	子	丑	寅	卯
天干	甲	乙	丙	丁	戊	己	庚	辛	壬	癸
地支	辰	巳	午	未	申	酉	戌	亥	子	丑
天干	甲	乙	丙	丁	戊	己	庚	辛	壬	癸
地支	寅	卯	辰	巳	午	未	申	酉	戌	亥

二、干支纪年

从公元前837年（甲子）的西周共和五年迄今，已经过了47个甲子周期，1984年为甲子年，是第48个甲子周期的开始，依次推算至癸亥年（即2043年）又复行一周，如此往复。

已知公元年数，求该年年干支的方法如下。

先将十天干、十二地支的代数列表如下。见表2-6。

表2-6　　　　　　　　　　　天干地支代数表

代数	1	2	3	4	5	6	7	8	9	10	11	12
天干	甲	乙	丙	丁	戊	己	庚	辛	壬	癸		
地支	子	丑	寅	卯	辰	巳	午	未	申	酉	戌	亥

年干支推算方法：

用已知公元年数减去3，其差再除以60，取余数。年干的求法：余数的个位即为年干代数，直接代入表2-6；年支的求法：余数若小于等于12，余数即为年支代数，直接代入表2-6。余数若大于12，则用余数减去12的倍数，其差即为年支代数，直接代入表2-6。简化为下列公式：

$$（公元年数-3）÷60……取余数\begin{cases}①个位即是年干代数（0代表10）\\②余数若小于等于12，即为年支代数，\\\quad直接代入表中\\③余数若大于12，则减12的倍数，\\\quad即得年支代数（0代表12，大于12才减）\end{cases}$$

例如：

例1，求1984年的年干支：

$$（1984-3）÷60余数是1\quad\begin{cases}①个位是1，即得年干——甲\\②个位是1，即得年支——子\end{cases}$$

由此可知，1984年的年干支是甲子。

例2，求2008年年干支：

$$（2008-3）÷60余数是25\quad\begin{cases}①个位是5，即得年干——戊\\②25-24=1，即得年支——子\end{cases}$$

由此可知，2008年的年干支是戊子。

三、干支纪月

各年的月支是固定的。一年12个月用十二支来表示，即一月是寅，二月是卯，三月是辰，四月是巳，五月是午，六月是未，七月是申，八月是酉，九月是戌，十月是亥，十一月是子，十二月是丑。对各年份相应月干求解时，只要求出各年第一月的月干，各年其他月的月干按十天干顺序依次排列即可得知。各年正月月干规律为每逢甲己之年正月月干为丙，每逢乙庚之年正月月干为戊，每逢丙辛之年正月月干为庚，每逢丁壬之年正月月干为壬，每逢戊癸之年正月月干为甲。所以，每逢甲己之年，正月干支为丙寅；每逢乙庚之年，正月干支为戊寅；每逢丙辛之年，正月干支为庚寅；每逢丁壬之年，正月干支为壬寅；每逢戊癸之年，正月干支为甲寅。

已知年干求月干支歌诀：甲己之年丙作首，乙庚之年戊为头；丙辛之年庚寅上，丁壬壬寅顺行留；若问戊癸何方起，戊癸甲寅去寻求。

推算月干支可以运用以上歌诀逐步推算，也可直接运用月干支推算方法，推算出各年各月份的月干支。

月干支推算方法：

求月干：用年干代数乘以2，再加上当月月数，即得当月月干代数。

求月支：用月数加2，就得到当月月支代数。

公式：

$$\left.\begin{array}{l}年干代数×2+当月月数\to看个位得月干代数\\当月月数+2\qquad\qquad\to得月支代数\end{array}\right\}即得月干支$$

例1，求2007年农历六月的年、月干支：

年干支：

（2007-3）÷60余数是24

故年干代数是 4，年干为丁

年支代数是 24 – 24 = 0，年支代数是 0，年支为亥

因此，2007 年年干支为丁亥。

月干支：

年干代数为 4，当月月数为 6，根据月干支推算公式可得

$4 \times 2 + 6 = 14 \rightarrow 4$　　月干为丁

$6 + 2 = 8$　　$\rightarrow 8$　　月支为未

由此可知，2007 年农历六月月干支为丁未。

例 2，求 2012 年农历十二月的年、月干支：

年干支：

$(2012 – 3) \div 60$ 余数是 29

故年干代数是 9，年干为壬

年支代数是 29 – 24 = 5，年支代数是 5，年支是辰

因此，2012 年年干支为壬辰。

月干支：

年干代数为 9，当月月数为 12，根据月干支推算公式可得

$9 \times 2 + 12 = 30$（看个位）　　月干是癸

$12 + 2 = 14$，减 12 得 2　　　月支是丑

由此可知，2012 年农历十二月月干支为癸丑。

思考题

1. 怎样确定天干地支的阴阳五行方位属性？
2. 天干地支与脏腑相配属的规律是什么？
3. 举例说明，已知公元年求年干支及月干支的方法。

第三章

五运六气

第一节　五　运

　　五运，是木运、火运、土运、金运、水运的简称。五行在天为气，在地成形，形气相感，化生万物。天地自然界万物的新生与消亡，气候物候变化，以及人体疾病都与五行的生化运动有关。因此，五运，具体指木、火、土、金、水五行之气在天地间的运行变化规律。由于五行与四季气候的关系是春温属木、夏热属火、秋燥属金、冬寒属水，所以，五运实质上概括了一年四季的气候变化特征；同时，五运还可表示不同年份和不同节令的气候变化。五运包括岁运、主运和客运。

一、岁运

（一）概念

　　岁运，又称中运、大运；它是以年干为单位统管全年的五运之气。由于它能反映全年的气候特征、物化特点及发病规律等情况，故称为岁运。岁运是五运的基础，能说明全年天时民病的特点，能反映年与年之间气候、物候及疾病的差异。

（二）天干化五运

　　1. 天干化五运规律　岁运是根据当年年干确定的，也叫"十干统运"或"十干纪运"。古人通过天象观察，指出了五运与天干的时空关系，从而天干便成为演绎五运的工具。《素问·天元纪大论》云："甲己之岁，土运统之；乙庚之岁，金运统之；丙辛之岁，水运统之；丁壬之岁，木运统之；戊癸之岁，火运统之。"即大凡年干是甲己之年，岁运是土运；年干是乙庚之年，岁运是金运；年干是丙辛之年，岁运是水运；年干是丁壬之年，岁运是木运；年干是戊癸之年，岁运是火运，这就是天干化五运的规律。

　　天干化五运歌诀：

　　甲己化土乙庚金，丁壬化木水丙辛，戊癸化火为五运，五运阴阳仔细分。

　　2. 天干化五运的道理　天干化五运是古人在对天体运动变化进行长期观察的基础上总结出来的。正如《素问·五运行大论》所说："臣览《太始天元册》文，丹天之气经于牛女戊分，黅天之气经于心尾己分，苍天之气经于危室柳鬼，素天之气经于亢氐昴毕，玄天之气经于张翼娄胃。所谓戊己分者，奎壁角轸，则天地之门户也。夫候之所始，道之所生，不可不通也。"丹、黅、苍、素、玄分别指红、黄、青、白、黑五色之气。牛、女、心、尾等指二十八宿。见图3－1。

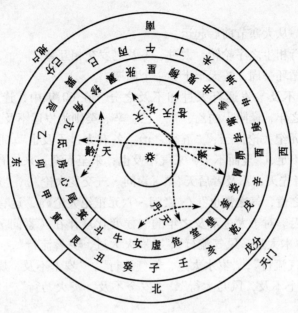

图3－1　五气经天图

观图3－1就可清楚地看到二十八宿的方位，分别分布在东、南、西、北四个方位上。牛、女二宿在北方偏东之癸位，奎、壁二宿当西方戊位，"丹天之气经于牛女戊分"所以戊癸主火运；心、尾二宿当东方偏北之甲位，角、轸二宿当东南方己位，"黅天之气经于心尾己分"所以甲己主土运；危、室二宿当北方偏西之壬位，柳、鬼二宿当南方偏西之丁位，"苍天之气经于危室柳鬼"，所以丁壬主木运；亢、氐二宿当东方偏南之乙位，昴、毕二宿当西方偏南之庚位，"素天之气经于亢氐昴毕"，所以乙庚主金运；张、翼二宿位于南方偏东之丙位，娄、胃二宿位于西方偏北之辛位，"玄天之气经于张翼娄胃"，所以丙辛主水运。

图中的天门、地户是根据太阳在黄道上运行的位置以及时令气候变化命名的。当太阳的周年视运动位于奎、壁二宿戊分时，时值春分，正当由春入夏，是一年之中白昼变长的开始，也是温气流行，万物复苏生发的时节，故曰天门，言阳气开启。当太阳的周年视运动位于角、轸二宿巽位己份，时值秋分，正当由秋入冬，是一年白昼变短的开始，又是清凉之气流行，万物收藏的时节，故曰地户，言阳气始敛。所谓春分开启，秋分司闭，有门户之意，故将奎、壁二宿称为天门，将角、轸二宿称为地户。说明十干统运中的五气经天理论是建立在天文知识基础上的，并以天文背景为客观依据。古人以二十八星宿为标识，运用干支划分时空区域，来观测天象，候察五气，从而揭示五运六气的运行规律。

岁运之所以又称之为中运，是因为五行之气处于天气地气升降之中的缘故。如《素问·六元正纪大论》云："天气不足，地气随之，地气不足，天气从之，运居其中而常先也。"天气在上，地气在下，天地间的气流不断地上下升降运动。天气不足，则地气随之而上升；地气不足，则天气随之而下降，因为运居于天地之气间，并随气流的运动而先行升降，所以亦称之为"中运"。

3. 岁运的特点

①每运主管一年，从大寒节前后起运。

②各年岁运以五行相生之序轮转，太过、不及之岁交相互替。

③按五行每五年循环一周，按天干十年一个周期。

4. 岁运的太过与不及　岁运有太过和不及之分。在 60 年中，逢阳干的甲、丙、戊、庚、壬则为岁运太过之年，逢阴干的乙、丁、己、辛、癸则为岁运不及之年。

正如《素问·天元纪大论》云："五行之治，各有太过不及也"。所谓太过与不及，是指五运气化的有余和不足，"至而不至，来气不及也；未至而至，来气有余也"（《素问·六微旨大论》）；"太过者先天，不及者后天"（《素问·气交变大论》）；"运有余，其至先；运不及，其至后，此天之道，气之常也"（《素问·六元正纪大论》），运有余，其气化来得早；运不及，其气化来得迟。对于太过不及之年的气候变化规律在《素问·气交变大论》中有明确阐述，指出："岁木太过，风气流行"，"岁火太过，炎暑流行"，"岁土太过，雨湿流行"，"岁金太过，燥气流行"，"岁水太过，寒气流行"，"岁木不及，燥乃大行"，"岁火不及，寒乃大行"，"岁土不及，风乃大行"，"岁金不及，炎火乃行"，"岁水不及，湿乃大行"。见表 3 - 1。

表 3 - 1 岁运太过不及的气候变化表

五运	太过		不及	
土	甲	雨湿流行	己	风乃大行
金	庚	燥气流行	乙	炎火乃行
水	丙	寒气流行	辛	湿乃大行
木	壬	风气流行	丁	燥乃大行
火	戊	炎暑流行	癸	寒乃大行

5. 岁运的胜复规律　岁运气候的胜复现象是自然界气候自稳调控机制作用的表现。在一个甲子 60 年周期中，有 30 个阳年及 30 个阴年，阳年为太过之年，阴年为不及之年。如果在没有被化为平气的情况下，太过不及之年气化存在着偏胜偏衰，会出现胜气和复气。所谓胜气，指本运之气偏胜，而复气则指偏胜之气的所不胜之气，即制约偏胜之气的气，复气与胜气，在五行属性上为相克关系。复气的出现能使异常的气候与气化相对得到控制，并逐渐恢复正常，正如《素问·至真要大论》云："有胜有复，无胜则否"。据《素问》运气七篇，岁运的胜复规律为：

①岁运太过之纪，气候、物候的胜复规律为本气偏胜（胜气），所胜之气受邪，所不胜之气来复（复气）。太过之纪，因本气有余，如未逢司天之气或其他因素的制约，则往往本气偏胜成为胜气，其所不胜之气成为复气。如木运太过之年，本气木气太过而成为胜气，在气候变化上以风气偏盛为特点，风能胜湿，木克土，所不胜之金气来复，制约太过的风气。因此，本年度的气候特点，除了考虑风气偏盛外，还要考虑到湿气不及、燥气来复的情况。

该年份异常气候变化影响的脏腑主要有肝、脾、肺等。

②岁运不及之纪，气候、物候的胜复规律为本气不及，所不胜乘之，所胜反侮。不及之纪，因本气不足，故所不胜之气成为胜气乘之，复气则是所不胜之胜气，即在五行属性上，制约克制胜气的气为复气。本气不及，所不胜之气偏胜（胜气），制约所不胜之气的气来复（复气）。如木运不及之年，风气不及，其所不胜之气燥气流行，暑热之气作为复气制约燥金之气，因此，木运不及之年的气候主要表现为风气不及、燥气偏胜，还可能会出现暑热的气候变化。该年份气候异常变化影响的脏腑主要有肝、肺、心等。

"气有余，则制己所胜，而侮所不胜；其不及，则己所不胜，侮而乘之，己所胜轻而侮之，侮反受邪，侮而受邪，寡于畏也。"（《素问·五运行大论》）岁运的胜复规律是自然气候自稳调制的自然现象。有一分胜气便有一分复气，复气的多少是依据胜气的多少而定，总之，"微则复微，甚则复甚"。

6. 岁运与脏腑　岁运用以说明全年的气候变化情况和脏腑变化的大致情况。各岁运的特点与五行的特性相一致，各年的气候变化（参上表 3 - 1）及人体脏腑的变化也能表现出与它相应的五行特性。如《素问·气交变大论》云："岁木太过，风气流行，脾土受邪"，说明木运太过之年，风气流行，木胜克土则脾土受邪。由此可见，岁运是古人在"天人相应"的思想指导下，总结出来的自然气候和人体脏腑变化相应的规律。

7. 岁运的交运时间　岁运的交运时间是指上一年的岁运结束，下一年岁运开始，上下两年岁运相交接的时间。岁运的交运时间受岁运太过与不及的影响而发生变化。《素问·六元正纪大论》云："帝曰：气至而先后者何？岐伯曰：运太过则其至先，运不及则其至后，此候之常也。"一般来说，属太过的年份在大寒节前十三日交运，属不及的年份在大寒节后十三日交运。这是由于太过之年，时未至而气先到，即"未至而至"；不及之年，时已至而气未到，即"至而未至"的缘故。

二、主运

（一）概念

主运，是指分别主治一年五时的五运之气。它是根据各时节的气候变化及五行属性而确定的。由于它能反映每年五时气候的常规变化，年年如此，固定不变，故称之为主运。

（二）主运的基本规律

主运的五个季运有固定次第，亦称为五步。主运每运（步）主一时（即一个季节），依五行相生的顺序，始于木运，终于水运，年年不变。五运主五时，每运主七十三日零五刻，合计三百六十五日零二十五刻，正合周天之数。即木为初运应春，火为二运应夏，土为三运应长夏，金为四运应秋，水为终运应冬。见图 3 - 2。

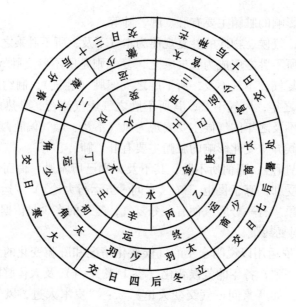

图 3-2 五运主运图

（三）主运的气候变化特征

《素问·天元纪大论》云："天有五行，御五位，以生寒暑燥湿风。人有五脏，化五气，以生喜怒思忧恐。论言五运相袭而皆治之，终期之日，周而复始"，"天有五行，御五位，以生寒暑燥湿风"，即是指主运的气候变化特征。即初运属木主风，二运属火主热，三运属土主湿，四运属金主燥，终运属水主寒。主运属各季节的正常气候变化。

（四）主运推求方法

主运分主五个季运，虽然年年如此，固定不变，但主运五步却有太过不及的变化。在推求时，可以运用"五音建运"、"太少相生"和"五步推运"等方法。

1. 五音建运 五音，即角、徵、宫、商、羽五种清浊、高低、长短不同的音调。为了推求方便，分别将五音建于五运之中，并用五音代表五运，然后根据五音的太少，推求主运五步的太过和不及。五音建运不仅适用于主运，也用于客运。

关于五音的意义及其建运情况，张介宾论述说："五音者，五行之声音也。土曰宫，金曰商，水曰羽，木曰角，火曰徵。晋书曰：角者，触也，象诸阳气触动而生也，其化丁壬。徵者，止也，言物盛则止也，其化戊癸。商者，强也，言金性坚强也，其化乙庚。羽者，舒也，言阳气将复，万物将舒也，其化丙辛。宫者中也，得中和之道，无往不畜"（《类经图翼·五音建运图解》）。说明五音性同五行，可以代表五运，用角代表初运木运，用徵代表二运火运，用宫代表三运土运，用商代表四运金运，用羽代表终运水运。见表 3-2。

表3-2		主运五音五步相生表		
初运	二运	三运	四运	终运
木运 角	火运 徵	土运 宫	金运 商	水运 羽

2. 太少相生 太少相生，即阴阳相生。太，即太过、有余；少，即不及、不足。天干化五运，五运的十天干分阴阳，阳干属太，阴干属少。五音建于五运之上，也有太少之分，五音的太少分属是：甲己土运宫音，甲属阳土为太宫，己属阴土为少宫；乙庚金运商音，乙属阴金为少商，庚属阳金为太商；丙辛水运羽音，丙为阳水为太羽，辛为阴水为少羽；丁壬木运角音，丁属阴木为少角，壬属阳木为太角；戊癸火运徵音，戊属阳火为太徵，癸属阴火为少徵。太少相生，就是建于五运之上的五音太少，按照五行关系而发生的相应变化。

主运五步太少相生的规律。甲乙丙壬癸年主运五步是：太角→少徵→太宫→少商→太羽。丁戊己庚辛年主运五步是：少角→太徵→少宫→太商→少羽。正如《类经图翼·五音五运太少相生解》云："盖太者属阳，少者属阴，阴以生阳，阳以生阴，一动一静，乃成易道。故甲以阳土，生乙之少商；乙以阴金，生丙之太羽；丙以阳水，生丁之少角；丁以阴木，生戊之太徵；戊以阳火，生己之少宫；己以阴土，生庚之太商；庚以阳金，生辛之少羽；辛以阴水，生壬之太角；壬以阳木，生癸之少徵；癸以阴火，复生甲之太宫。"五音太少在五运的推演中成了五运太过不及的代称，五运相生推移与太过不及之理，便从中体现出来。见图3-3。

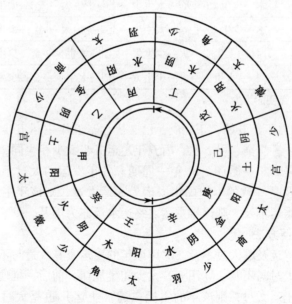

图3-3 五音建运太少相生图

3. 五步推运 主运始于木、角音，循五行相生之序，终于水、羽音，年年不变。但各年主运初运是太还是少，以及其余四运是太过还是不及，需运用五步推运之法。其方法是以当年年干的属太（阳干）属少（阴干），在"五音建运太少相生图"中找出相应位置的主时之运，然后按逆时针方向上推，见角即止，便可得出初运是太角还是少角，然后按太少相生规律依次确定二、三、四、终运的太少。

例如：甲年为阳土，岁运属太宫用事。即从图3-3中太宫始按逆时针方向推移，见角即止，是太角，便得出甲年主运的初运为太角；继而再按太少相生之理，便推出其他四运之太少，即二运为少徵，三运为太宫，四运为少商，终运为太羽。

己年为阴土，岁运属少宫用事。即从图3-3中少宫始按逆时针方向推移，见角即止，是少角，便得出己年主运的初运为少角，按太少相生之理，二运为太徵，三运为少宫，四运为太商，终运为少羽。见表3-3。

表3-3 主运五步太少相生推运表

年干	初运	二运	三运	四运	终运
甲	木→太生少→火→少生太→土→太生少→金→少生太→水
乙	木→太生少→火→少生太→土→太生少→金→少生太→水
丙	木→太生少→火→少生太→土→太生少→金→少生太→水
丁	木→少生太→火→太生少→土→少生太→金→太生少→水
戊	木→少生太→火→太生少→土→少生太→金→太生少→水
己	木→少生太→火→太生少→土→少生太→金→太生少→水
庚	木→少生太→火→太生少→土→少生太→金→太生少→水
辛	木→少生太→火→太生少→土→少生太→金→太生少→水
壬	木→太生少→火→少生太→土→太生少→金→少生太→水
癸	木→太生少→火→少生太→土→太生少→金→少生太→水

（注：有□的为太，无□的为少）

从表3-3可见，自丁年开始，丁、戊、己、庚、辛五年主运五步太少相生同，初运均为少角；自壬年开始，壬、癸、甲、乙、丙五年主运五步太少相生同，初运为太角；由此可知，主运的太过不及是5年一循环，10年一周期。各年岁运的太过不及与该年五行属性相应的主运的太过与不及是一致的。如戊年岁运为火运太过，则该年主运之二运火运也是太过。再如辛年岁运为水运不及，则该年主运之终运水运亦为不及。

4. 推求主运的简便方法

①先确定该年的岁运及其太过不及。②用该年的岁运及其太过与不及确定与该年岁运五行属性相同的主运的太过与不及。③用五音太少相生规律，前后一推便得。

如：甲年岁运为土运太过，则该年的主运三运（土运）也是太过，向前推，则二运火运为不及，初运木运为太过，向后推，则三运土运为太过，四运金运为不及，终运水运为太过。即：太角→少徵→太宫→少商→太羽。

5. 主运交运时刻 主运的交运时刻是每年的大寒日起运，每运七十三天零五刻①见图 3-4，五运共计三百六十五日零二十五刻。

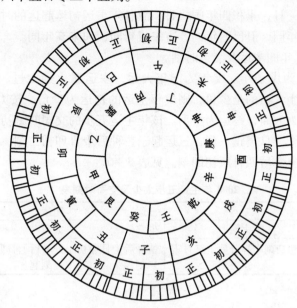

图 3-4　二十四向八刻二十分图

其具体交运时刻为每年大寒日起交初运，至春分后十三日交二运，至芒种后十日交三运，至处暑后七日交四运，至立冬后四日交终运。主运交运时刻歌诀是：

初大二春十三日，三运芒种十日晡，四运处暑后七日，五运立冬四日主。

一般来说，主运五步的交运日期是年年不变的，但是随着年份不同，气候不同，各年主运初运的具体交运时刻略有差异。见表 3-4。

表 3-4　　　　　　　　　　　　　各年主运五步起运时刻表

主运 节气 交运时刻 年支	初运 大寒日	二运 春分后十三日	三运 芒种后十日	四运 处暑后七日	终运 立冬后四日
子、辰、申	寅初初刻起	寅正一刻起	卯初二刻起	卯正三刻起	辰初四刻起
丑、巳、酉	巳初初刻起	巳正一刻起	午初二刻起	午正三刻起	未初四刻起
寅、午、戌	申初初刻起	申正一刻起	酉初二刻起	酉正三刻起	戌初四刻起
卯、未、亥	亥初初刻起	亥正一刻起	子初二刻起	子正三刻起	丑初四刻起

①古代用铜漏计时。古代计时的仪器叫"漏壶"，即一般所说的铜壶滴漏，又称壶漏、铜漏，或铜壶漏刻。其法以铜壶盛水，壶底穿一孔，壶中立箭，箭上刻度数一百，即一百刻，每刻为六十分，壶水由底孔逐渐外漏，箭上的刻度逐渐显露，就根据箭上露出的刻数来计时。十二支将每日分为十二时，以之与刻数对应，则每时辰得八刻又二十分，分为前初后正，前四刻十分为初，以十分置于最前，称为初初刻，其余四刻分别称为初一刻，初二刻，初三刻，初四刻；后四刻十分为正，亦以十分置于最前，称为正初刻，其余四刻分别称为正一刻，正二刻，正三刻，正四刻。

由上表可见，各年主运的交运具体时刻的规律是：①初运逐年依次推移三个时辰。那么，各年的二运、三运、四运、终运起运的具体时间也随之往后推移。②由于每年365.25天，即每年余四分之一日，累积四年闰一日，故各年主运初运起运的时刻中，存在四年一周期的规律，即子辰申年同，丑巳酉年同，寅午戌年同，卯未亥年同。

例如：推求2008年的主运及交运时刻。

2008年的年干支为戊子年。戊年为阳年火运，岁运属火运太过。其主运二运为太徵，之后从太徵往前推，生太徵的是少角，则戊年主运的初运为少角。按太少相生向后推至羽，则三运为少宫，四运为太商，终运为少羽。该年主运五步的交司时刻初运起于大寒日寅初初刻，二运起于春分后十三日寅正一刻，三运起于芒种后十日卯初二刻，四运起于处暑后七日卯正三刻，终运起于立冬后四日辰初四刻。见表3-5。

表3-5 2008年主运五步太少及交司时刻表

2008年（戊子年）	初运	二运	三运	四运	终运
	少角	太徵	少宫	太商	少羽
主运及交运时刻	大寒日寅初初刻起	春分后十三日寅正一刻起	芒种后十日卯初二刻起	处暑后七日卯正三刻起	立冬后四日辰初四刻起

三、客运

（一）概念

客运，是指分别主治一年五时的异常气候变化的五运之气。它能反映每年五时气候的异常变化规律。客运与主运相对而言，也是主时之运。气候的异常变化因年份不同而有变更，如客之往来，故名客运。

（二）客运的基本规律

客运每运主一时（即一个季节），五运分主一年五时，每运各主七十三天零五刻，合计三百六十五日零二十五刻。客运也是按五行相生之序太少相生，但各年客运的五步之运随着各年岁运的五行属性不同而发生相应变化。

（三）客运的推求方法

1. 先以年干定岁运，之后以该年岁运的太过与不及来确定客运的初运及其太少。因该年岁运的五行属性及其太过不及与该年客运初运的五行属性及其太少是相同的。

2. 再按五音太少相生求出其他四步及其太少。但特别提出注意的是：客运太少相生只限于客运初运所在的这一个五行周期之内的从角至羽。如甲年，岁运是土运太过，那么，客运的初运就是太宫，之后就以太宫为基准，以太少相生向后推求至羽，便可知：

太宫→少商→太羽
初运　二运　三运

关键是四运、终运的太少怎么求，前述太少相生只限于客运初运所在的这一个五行周期内，不能太羽生少角往下推求。正确的方法是从太宫往前推求至角，生太宫的是少徵，生少徵的是太角，即：太角→少徵→太宫→少商→太羽。

之后，再将框内太角、少徵按五行相生之序移至太羽之后，便是客运的四运和终运。这样，甲年客运五步的太少便是：

$$太宫→少商→太羽→太角→少徵$$
$$初运\quad 二运\quad 三运\quad 四运\quad 终运$$

再如：求丙年客运五步及其太少。

丙年岁运为水运太过，故客运的初运是太羽。因客运太少相生仅限于客运初运所在的这一个五行周之内，故其他四运的推求方法是：先从太羽往前推，生太羽的是少商，生少商的是太宫，生太宫的是少徵，生少徵的是太角。

即 太角→少徵→太宫→少商 →太羽。

将框内太角、少徵、太宫、少商移至初运之后，便是二、三、四、终运。所以丙年客运五步及其太少便是：

$$太羽→太角→少徵→太宫→少商$$
$$初运\quad 二运\quad 三运\quad 四运\quad 终运$$

这种方法是根据《素问·六元正纪大论》总结出来的，也是《内经》推求客运的本义。在《素问·六元正纪大论》中明确指出了六气司天之年各年份的主运客运。

例如：太阳司天之政，

壬辰、壬戌年，太角初正①→少徵→太宫→少商→太羽终

戊辰、戊戌年，太徵→少宫→太商→少羽终→少角初

甲辰、甲戌年，太宫→少商→太羽终→太角初→少徵

庚辰、庚戌年，太商→少羽终→少角初→太徵→少宫

丙辰、丙戌年，太羽终→太角初→少徵→太宫→少商

（四）客运的气候变化特征

客运主要用以说明一年中各个季节的异常气候变化。客运为木运则主风；火运则主热；土运则主湿；金运则主燥；水运则主寒。例如：戊寅年，岁运是火运太过，其气候变化特征为初运主风主热，二运主热主雨，三运主湿主燥，四运主燥主寒，终运主寒主风。见表3-6。

表3-6　　　　　　　　　　戊寅年气候变化特征表

	主动五步	初运	二运	三运	四运	终运
戊寅年	主运	少角	太徵	少宫	太商	少羽
	客运	太徵	少宫	太商	少羽	少角
	气候特征	主风主热	主热主雨	主燥主湿	主燥主寒	主寒主风

---

①原文中右下角小字表示主运的初运至终运。

（五）客运的交运时刻

客运的交运时刻与主运交运时刻相同，详见"主运交运时刻"。

综上，岁运、主运、客运都是运用阴阳五行学说配合天干来推求自然界气候变化和人体脏腑生理功能及病理变化规律的方法。其区别是：岁运是说明全年气候变化、物候变化及疾病流行情况。主运是说明一年中各季节气候的变化和人体脏腑变化的常规情况。客运是说明一年各季节气候的异常变化及人体脏腑功能随之发生的相应变化。

在五运六气的推演中，岁运是五运的基础，因为其统管全年，故分析气候变化及疾病流行情况时，一般以岁运为主；其次是客运，因为客运可以分析各年每个季节中天时民病的异常变化；主运年年如此，能反映天时民病的常规变化。

第二节 六 气

六气，指风、热、火、湿、燥、寒六种气候变化。六气，包括主气、客气、客主加临。

主气用以测气候之常，客气用以测气候之变，客主加临是把主气和客气相结合，进一步综合分析气候变化及其对生物的影响。任应秋认为："六气是从我国的气候区划、气候特征来研究气旋活动的规律问题"，其中，自然也包括对灾害性天气的研究。现代气候学认为中国除高山高原外，可分为五带，从北到南为寒温带、温带、暖温带、积温带、热带。古人运用五方的观念对气候进行认识和区别，所以才有东方生风，南方生热，中央生湿，西方生燥，北方生寒之说。这里所说的风不单指风，还代表气候温和之意，即春季温和的气候。由于东南中西北五方的区划不同，各个区域的干燥度、蒸发量、雨量、积温等情况亦各异，必然要产生不同的气旋活动以及温、热、湿、燥、寒不同的气候特征。

六气的产生和变化离不开阴阳五行。风热湿火燥寒六气之气化，可用三阴三阳来识别，即风化厥阴，热化少阴，湿化太阴，火化少阳，燥化阳明，寒化太阳。六气是气化之本，三阴三阳是六气产生的标象。标本相合，就是风化厥阴，热化少阴，湿化太阴，火化少阳，燥化阳明，寒化太阳。所以《素问·天元纪大论》云："厥阴之上，风气主之；少阴之上，热气主之；太阴之上，湿气主之；少阳之上，相火主之；阳明之上，燥气主之；太阳之上，寒气主之。所谓本也，是谓六元。"

六气与五行关系密切。六气为五行在天之气，五行为六气在地之质。《素问·天元纪大论》云："神在天为风，在地为木；在天为热，在地为火；在天为湿，在地为土；在天为燥，在地为金；在天为寒，在地为水。故在天为气，在地成形，形气相感而化生万物矣。"

六气配合阴阳五行之后，还要与年支密切联系，这是推演六气变化的关键。六气与年支配合有其规律可循，反映了六气所主不同时段天时民病特点。其配属规律正如《素问·五运行大论》所云："子午之上，少阴主之；丑未之上，太阴主之；寅申之上，少阳主之；卯酉之上，阳明主之；辰戌之上，太阳主之；巳亥之上，厥阴主之。"上，即指位于上的天气，亦即运气图中的司天之气。指年支逢子、午，则为少阴君火之气所主；年支逢丑、未，则为太阴湿土之气所主；年支逢寅、申，则为少阳相火之气所主，余皆类推。见表3-7。

表3-7 地支化六气表

年支	子午	丑未	寅申	卯酉	辰戌	巳亥
三阴三阳	少阴	太阴	少阳	阳明	太阳	厥阴
六气	君火	湿土	相火	燥金	寒水	风木

如此相配的理由是因为三阴三阳六气正化、对化不同。《玄珠密语·天元定化纪》篇云："厥阴所以司于巳亥者，何也？谓厥阴木也，木生于亥，故正司于亥也，对化于巳也，少阴所以司于子午者，何也？谓少阴君火，君火尊位，所以正得南方离位也，即正化于午对化于子也。太阴所以司于丑未者，何也？谓太阴为土也，土主中宫，寄卦于坤，坤位西南，居未分也。即正化于未，对化于丑也。少阳所以司于寅申者，何也？谓少阳为相火之位，卑于君火也，虽有午位，君火以居之，即火生于寅也。故正司于寅，对化于申也。阳明所以司以卯酉者，何也？谓阳明为金，酉为西方金位，即正司于酉，对化于卯也。太阳所以司于辰戌者，何也？谓太阳为水，水虽有于子位，谓君火对化也，水乃复于土中，即六戊在天门，即戌是也。六巳在地户，即辰是也。故水归土用，正司于戌，对化于辰也。"正化，即指产生六气本气的一方；对化，就是指其对面受作用或相互影响的一方。午的位置在正南方，南方即火位，所以君火生于午，午之对面是子，因此，对化于子，所以，子午均属于少阴君火；未的位置在西南方，在月份上属长夏，土旺于长夏，所以土正化于未，对化于丑，余以此类推。

这六种具有不同特征的气候，时至而气至，便为宇宙间的六元正气。如果化非其时，便为邪气，也就是气候学所谓的灾害性天气。正如《素问·五运行大论》云："非其时则邪，当其位则正。"就是这个道理。

一、主气

（一）概念

主气，即主时之气，能反映一年六个时段的正常气候变化规律，用来说明一年六气的常规变化。因其属常规变化，故年年如此，恒居不变，静而守位。

主气，即风木、君火、相火、湿土、燥金、寒水，分主于春夏秋冬的二十四节气，显示着一年主气气候交替的常规，反映各时段不同的气候变化特点，所以，它的次序仍是按着木、火、土、金、水五行相生之序排列。

（二）主气六步运行规律

1. 主气分为六步，每步主四个节气，每步所主时间是六十天零八十七刻半。初之气从大寒节算起。初之气主大寒、立春、雨水、惊蛰四个节气；二之气主春分、清明、谷雨、立夏四个节气；三之气主小满、芒种、夏至、小暑四个节气；四之气主大暑、立秋、处暑、白露四个节气；五之气主秋分、寒露、霜降、立冬四个节气；终之气主小雪、大雪、冬至、小寒四个节气。

2. 主气六步的初之气由厥阴风木所主；二之气，少阴君火之气所主；三之气，少阳相火之气所主;四之气,太阴湿土之气所主;五之气,阳明燥金之气所主;终之气终于太阳寒水。按五行相生之序运行,即木、火(君火)、火(相火)、土、金、水,年年如此,固定不变。

其中火有君相之分,君火在前,相火在后(先君后臣)。正如《素问·六微旨大论》所云:"愿闻地理之应六节气位何如?岐伯曰:显明之右,君火之位也,君火之右,退行一步,相火治之;复行一步,土气治之;复行一步,金气治之;复行一步,水气治之;复行一步,木气治之;复行一步,君火治之。"显明,谓日出,其位应正东,偏北卯位,显明之右,指主气的二之气之位。自东向南移,故曰右行。见图3-5。

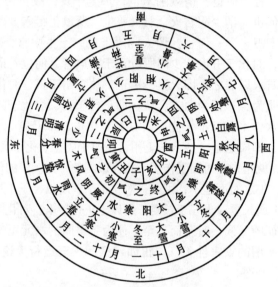

图 3-5   六气主时节气图

(三) 主气六步交司时刻

主气六步的交司时刻是指主气六步的每步之间相交接的具体时刻。主气六步在运行过程中,每步之间相交接的日期是固定的,但因年支不同,每步之间相交接的具体时刻略有差异。据《素问·六微旨大论》记载,归纳主气六步交司时刻如下。初之气交自上一年大寒日,二之气交当年春分日,三之气交自小满日,四之气交大暑日,五之气交自秋分日,终之气交自小雪日。但是,由于每一气所主时间为六十日零八十七刻半,故各年份其交司时刻就有差异,各岁有所不同。《素问·六微旨大论》详细指出了六气交司时刻:"帝曰:愿闻其岁,六气始终,早晏何如?岐伯曰:明乎哉问也!甲子之岁,初之气,天数始于水下一刻,终于八十七刻半;二之气,始于八十七刻六分,终于七十五刻;三之气,始于七十六刻,终于六十二刻半;四之气,始于六十二刻六分,终于五十刻;五之气,始于五十一刻,终于三十七刻半;六之气,始于三十七刻六分,终于二十五刻。所谓初六,天之数也。乙丑岁,初之气,天数始于二十六刻,终于一十二刻半;二之气,始于一十二刻六分,终于水下百刻;三之气,始于一刻,终于八十七刻半;四之气,始于八十七刻六分,终于七十五刻;五之气,始于七十六刻,终于六十二刻半;六之气,始于六十二刻六分,终于五十刻。所谓六二,天之数也。丙寅岁,初之气,天数始于五十一刻,终于三十七刻半;二之气,始于三十七刻六分,终于二十五刻;三之气,始于二十六刻,终于一十二刻半;四之气,始于一十二刻六分,终于水下百刻;五之气,始于一刻,终于八十七刻半;六之气,始于八十七刻六分,终于七十五刻。所谓六三,天之数也。丁卯岁,初之气,天数始于七十六刻,终于六十二刻半;二之气,始于六十二刻六分,终于五十刻;三之气,始于五十一刻,终于三十七刻半;四之气,始于三十七刻六分,终于二十五刻;五之气,始于二十六刻,终于一十二刻半;六之气,始于一十二刻六分,终于水下百刻。所谓六四,天之数也。次戊辰岁,初之气,复始于一刻,常如是无已,周而复始。

帝曰:愿闻其岁候何如?岐伯曰:悉乎哉问也!日行一周,天气始于一刻,日行再周,天气始于二十六刻,日行三周,天气始于五十一刻,日行四周,天气始于七十六刻,日行五周,天气复始于一刻,所谓一纪也。是故寅午戌岁气会同,卯未亥岁气会同,辰申子岁气会同,巳酉丑岁气会同,终而复始"。见表3-8。

表3-8　　　　　　　　　　　　主气六步交司时刻表

主气 年支　　节气 交运时刻	初之气 大寒日	二之气 春分日	三之气 小满日	四之气 大暑日	五之气 秋分日	终之气 小雪日
子、辰、申	寅初初刻	子正初刻	亥初初刻	酉正初刻	申初初刻	卯正初刻
丑、巳、酉	巳初初刻	卯正初刻	寅初初刻	子正初刻	亥初初刻	酉正初刻
寅、午、戌	申初初刻	午正初刻	巳初初刻	卯正初刻	寅初初刻	子正初刻
卯、未、亥	亥初初刻	酉正初刻	申初初刻	午正初刻	巳初初刻	卯正初刻

可见,主气交司时刻也是四年一周期,初之气的交司时刻与主运、客运的初运交司时刻相同。各年六气交司时刻依次向后推移三个时辰,因此,造成子辰申年六气交司时刻相同,丑巳酉年六气交司时刻相同,寅午戌年六气交司时刻相同,卯未亥年六气交司时刻相同的六气交司时刻规律。

(四)六气之间的相互关系

六气之间具有相互制约,相互承制的关系,这一关系是自然界气候的一种正常自稳调控现象,说明六气之间有相互自然调节的作用。正如《素问·六微旨大论》云:"亢则害,承乃制,制则生化,外列盛衰,害则败乱,生化大病","相火之下,水气承之;水位之下,土气承之;土位之下,风气承之;风位之下,金气承之;金位之下,火气承之;君火之下,阴精承之。"下,指下承之气,因其位居于本气之后,故称"下"。承,指承接着而来的制约之气。自然界六气之间相互制约的关系能维持气候按正常规律调节和变化。

二、客气

(一)概念

客气,亦是主时之气,能反映一年6个时段异常气候变化规律。由于其随年支的不同而变化，犹如客之往来，故称客气。客气变化按三阴三阳计算，则以六年为一周期；按年支计算，则以十二年为一周期。

（二）客气六步运行规律

客气与主气一样，均将一年分为六步，但两者在六步的次序上完全不同。客气六步运行规律是先三阴后三阳，即一阴厥阴风木，二阴少阴君火，三阴太阴湿土，一阳少阳相火，二阳阳明燥金，三阳太阳寒水。正如《素问·六微旨大论》所云："上下有位，左右有纪。故少阳之右，阳明治之；阳明之右，太阳治之；太阳之右，厥阴治之；厥阴之右，少阴治之；少阴之右，太阴治之；太阴之右，少阳治之。"客气六步随各年年支不同，各气所主之位随之发生相应变化。

（三）客气司天、在泉及间气

客气包括司天之气、在泉之气、左右四间气，共六步。三阴三阳六步之气按照一定次序分布于上下左右，互为司天，互为在泉，互为左右间气，以六年为一周期，周行不息。推求各年客气变化情况，必须首先确定该年的司天、在泉及左右四间气。

1. 司天之气　司天，指轮值主司天气。六气往复运动于太虚之中，施化于万物。当六气运行于上方时，当天之位，即为司天之气。司天象征在上，主上半年的气候变化，也称岁气，故《素问·六元正纪大论》云："岁半之前，天气主之。"天气，即指司天之气。司天的位置在六步气运的三之气位置上。各年的司天之气凭年支和地支纪气规律求得，《素问·天元纪大论》指出："帝曰：其于三阴三阳，合之奈何？鬼臾区曰：子午之岁，上见少阴；丑未之岁，上见太阴；寅申之岁，上见少阳；卯酉之岁，上见阳明；辰戌之岁，上见太阳；巳亥之岁，上见厥阴。"原文中的"上"，即指司天之气。即年支逢子、午，司天之气为少阴；年支逢丑、未，司天之气为太阴；年支逢寅、申，司天之气为少阳；年支逢卯、酉，司天之气为阳明；年支逢辰、戌，司天之气为太阳；年支逢巳、亥，司天之气为厥阴。确定各年客气司天之气的歌诀为（亦称地支化六气歌诀）：子午少阴化君火，丑未太阴湿土分，寅申少阳化相火，卯酉阳明化燥金，辰戌太阳化寒水，巳亥风木为厥阴。

例如：年支是子年或午年司天之气为少阴君火，即少阴君火位于主气六步的三之气的位置上，那么，按客气的三阴三阳的顺时针变化顺序，便可求出其余五气；即初之气是太阳寒水，二之气是厥阴风木，四之气是太阴湿土，五之气是少阳相火，终之气（在泉之气）是阳明燥金。见图3-6。

再如：年支是丑年或未年的年份，司天之气为太阴湿土，那么，按照客气三阴三阳顺时针变化规律，便求出其余五气，即初之气厥阴风木，二之气少阴君火，四之气少阳相火，五之气为阳明燥金，终之气（在泉之气）为太阳寒水。

通过上述两个举例可以发现，客气六步（司天、在泉及左右四间气）逐年按逆时针方向迁移一步，即今岁司天之气，至下一年则迁移为司天的右间气（即二之气的位置），其余五步依次按逆时针迁移一步。三阴三阳轮流司天，六年一周期。

《素问·五运行大论》指出："上者右行，下者左行，左右同周天，余而复会也。"其中，

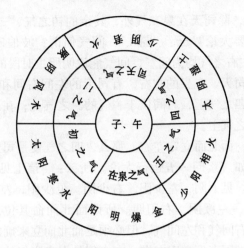

图3-6 子午年司天在泉图

"上者"，指客气；"下者"，指主气。"左"、"右"，指司天之气的左右。意为客气六步逐年沿着司天之气右间气方向逆时针迁移，主气六步每年沿着司天之气左间气方向顺时针运行。

2. 在泉之气 在泉之气也是岁气，在终之气的位置处，统管下半年的气候变化，故《素问·六元正纪大论》云："岁半之后，地气主之。"地气，指在泉之气。在泉之气与司天之气是相对的，即凡一阴司天，必然是一阳在泉；二阴司天，必然是二阳在泉；三阴司天，必然是三阳在泉，反之亦如此。也就是说，少阴君火与阳明燥金，太阴湿土与太阳寒水，少阳相火与厥阴风木，互为司天在泉，总是一阴与一阳、二阴与二阳、三阴与三阳、司天与在泉相对，反之，三阳司天也是一样。见图3-7。

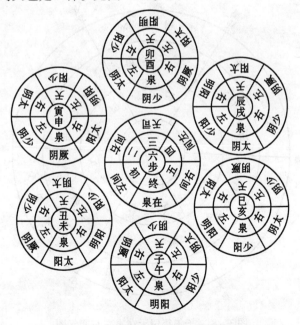

图3-7 司天在泉左右间气位置图

3. 间气　客气六步中，除司天在泉二气外，其余的初之气、二之气、四之气、五之气，统称间气。《素问·至真要大论》云："帝曰：间气何谓？岐伯曰：司左右者，是谓间气也。"说明司天、在泉的左右之气均为间气，间气能说明所主时段的异常气候变化。

间气有四，分别位于司天、在泉的左右，有司天的左间右间和在泉的左间右间的不同。司天的左间，位于主气的四之气上，右间位于主气的二之气上；在泉的左间位于主气的初之气上，右间位于主气的五之气上。

司天左右间气的确定：面北而立定左右。那么，四之气便是司天之气的左间气，二之气便是司天之气的右间气。如《素问·五运行大论》所云："诸上见厥阴，左少阴，右太阳。见少阴，左太阴，右厥阴。见太阴，左少阳，右少阴。见少阳，左阳明，右太阴。见阳明，左太阳，右少阳。见太阳，左厥阴，右阳明。所谓面北而命其位，言其见也。"说明二之气、四之气分别是司天的右间气和左间气，但必须是面北而立来确定。

在泉左右间气的确定：面南而立定左右。初之气是在泉之气的左间气，五之气是在泉之气的右间气。亦如《素问·五运行大论》所云："何谓下？岐伯曰：厥阴在上则少阳在下，左阳明右太阴；少阴在上则阳明在下，左太阳右少阳；太阴在上则太阳在下，左厥阴右阳明；少阳在上则厥阴在下，左少阴右太阳；阳明在上则少阴在下，左太阴右厥阴；太阳在上则太阴在下，左少阳右少阴。所谓面南而命其位，言其见也。"说明初之气、五之气分别是在泉的左间气和右间气，但必须面南而立来确定。例如：子午年，少阴君火司天，少阴君火则位于三之气位置上，按三阴三阳两两相对规律，那么，在泉之气则是二阳阳明燥金之气，再按客气三阴三阳之序，便得出初之气是太阳寒水，二之气是厥阴风木，四之气是太阴湿土，五之气是少阳相火。见图3-8。

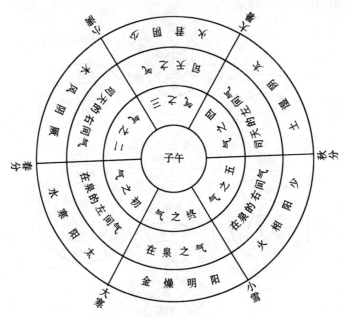

图3-8　子午年司天在泉左右间气图

客气有司天、在泉、四间气，六位不同，其作用亦异。《素问·至真要大论》云："主岁者纪岁，间气者纪步也。"其中，"主岁者"，指司天在泉之气能主司一岁；"纪步"，指间气只主司其所在时位的气候。

（四）客气胜复变化

胜，即胜气，偏胜之气。复，指报复之气。客气的胜复变化是指客气有所胜则必有所复。有一分胜气，便有一分复气，复气的多少及轻重由胜气的轻重来决定。《素问·五常政大论》指出："微者复微，甚者复甚，气之常也。"客气相互胜复是气候变化在异常情况下的一般规律，也是气候变化过程中大自然自稳调节作用和现象。正因为自然界气候本身存在着这样一种自稳调节现象，所以，自然界也才能在气候变化的此起彼伏变化过程中始终维持着相对平衡稳定的状态，即使出现胜复之气的变化，但气候"常"的方面还是起主要作用，即稳定性因素超过变动性因素，以保持一年四季的正常变化。胜复之气出现的异常变化是一过性的、暂时的。复气能制约太过的胜气，其五行属性与胜气是相克的关系。复气出现的轻重依胜气多少而定，但有时也有矫枉过正的现象出现。

（五）客气不迁正、不退位

《素问遗篇·刺法论》中提出了客气的不迁正、不退位。原文曰："司天未得迁正，使司化之失其常政"。"迁正"是指上一年的司天左间，迁升为新一年的司天；上一年在泉的左间，迁升为新一年的在泉。所谓"不迁正"，是指值年的司天之气不能应时而至，即上一年的四之气应上升为三之气，但是，由于前一年司天之气太过，值年司天之气不及，以致影响值年司天之气不能应时而至，不能按时主值司天之令，因此，发生异常气候变化。故原文曰："太阳复布，即厥阴不迁正"；"厥阴复布，少阴不迁正"；"少阴复布，太阴不迁正"；"太阴复布，少阳不迁正"；"少阳复布，则阳明不迁正"；"阳明复布，太阳不迁正"。"复布"，指上一年司天之气继续施布主事。

"气过有余，复作布政，是名不退位也。使地气不得后化，新司天未可迁正，故复布化令其故也。""不退位"，是指上一年的司天之气太过，留而不去，至下一年在气候变化及其他方面仍然有上一年岁气的特点。在这种情况下，左右四间气自然亦是应升不升，应降不降，使整个客气的规律失序，出现反常的气候。如"巳亥之岁，天数有余，故厥阴不退位也，风行于上"，即巳年与亥年，司天的气数有余，到了午年与子年，则厥阴风木之气，不得退位，风气运行于上。木气布化于天。再如："子午之岁，天数有余，故少阴不退位也，热行于上"；"丑未之岁，天数有余，故太阴不退位也，湿行于上"；"寅申之岁，天数有余，故少阳不退位也，热行于上"；"卯酉之岁，天数有余，故阳明不退位也，金行于上"；"辰戌之岁，天数有余，故太阳不退位也，寒行于上"，均阐述了司天之气太过不退位造成的异常气候变化。原文又曰："故天地气逆，化成民病，以法刺之，预可平痾。"即司天在泉之气出现异常变化就会导致疾病。

间气升降。升，指客气的在泉之气的右间至下一年升为司天的左间。降，指客气的司天之气的右间至下一年降为在泉之气的左间。如果上年六气气化有余，应去而不去至下一年仍表现上年六气气化特征，即上一年司天或在泉之气不退位，下一年司天在泉之气不能迁至司天在泉之位，即不迁正不退位。不迁正不退位情况的出现，直接影响左右间气，使上年司天之气的右间不能降为在泉之气的左间，上一年在泉之气的右间不能升为司天之气的左间，称为不能升降，《素问遗篇·刺法论》称之为"升降不前"，云："升降不前，气交有变，即成暴郁"，指出异常天时易致民病。

（六）客气六步交司时刻

客气六步的交司时刻与主气六步的交司时刻相同。详见主气六步交司时刻。

三、客主加临

（一）概念

客主加临，即将每年轮值的客气加临在固定的主气六步之上综合分析气候变化的一种方法。即将某年的主气与客气在每年六步所主时间相位上一一相对应。临，以上对下之意，有会合的意思。主气能反映一年六个时段气候的常规变化，客气能反映一年六个时段气候的异常变化，因此，把随年支而变的客气与固定不变的主气两者加临在一起，综合分析该年可能出现的气候特征，以把握该年实际气候变化规律与特点。

（二）推演方法

因各年主气六步运行次序是固定不变的，每年客气的司天之气总与主气的三之气少阳相火相加临，在泉之气总是与主气的终之气太阳寒水相加临，故推演客主加临时，要先将该年的司天之气加临于主气的三之气上，在泉之气加临于主气的终之气之上，其余的四间气分别以次加临。主气的六步是按着五行相生的次序；客气六步的次序是先三阴后三阳，按阴阳一、二、三的顺序排列即可。

例如：年支为巳、亥的年份，厥阴风木司天，临于三之气少阳相火之上，司天的右间少阴君火之位上加太阳寒水，司天的左间太阴湿土之位上加少阴君火；少阳相火在泉加临于终之气太阳寒水之上，在泉的右间太阴湿土加临于五之气阳明燥金之上，在泉的左间阳明燥金加临于初之气厥阴风木之上。见图3-9。

客主加临时，由于主气六步运行次序年年固定不变，客气则因年支不同，六步有按逆时针方向逐年推移一步的运行规律，依年支归纳十二年客主加临规律如下。见图3-10。

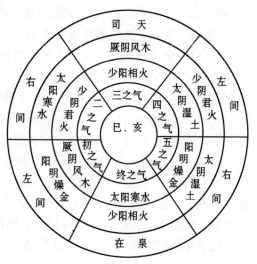

图3-9 巳亥年客主加临图

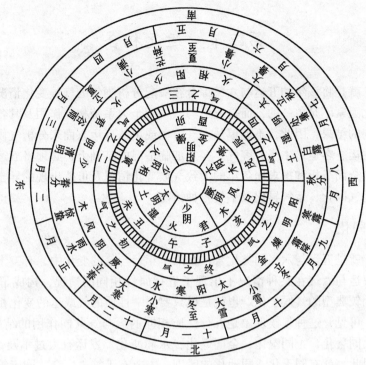

IIIIIII 为可以转动的部分

图 3 - 10　客主加临图

（三）客主加临的意义

客主加临，主要是用来推测该年四时气候的常变情况。它有三种情况：其一，主客之气是否相得。将客气加于主气之上，凡主客之气为相生关系，或者主客同气，便为相得。如果主客之气表现为相克关系，便为不相得。凡相得，则气候正常，人体不易发生疾病；不相得，则气候异常，也容易引起疾病的发生。正如《素问·五运行大论》云："气相得则和，不相得则病"。其二，在不相得之中，主客相克又有顺和逆。凡客气胜（克）主气为顺，主气胜（克）客气为逆。因为主气主常令，固定不变，客气轮流值年，主时是短暂的。如果主气制胜客气，则客的作用受到抑制，所以为逆。相反，客气制约主气，但为时短暂，很快就会过去，因而对主气的影响不甚，所以是为顺和。其三，在相得中，如果君火与相火加临，则君火为主，相火为从，因此，当君火为客气加临于相火（主气）时，也称为顺；而当相火为客气，君火为主气，客气相火加临于主气君火之上时，便为逆，此即所谓"君位臣则顺，臣位君则逆"。

第三节 运气相合

运气相合，就是将该年的五运与六气综合在一起分析当年的气候变化情况。中医运气学认为，气候变化因素不是单一的，而是五运与六气两个大系统相互作用及其各系统内部的各种因素相互影响的结果，因此，不能单从六气方面或单从五运方面来分析气候变化。在分析了各年岁运、主运、客运、主气、客气、客主加临情况的基础上，必须将五运与六气综合在一起分析，才能全面分析和推求出各年的大致气候变化情况及可能出现的异常气候。综合分析时，大体有运气同化、运气异化及平气三种情况。

一、运气同化

运气同化，就是五运与六气同类化合。在六十年运与气的变化中，有二十六年是运与气同化关系，即岁运与六气在某种情况下出现了五行属性相同的情况，构成了比较特殊的年份，可能出现比较典型的气候变化。也就是说只要同一性质的气或运的变化相逢，必然有同一气象的反映，可见，这种气候现象是五行性质相同的运与气共同作用的结果，故称同化。如木同风化，火同暑化，土同湿化，金同燥化，水同寒化。岁运有太过不及，岁气（客气）有司天在泉，因此，就有同天化、同地化的区别，主要有天符、岁会、同天符、同岁会、太乙天符等不同类型。

（一）天符

天符，指该年岁运的五行属性与司天之气的五行属性相同，这样的年份叫天符年。符，合的意思。如《素问·六微旨大论》云："帝曰：土运之岁，上见太阴；火运之岁，上见少阳、少阴；金运之岁，上见阳明；木运之岁，上见厥阴；水运之岁，上见太阳，奈何？岐伯曰：天之与会也，故《天元册》曰天符。"土运、火运等指岁运，上，即当年的司天之气。"土运之岁，上见太阴"，即己丑、己未年，岁运土运与司天的太阴湿土之气同化，故此二年称为天符年。

在六十年中有十二年是天符年。即：己丑、己未，岁运是土运，司天是太阴湿土；戊寅、戊申、戊子、戊午，岁运是火运，司天是少阳相火、少阴君火；丁巳、丁亥，岁运是木运，司天是厥阴风木；丙辰、丙戌，岁运是水运，司天是太阳寒水；乙卯、乙酉，岁运是金运，司天是阳明燥金。上述 12 年岁运的五行属性与客气司天的五行属性相同，故称为"天符年"，因而《素问·天元纪大论》云："应天为天符"。见图 3－11。

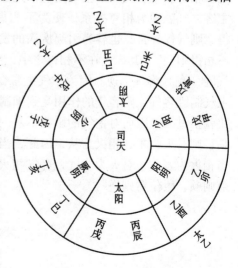

图 3－11 天符太乙图

（二）岁会

岁会，指该年岁运的五行属性与年支的五行方位属性相同，这样的年份叫做岁会年。《素问·六微旨大论》云："木运临卯，火运临午，土运临四季，金运临酉，水运临子，所谓岁会，气之平也。"所谓"临"，就是本运加临本气。例如丁卯年，丁年的岁运为木运，卯的五行方位属性是东方属木的正位，故称"木运临卯"。戊午年，戊为火运，午的五行方位属性是南方属火的正位、故称"火运临午"。甲辰、甲戌、己丑、己未四年，甲己为土运，辰戌丑未分别寄旺于东南方、西南方、东北方、西北方，又恰是四季之末，故称"土运临四季"。乙酉年，乙为金运，酉在西方属金的正位，故称"金运临酉"。丙子年，丙为水运，子在北方属水的正位，故称"水运临子"。

在六十年中有八年是岁会年，即甲辰、甲戌、己丑、己未、乙酉、丁卯、戊午、丙子；其中，己丑、己未、乙酉、戊午4年既属岁会年，又属天符年，因此，单纯是岁会的年份，实际上只有4年。见图3-12。

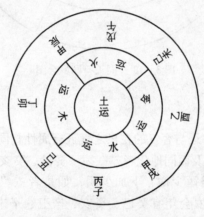

图3-12 岁会图

（三）同天符

凡逢阳干之年，太过岁运的五行属性与客气在泉之气的五行属性相同的年份，即为同天符年。《素问·六元正纪大论》云："太过而同天化者三……甲辰、甲戌太宫，下加太阴；壬寅、壬申太角，下加厥阴；庚子、庚午太商，下加阳明，如是者三。"又说："加者何谓？岐伯曰：太过而加同天符。"就是说，在60年中，岁运太过之年的五行属性与客气在泉的五行属性相合的年份有甲辰、甲戌、壬寅、壬申、庚子、庚午6年。甲辰、甲戌年，甲为太宫用事，岁运属土运太过，而客气的在泉之气又是太阴湿土，于是，太过的土运与在泉之湿气相合而同化。壬寅、壬申年，壬为阳木太角用事，岁运是木运太过，而客气的在泉之气是厥阴风木，故太过的木运与在泉之风气相合而同化，共同作用。庚子、庚午年，庚为阳金太商用事，岁运是金运太过，而客气的在泉之气是阳明燥金，故太过的金运与燥气相合而同化。可见，在六十年中，同天符年有甲辰、甲戌、壬寅、壬申、庚子、庚午六年；在这6年中，甲辰、甲戌年，既属同天符，又属岁会，因此，单纯属于同天符年的年份只有4年。见图3-13。

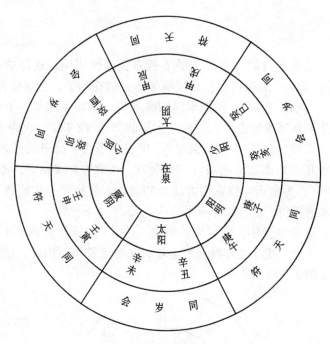

图 3 - 13 同天符同岁会图

（四）同岁会

凡逢阴干之年，不及的岁运与客气的在泉之气五行属性相同的年份，即为同岁会年。如《素问·六元正纪大论》："不及而同地化者亦三……癸巳、癸亥少徵，下加少阳。辛丑、辛未少羽，下加太阳。癸卯、癸酉少徵，下加少阴，如是者三。"又云："不及而加同岁会也。"可见，在六十年中，同岁会年有癸巳、癸亥、辛丑、辛未、癸卯、癸酉六年。其中，癸卯、癸酉、癸巳、癸亥是阴干之年，岁运为火运不及，而客气的在泉之气分别是少阴君火和少阳相火在泉，不及的岁运的五行属性与在泉之气的五行属性相合而同化。辛丑、辛未年，岁运为水运不及，丑未年是太阳寒水在泉，不及的岁运与在泉之气的五行属性相合而同化。上述 6 年均为不及的岁运与客气的在泉之气相合而同化，故是同岁会之年。

（五）太乙天符

太乙天符，又称太一天符，指既是天符年，又是岁会年的年份。即该年岁运的五行属性与司天之气的五行属性及年支的五行方位属性相同的年份。《素问·六微旨大论》云："天符岁会何如？岐伯曰：太一天符之会也。"在六十年中，太乙天符年有四年，即戊午、乙酉、己丑、己未年。太乙天符是指岁运与司天之气、岁支之气的五行属性三者会合主令，即《素问·天元纪大论》所说的"三合为治"。例如戊午年，戊为火运，午为少阴君火司天，年支午的五行方位属性为火，这既是岁运与司天之气同气的天符年，又是岁运与岁支同气居于南方正位的岁会年。乙酉年，乙为金运，酉为阳明燥金司天，既是岁运与司天之气同气的天符，又是岁运与岁支同居西方正位的岁会，此二年岁运少商与与司天之气及岁支五行方位属性相合。己丑、己未年，己为土运，丑未为太阴湿土司天，丑未又为土居之正位，故此二年，岁运少宫与司天之气及岁支五行方位属性相合。以上 4 年，司天、岁运、岁支三者的五行属性同类会合，故均为太乙天符年。

在运气同化关系中，虽有天符、岁会、同天符、同岁会、太乙天符的区别，但都是用以说明运与气相会的年份，由于彼此之间同气化合，没有胜复，失去相互制约，致使气象变化比较单一，因此，可能会造成一气偏胜独治的异常气候现象，这样就容易给人体及自然界生物造成一定危害。正如《素问·六微旨大论》所指出："岐伯曰：天符为执法，岁位为行令，太一天符为贵人。帝曰：邪之中也奈何？岐伯曰：中执法者，其病速而危；中行令者，其病徐而持；中贵人者，其病暴而死。"一年之中，岁运、司天、在泉各行其令，一旦自然会合，贯通在岁气之中，就会形成较强大而单纯的气候变化，所以《内经》分别以"执法"、"行令"、"贵人"形容其力量和作用。"执法"位于上，故为"天符"之邪所伤，则发病迅速而严重；"行令"位于下，故为"岁会"之邪所伤，则病势徐缓而持久；"贵人"统乎上下，故为"太乙天符"之邪所伤，则病势急剧而有死亡的危险。见表 3-9。

表 3-9　　　　　　　　　　　　六十甲子运气同化表

甲子	乙丑	丙寅	丁卯 岁会	戊辰	己巳	庚午 同天符	辛未 同岁会	壬申 同天符	癸酉 同岁会
甲戌 岁会 同天符	乙亥	丙子 岁会	丁丑	戊寅 天符	己卯	庚辰	辛巳	壬午	癸未
甲申	乙酉 太乙 天符	丙戌 天符	丁亥 天符	戊子 天符	己丑 太乙 天符	庚寅	辛卯	壬辰	癸巳 同岁会
甲午	乙未	丙申	丁酉	戊戌	己亥	庚子 同天符	辛丑 同岁会	壬寅 同天符	癸卯 同岁会
甲辰 岁会 同天符	乙巳	丙午	丁未	戊申 天符	己酉	庚戌	辛亥	壬子	癸丑
甲寅	乙卯 天符	丙辰 天符	丁巳 天符	戊午 太乙 天符	己未 太乙 天符	庚申	辛酉	壬戌	癸亥 同岁会

二、运气异化

五运与六气结合，除上述运气同化形式的年份以外，还有三十四年属运与气异化的年份，这就需要根据运和气的五行生克关系来推求运与气的偏盛偏衰，综合分析气候变化。

（一）运盛气衰

运与气的五行生克关系中，若运生气或运克气，均为运盛气衰。运生气，为小逆；运克气，为不和。

例如：辛亥年，年干是辛，岁运是水运，年支是亥，故司天是厥阴风木，水与木的关系是水生木，运生气，因此，这一年是运盛气衰的小逆年。

再如：甲辰年，甲年土运，辰年是太阳寒水司天，土与水的关系是土克水，运克气，因此，这一年也是运盛气衰的不和年。

（二）气盛运衰

运与气的五行生克关系中，若气生运或气克运，便为气盛运衰。岁运不及之年，气克运，为天刑；岁运太过之年，气生运，为顺化。

例如：己亥年，岁运是土运不及，年支是亥，故司天为厥阴风木，木与土的关系是木克土，即气克运，因此，这一年便是气盛运衰的天刑年。

再如：甲子年岁运是土运太过，年支是子，故司天是少阴君火，火与土的关系是火生土，即气生运，因此，甲子年也是气盛运衰的顺化年。

推求运气异化的目的有二：其一，根据气运盛衰，可以推求各年气候变化的主次。如运盛气衰的年份，在分析气候变化时，便以运为主，以气为次；反之，气盛运衰的年份，在分析气候变化时，便以气为主，以运为次。其二，根据运气盛衰可以进一步推求各年复杂的气候变化，根据生克的关系，气生运为顺化，气克运为天刑，运生气为小逆，运克气为不和。顺化之年气候变化较平和，小逆及不和之年气候变化较大，天刑之年气候变化较剧烈。

三、平气之年

平，平和之意。平气之年，指该年气运既非太过，又非不及的年份，其与太过、不及并称为"五运三纪"。一般来看，平气之年气候平和，疾病流行较少，即使发病，病情也较单纯。

一般根据运和气的相互关系来推求平气之年。《类经图翼·五运太少齐兼化逆顺图解》云："平气，如运太过而被抑，运不及而得助也。"说明平气可由岁运和岁气之间的相互关系来推求。具体情况有三种：

1. 岁运太过而被司天所抑　凡岁运太过之年，如果当年的司天之气的五行属性与岁运的五行属性构成相克关系者（即司天之气克岁运之气），那么，该年的运虽为太过，但因受司天之气的制约，则构成平气之年。如戊辰年，岁运是火运太过，司天之气为太阳寒水，水克火，太过的岁运被司天之气所制约，即构成平气之年。又戊戌、庚寅、庚申、庚午、庚子年亦是如此情况。

2. 岁运不及而得司天之助　岁运不及得司天之助构成的平气之年是该年的司天之气与不及的岁运是五行相生关系，即气生运。如辛卯、辛酉年，虽为水运不及，但得卯酉阳明燥金司天，又得卯酉西方金位，金能生水，故亦构成平气之年。

3. 干德符　《素问入式运气论奥·论月建》曰："建时贴用日干同法，若五运阴年不及之岁，大寒日交初气，其日时建干与年干合者，谓之曰干德符，当为平气，非过与不及也。"即指岁运不及之岁，若年干的"阴"与大寒日初气所始之日、时的"阳干"相合时，则称为"干德符"。符者，合也；即两干之德互相符合的意思。干德符之年亦为平气之年；这是由于日与时的阳干补助了年干不及的缘故。例如：乙岁为金运不及，如果乙岁上一年十二月的大寒日配建庚干，或该日虽非庚日，而于其初气所始之时建庚，这两种情形均属干德符。这里乙为金运不及，庚为阳干，以庚补乙，就是干德符合的意义。余可类推。

思考题

1. 天干化五运的规律是什么？岁运的特点是什么？
2. 试述主运的基本规律及推求方法。
3. 试述客运的基本规律及推求方法。
4. 主气六步的基本规律是什么？
5. 客气六步运行的基本规律是什么？
6. 怎样确定司天在泉的左右间气？
7. 客主加临的概念是什么？怎样运用客主加临的相互关系分析气候的变化？
8. 何谓运气同化？举例说明天符、岁会、同天符、同岁会、太乙天符的推求方法。
9. 怎样根据五运六气的生克关系推求运与气的盛衰？
10. 构成平气之年的条件是什么？

第四章

运气与医理

一、亢害承制

亢害承制是关于六气相互制约关系的理论,出于《素问·六微旨大论》。原文曰:"亢则害,承乃制,制则生化,外列盛衰,害则败乱,生化大病。"承,即制约;自然界五运六气变化中,六气过亢则为害,亢盛之气得到制约,自然界才能正常生化。

(一)亢害承制理论的内涵

亢害承制阐述了自然界六气变化具有五行相互承制的特点。正如《素问·六微旨大论》云:"相火之下,水气承之;水位之下,土气承之;土位之下,风气承之;风位之下,金气承之;金位之下,火气承之;君火之下,阴精承之。"承,就是制约;即六气主令之时,均有所承之气伴随存在,所承之气与主时之气的关系是按照五行相克关系呈现的。

所"承"之气的作用,一方面在六气正常的情况下,有防止六气过亢的作用;另一方面,在六气偏亢的情况下,制约亢盛之气,使气化恢复正常。例如:"相火之下,水气承之",指相火主时之气,其所以不得过亢,因为有水气的制约,从而保证了相火之气的正常。这种"承制"之气,从其形式而言,存在于六气之中;从作用而言,既可制约主气之太过,又可促进主气的生机。自然界承制关系的存在,不仅是维系六气在一定范围内变动的关键,也是维系自然界生化活动正常进行的必要条件。

亢害承制阐发了六气在主持自然气候时,存在着一种自稳定机制,以维持六气的正常运行。这种自稳定机制的实质是自然界五行相克规律作用的结果。由于五行是自然界普遍存在的规律,因此,六气之间亦呈现五行的制约关系,而这种制约关系对维持自然界正常生化状态是不可或缺的。

(二)亢害承制理论产生的基础

自然界风寒暑湿燥火六气的变化现象与规律是亢害承制理论产生的基础。自然界四时气象变化中蕴含着六气的承制关系,唐代医家王冰在《黄帝内经素问》中,从自然现象的变化论证了亢害承制的存在之理,曰:"热盛水承,条蔓柔弱,凑润衍溢,水象可见","寒甚物坚,水冰流固,土象斯见","疾风之后,时雨乃零,是则湿为风吹,化而为雨","风动气清,万物皆燥,金承木下,其象昭然","煅金生热,则火流金,乘火之上,理无妄也","君火之位,大热不行,盖为阴精制承其下也"。即自然现象中,存在着六气之间承制关系及规律,自然界所表现出的自然现象是六气相互承制作用的结果。

（三）亢害承制理论的临床应用

亢害承制是自然界事物之间存在的普遍规律。与自然息息相关，自然之理及运动规律也体现在人体生命之中。即人之生命活动、疾病的发生发展乃至疾病的治疗方法，亦包含着亢害承制之理。后世众医家从临床角度对其理论进行深入研究，并将其广泛应用于病证的分析及治疗，丰富了亢害承制理论的实际应用，并使其成为中医学理论的重要内容。

金代医家刘完素基于《内经》亢害承制，提出六气过亢则"反兼胜己之化"的理论，将五行生化的自然之理推之于人体病机，用以说明疾病病理存在本质与标象的内在联系。其在《素问玄机原病式》中云："风木旺而多风，风大则反凉，是反兼金化，制其木也；大凉之下，天气反温，乃火化承于金也；夏火热极而体反出液，是反兼水化制其火也。"提出："所谓五行之理，过极则胜己者反来制之"的著名观点，正是由于这种"反兼胜己之化"的存在，才使自然气运维持正常，自然气候不至太过与不及，万物才能生化不息。人之五脏六腑与天之运气相应，因而此理也同样存在于脏腑功能变化之中；因此，可以从亢害承制角度来探讨疾病的病机。由于五运之气的偏亢过度会出现"胜己之化"的假象，故在临床上，如湿邪过盛而见筋脉强直，即是"湿极反兼风化制之"的表现；而风邪太过而见筋脉拘急，又是"燥金主于紧敛短缩劲切，风木为病，反见燥金之化"所致。由此，刘完素得出"木极似金，金极似火，火极似水，水极似土，土极似木……谓己亢过极，则反似胜己之化也。俗未知之，认似作是，以阳为阴，失其意也"的结论。为临床所见的火极似水、阳证似阴等复杂疑似证候提供了可靠的诊断依据。可见，刘完素将运气学中亢害承制论灵活地应用于临床分析病因病机，指导辨证论治，其观点对后世疾病的诊断和治疗有很大启发。

明代医家虞抟运用亢害承制理论归纳人体五脏及疾病的承制关系。指出："夫天地万物，无往而非五行，则亢害承制，亦无往而非胜复之道。其在于人，则五脏更相平也；五志更相胜也；五气更相移也；五病更相变也。"即五脏之间功能的和谐、情志的转换、邪气的更易、疾病的传变，无不是"承制"关系的表现，将亢害承制理论的阐释进行了扩展，使之应用于人体生理、病理现象的分析。

元代医家朱震亨在《丹溪心法治要·妇人科》论月经病时，借助于亢害承制理论分析病情，云："经水，阴血也，阴必从阳，故其色红，禀火色也……紫者，气之热；黑者，热之甚也。今见紫黑作痛者，成块者，率指为风冷所乘，而行温热之剂，误矣。设或有之，亦千百之中一二耳。经水黑者，水之色，紫者黑之，渐由热甚必兼水化，此亢则害，承乃制也。"

元代医家王履则认为在人体也有"亢而自制"和"亢而不能自制"两种情况。"亢而自制"则使"五脏更相平"，即一脏不平，所不胜之脏更相平之，平则生化不息；若"亢而不能自制"，则发而为病，故用汤液、针石、导引之法以助之，制其亢，除其害。将亢害承制论结合人体生理、病理及治疗进行解释，充分体现出亢害承制规律的普遍性和实用性。

明代医家周之干在《慎斋遗书·亢害承制》中运用亢害承制分析五脏病治疗，云："气失其平则成病，故肝木太旺则肝亢矣。肝亢则害脾，脾害则不能生金而防水，故木亢则金水亦俱伤。斯时当以扶金为要，金扶则木制而木平，木平则能和土而水不泛，金得生矣。"

明·李梴《医学入门》分析了自然界之亢害承制规律，其在《医学入门》中云："亢者，过极而不退也。当退不退，始则灾害及物，终则灾害及己……以天时言之，春时冬令不退，则水亢极而害所承之木。然火为木之子，由是乘土而制水，则木得化生之令，而敷荣列秀于外"。并进一步运用于对人体疾病病机的分析，指出："以人身言之，心火亢甚，口干、发燥、身热，则脾土失养，肺金受害。由是水乘而起，以复金母之仇，而制平心火，汗出发润、口津身凉而平矣。苟肾水愈微而不能上制，心火愈盛而不能下退，则神去气孤，而灾害不可解矣。"

总之，亢害承制作为运气学中的重要理论，肇始于《内经》，发展于后世，在中医学中应用深广，其运用已远远不局限在运气理论，已经成为中医学的重要组成部分。

二、升降出入

升降出入是《内经》对物质运动形式的基本概括。《内经》认为，升降出入是自然万物气机运动的基本形式。气是形成自然万物的基本元素，宇宙空间及生命体中均存在着气的升降出入运动，气之升降出入运动于生命体是无物不有，无时不有。因此，无论天体还是生物体乃至人体，其气化均以升降出入为基本形式。正如《素问·六微旨大论》云："出入废则神机化灭，升降息则气立孤危。故非出入，则无以生长壮老已；非升降，则无以生长化收藏。是以升降出入，无器不有。故器者生化之宇，器散则分之，生化息矣。故无不出入，无不升降。化有小大，期有近远，四者之有，而贵常守，反常则灾害至矣。"其中"升降出入，无器不有"即论述了气的升降出入对于生物体存在的普遍性，指出了升降出入是所有物质均具有的基本运动形式；"非出入，则无以生长壮老已；非升降，则无以生长化收藏"则表明了气的升降出入对维持万物生化活动的重要性；"出入废则神机化灭，升降息则气立孤危"，以及"反常则灾害至"又表明反常的气机变化及生命体的死亡均是源自气的升降出入失常或止息。

升降出入理论虽出自运气学说，然由于气本源理论对《内经》理论体系的影响，升降出入理论广泛渗透到了《内经》理论的各个方面。纵观《内经》对阴阳、藏象、经络、营卫气血以及病机等认识，无不是升降出入理论的具体呈现。

（一）升降出入是天地阴阳之气运动的基本规律

升降出入，在自然界表现为阴阳气交运动。天地是自然界之大阴阳，天地之间不仅是自然万物生存的空间，而且天地之气不停息的交流运动，亦为生命体进行生化活动提供了基础。天地之气的交流运动便表现为天气下降，地气上升的不停息的升降运动，如《素问·六微旨大论》曰："气之升降，天地之更用也"，"升已而降，降者谓天；降已而升，升者谓地。天气下降，气流于地；地气上升，气腾于天。故高下相召，升降相因，而变作矣"，"上下之位，气交之中，人之居也……气交之分，人气从之，万物由之"。其"高下相召，升降相因，而变作矣"一语指出了天气下降，地气上升，升降相因，阴阳相感的过程是天地之气氤氲而化生万物的过程，只有天地之气升降不息，才有自然界的勃勃生机。

天地云雨之气的形成与转化，也为天地之气升降运动过程的主要表现，《素问·阴阳应象大论》言："地气上为云，天气下为雨，雨出地气，云出天气"，指出自然云雨的产生是天地之气升降运动相互转化的结果。而四时之气春生、夏长、秋收、冬藏的生化状态，实则是四时阳气春升、夏浮、秋降、冬沉所致，亦源自气的升降出入。张介宾《类经》谓："天地之交，四时之序，唯阴阳升降而尽之矣。自子之后，太阳从左而升，升则为阳；自午之后，太阳从右而降，降则为阴。大而一岁，小而一日，无不皆然。"因此，如若天气不降，地气不升，则自然界生机止息，万物死亡，如《素问·四气调神大论》所言："交通不表，万物命故不施，不施则名木多死"。

自然界气机的升降出入运动，在运气学中主要指客气六步位置的升降。主要表现有迁正、退位、不迁正、不退位及升降不前。其中，不迁正、不退位及升降不前属于自然界的气机升降出入运动失常，常易引起气候异常变化，轻则使人体脏腑气机升降失常，重则导致郁气以及温疫的发生。在临床上，可据此分析某些急症及流行病乃至温疫的病机，从而指导辨证论治。

（二）升降出入是人体阴阳运动的基本形式

升降出入是人体阴阳之气运动的基本形式。升降，是升清阳，降浊阴；出入，是出浊阴，入清阳。所谓清阳，是指清阳升发之气，为精微物质的轻清部分；所谓浊阴，既可指精微物质的浓厚部分，在某种情况下又指糟粕。《素问·阴阳应象大论》言："清阳出上窍，浊阴出下窍；清阳发腠理，浊阴走五脏；清阳实四肢，浊阴归六腑"，即是谈人体阴阳之气的升降出入，"清阳出上窍，浊阴出下窍"是人体阴阳之气的升降运动，"清阳发腠理，浊阴走五脏；清阳实四肢，浊阴归六腑"则是谈人体阴阳之气的出入运动。《素问·生气通天论》之"阴者藏精而起亟也，阳者卫外而为固也"，以及《素问·阴阳应象大论》的"阴在内，阳之守也；阳在外，阴之使也"，均是谈阴入阳出的运动过程。人体阴阳的升降出入失常，则产生疾病，如"清气在下，则生飧泄；浊气在上，则生䐜胀。"

升降出入运动是人体脏腑气机运动的基本形式。升降出入运动停止，人体生命活动将终止。人体脏腑功能活动以气化的形式进行，而这种气化形成的基础也是五脏之气的升降出入运动，肝气自左而升，肺气自右而降，一升一降；心气为阳，布达于体表，肾气为阴，主治于体内，一出一入；脾胃位居中焦，为其他四脏气机升降出入之枢纽。如此有升有降有出有入，脏腑不仅可以进行各自的功能活动，而且还能维系着彼此之间相互和谐的关系。正如《素问·刺禁论》所云："肝生于左，肺藏于右，心部于表，肾治于里，脾为之使，胃为之市。"同时，人体精微之气的代谢和分布，亦是以五脏之气的升降出入为基础的，如《素问·经脉别论》云："饮入于胃，游溢精气，上输于脾，脾气散精，上归于肺，通调水道，下输膀胱，水精四布，五经并行"。

人体营卫之气运行亦表现为升降出入。人体的营卫之气是人体精气的重要组成部分，具有营养、护卫、温煦等重要生理功能。而营卫之气的运转、敷布，亦呈现为二者升降出入的过程。按《灵枢·营气》记载，营气的循行是沿着十二经脉流注的次序，一阳一阴交替运行，随着人体经脉的阴阳交替而不断地出入与升降。卫气的循行，按《灵枢·卫气行》记载，则昼行于阳经二十五度，夜行于五脏二十五度，随着昼夜的交替而进行着有规律的出入运动，而这种有规律的出入运行，又是人体睡眠机制形成的重要基础，即《灵枢·营卫生会》所云："气至阳而起，至阴而止"。一旦营卫之气的升降出入失常，则影响睡眠，因此，调和营卫成为临床治疗失眠或多寐的重要原则之一。

人体三阴三阳经脉主持人体阴阳表里出入。《灵枢·根结》指出，人体三阴三阳之气除运行气血，联络脏腑与肢体的功能之外，又有主持人体阴阳之气表里出入的作用，云："太阳为开，阳明为阖，少阳为枢……太阴为开，厥阴为阖，少阴为枢"。对此，张介宾《类经》解释为："太阳为开，谓阳气发于外，为三阳之表也。阳明为阖，谓阳气蓄于内，为三阳之里也。少阳为枢，谓阳气在表里之间，可出可入，如枢机也"，"太阴为开，居阴分之表也。厥阴为阖，居阴分之里也。少阴为枢，居阴分之中也，开者主出，阖者主入，枢者主出入之间"，即三阳经主持阳气的出入，三阴经主持阴气的出入。张志聪《伤寒论集注》则认为"无病之人，六气循行，皆从厥阴而少阴，少阴而太阴，太阴而少阳，少阳而阳明，阳明而太阳"，即人体之气的运行是由一阴而三阴，由一阳而三阳，而邪气的传变，则与正气的运行相反，《伤寒论》所谓的六经传变正是邪气沿六经由表而入里的过程。

天地之气处于不停息的升降运动之中，一旦某种因素导致升降出入失常，便会引发自然界生化活动的紊乱以及人体疾病的产生。《素问·六元正纪大论》便从五运郁滞不发及郁极乃发的角度，论述了人体疾病的发生机制，云："郁极乃发，待时而作也……土郁之发……故民病心腹胀，肠鸣而为数后，甚则心痛胁䐜，呕吐霍乱，饮发注下，胕肿身重……金郁之发……民病咳逆，心胁满引少腹，善暴痛，不可反侧，嗌干面尘色恶……水郁之发……故民病寒客心痛，腰脽痛，大关节不利，屈伸不便，善厥逆，痞坚腹满……木郁之发……故民病胃脘当心而痛，上支两胁，鬲咽不通，食饮不下，甚则耳鸣眩转，目不识人，善暴僵仆……火郁之发……故民病少气，疮疡痈肿，胁腹胸背，面首四肢，䐜愤胪胀，疡痱呕逆，瘛疭骨痛，节乃有动，注下温疟，腹中暴痛，血溢流注，精液乃少，目赤心热，甚则瞀闷懊侬，善暴死"。临床治疗此类疾病应从调整人体脏腑的气机升降出入运动着手，《素问·六元正纪大论》指出："木郁达之，火郁发之，土郁夺之，金郁泄之，水郁折之"。

（三）后世医家的认识与应用

历代医家对升降出入理论多有发挥，并结合临床实践，颇有见解。金代医家刘完素认为，玄府是气机升降出入的通道，不仅世之万物皆存在升降出入的气机运动，在个体生命的每一部分亦皆存在气机的升降出入运动，这是人体各部分发挥功能活动的基础，其中，玄府即气机升降出入的通道，而人体疾病的发生，亦因气机运行失常。刘氏在《素问玄机原病式·六气为病》中云："玄府者，无物不有，人之脏腑皮毛，肌肉筋膜，骨髓爪牙，至于世之万物，尽皆有之，乃气出入升降之道路门户也……'是以升降出入，无器不有'，人之眼、耳、鼻、舌、身、意、神识，能为用者，皆由升降出入之通利也；有所闭塞者，不能为用也。"由此可见，刘完素治疗热证在表者主张开郁散结是以升降出入理论为指导的。

金代医家李杲认为人体气机升降出入与自然之气同理。人以胃气为本，人体气机升降的枢纽在于中焦脾胃，因此，十分重视脾胃的升降作用。人体饮食精微的敷布是在脾胃的作用下升已而降，降已而升。一旦脾胃升降功能失常则精微下泻，气机紊乱。李杲在《脾胃论》

中指出："盖胃为水谷之海，饮食入胃，而精气先输脾归肺，上行春夏之令，以滋养周身，乃清气为天者也；升已而下输膀胱，行秋冬之令，为传化糟粕，转味而出，乃浊阴为地者也……不然，损伤脾胃，真气下溜，或下泄而久不能升，是有秋冬而无春夏"。

金代医家张元素在《医学启源》中把药物的气味与其升降出入紧密结合，制定出药物的"风生升，热浮长，湿化成，燥降收，寒沉藏"等升降规律。如防风、羌活、升麻、柴胡、葛根等为风升之品，黑附子、干姜、乌头、肉桂等属于热浮长之品，黄芪、人参、甘草、当归等属于湿化成之药，茯苓、泽泻、猪苓、滑石、瞿麦属于燥降之品，大黄、黄柏、黄芩、黄连等属于寒沉之类，从而把升降出入理论引用到了临床应用之中。这种药物的分类方法对后世认识药性、合理组方配伍极有裨益。

清代吴达也强调中焦脾胃气机升降在五脏中的重要作用。其在《医学求是·血证求源论》中云："土位于中，而火上、水下、左木、右金。左主乎升，右主乎降。五行之升降，以气不以质也。而升降之权，又在中气，中气在脾之上、胃之下，左木、右金之际。水火之上下交济者，升则赖脾气之左旋，降则赖胃土之右转也。故中气旺，则脾升而胃降，四象得以轮旋。中气败，则脾郁而胃逆，四象失其运行矣。"指出中焦脾胃在火上、水下、左木、右金五行五脏之位中的重要地位与作用，中焦功能失常直接影响上下左右四脏功能。

清代医家张琦《素问释义·玉机真脏论》亦云："五脏相通，其气之旋转本有一定之次……其左右之行，则水木左升，火金右降，土居中枢，以应四维"，"中枢旋转，水木因之左升，火金因之右降"。脾胃不仅能促进各脏气机正常运转，使之不至于停滞为病，同时有制约各脏气机的升降过度，维持其协调状态的作用。何梦瑶在《医碥·气论》中指出："藏属肾，泄属肝（升则泄矣），此肝肾之分也；肝主升，肺主降，此肝肺之分也。而静藏不至于枯寂，动泄不至于耗散，升而不至于浮越，降而不至于沉陷，则属之脾，中和之德所主也。"使脾胃在转枢五脏气机中的作用得以进一步发挥和引申。

清代医家周学海认为气机升降失常多为内伤，气机出入失常多为外感。其在《读医随笔·升降出入论》中指出："升降者，里气与里气相回旋之道；出入者，里气与外气相交之道。里气者，身气也；外气者，空气也。"认为升降是人体内部气机的运转形式，而出入是人体之气与自然之气的交流。其在病机，则"内伤之病，多病于升降，以升降主里也；外感之病，多病于出入，以出入主外也。"强调外感病机在于气机的出入失常，内伤病机在于气机的升降失常，言简意赅地总结了内伤外感病机的不同，逐一列举了治疗方法，提出不可直升直降、直散直敛的用药禁忌。

总之，在《内经》及后世中医学家的论著中，气机升降出入理论不仅指天地自然气机升降出入，而是被广泛地应用于人体脏腑经脉营卫气血生理功能的认识，以及治疗疾病乃至养生学当中，深刻认识其理论内涵，对准确把握中医理论的精髓，从而指导临床辨证治疗具有至关重要的作用。

三、标本中气

标本中气是运气学中关于六气与三阴三阳相互关系的理论，主要研究六气变化规律及其与三阴三阳的相互关系。所谓"本"，是指风热火湿燥寒六气；"标"，指三阴三阳，为六气的阴阳标识；"中气"，指处于标本之间的气，亦为三阴三阳之气。标本中气理论概括了自然六淫之气对人体病机影响的规律，在中医病因病机及辨证论治方面具有一定指导意义。

中医学的标本中气理论主要记载于《素问·天元纪大论》、《素问·五运行大论》、《素问·至真要大论》、《素问·阴阳离合论》等篇章中。

（一）标本中气的基本原理

标本中气理论以六气为本，以三阴三阳为标。《素问·六微旨大论》所言："少阳之上，火气治之，中见厥阴；阳明之上，燥气治之，中见太阴；太阳之上，寒气治之，中见少阴；厥阴之上，风气治之，中见少阳；少阴之上，热气治之，中见太阳；太阴之上，湿气治之，中见阳明。所谓本也，本之下，中之见也，见之下，气之标也，本标不同，气应异象。"可见，标本中气的基本内容是阐述三阴三阳与风热火湿燥寒六气标本从化关系的，即少阳为火，阳明为燥，太阳为寒，厥阴为风，少阴为热，太阴为湿；指出了六气的阴阳属性及六气的阴阳制约关系。

中气，是指与标气互为表里的气，又是与本气相关或相反的气，如少阳火的中气是厥阴风，因就自然现象而言，往往存在风火相煽的现象；阳明燥的中气是太阴湿，燥湿二气相反但又相济；太阳寒的中气为少阴热，寒热有相互制约的关系。同样，厥阴风的中气为少阳火，少阴热的中气为太阳寒，太阴湿的中气为阳明燥。因此，中气的作用是通过与标气的互根阴阳表里关系对标气进行制约与调解，以维持六气的阴阳平衡；又能通过与本气的关联性，体现六气之间或相助，或相制的复杂的气候特性。可见，标本中气理论表达了六气之间相互影响、互相制约又互相接济的复杂关系。

（二）标本中气的从化规律

标本中气的从化规律有标本同气从本、标本异气从本从标，以及从乎中气三种。正如《素问·至真要大论》所言："六气标本，所从不同奈何？……少阳太阴从本，少阴太阳从本从标，阳明厥阴，不从标本从乎中也。故从本者化生于本，从标本者有标本之化，从中者以中气为化也。"

1. 标本同气从其本　指本与标的阴阳属性相同。如少阳之标为阳，其本是火也为阳；太阴之标为阴，其本是湿也为阴，是谓标本同气，故其病性亦表现为本气的特性，治疗时则从本。

2. 标本异气从本从标　指本与标的阴阳属性相反。如少阴之标为阴，其本却是热属阳；太阳之标为阳，其本却是寒属阴，是谓标本异气，故其作用于人体，既可表现为本的病性，又可表现为标的病性，在治疗时，应根据病证的从化，或从标治，或从本治。

3. 从乎中气　指中气对标本有调剂作用。如阳明本燥，燥从湿化，故中见之气为太阴湿。厥阴本风，木从火化，故中见之气为少阳相火。阳明从乎中气之湿，其机制是燥湿互济的结果，又是对阳明之病临床亦可表现为湿邪内盛的提示。厥阴风木从乎中气之火，其机制为风火相煽，风邪内盛临床易于表现为火热之象。见表4-1。

表4-1   标本中气及从化关系表

本	中气	标	所从
风	少阳	厥阴	从其中气
燥	太阴	阳明	
火	厥阴	少阳	从其本气
湿	阳明	太阴	
寒	少阴	太阳	从本从标
热	太阳	少阴	

　　六气标本从化规律体现了自然界一年六气的化生作用：春夏风火相助，生长万物；夏至一阴生，阳极生阴，故有太阳标阳本寒之说；长夏与秋，燥化其湿，万物枯萎凋落；冬至一阳生，阴极生阳，故有少阴标阴本热之说；这一生化规律展现了天道的生长壮老已的规律。以冬至和夏至为阴阳分界线来划分六气阴阳属性，则冬至到夏至为阳，风火主之，故厥阴少阳为表里。夏至到冬至为阴，湿燥主之，故太阴阳明为表里。冬至阴极一阳生，故少阴之上，热气治之；夏至阳极一阴生，故太阳之上，寒气治之，因此，少阴太阳为表里。

　　阴阳同气互根规律及阴阳转化规律是形成六气与三阴三阳从化关系的原因。六气变化超过一定常度即向相对立的方面转化，故标本异气就存在着转化的情况。由于六气有盛衰胜复的不同情况，因此，六气也就存在有余不足的可能。太过不及便可向相对立的方面转化，如热气不及便是寒，寒气有余便是燥。而阳明、厥阴从乎中是因燥湿相济、木火同气之故，体现了阴阳互根的道理。

　　标本中气从化关系，实际上也就是六气之间的气化关系，体现了六气气化之间三组承制关系，即：燥湿调和，水火既济，风火相助，从而维持着自然界六气正常变化，四季寒暑交替。

（三）标本中气理论的指导意义

　　1. 指导病机分析　六气的三种从化规律对临床有针对性地分析病机有一定指导价值。临床时结合症状表现，确定其病在本、在标，还是中见，从而决定治疗方向，《素问·至真要大论》曰："夫标本之道，要而博，小而大，可以言一而知百病之害"，指出了分析标本中气理论对分析病机的重要性。如太阳表寒证其病机为从于本，而太阳表热证则为病从于标，阳明病出现太阴湿证者则为病在中。另外，根据标本异气或从标或从本的理论，就应注意疾病传变有向相反方向转化的可能性。如太阳、少阴从本从标，就有寒化、热化的可能性；而阳明、厥阴从乎中当注意燥湿转化和风火相助的病机变化。张介宾指出："六气太过不及皆能为病，病之化生，必有所因，或从乎本，或从乎标，或从乎中气，知其所以，则治无险也。"

　　2. 确定治疗方向　六气作用于人体，其从化关系是不同的，因而在治疗六淫导致的疾病时，亦当根据六气的标本中气关系进行分析辨治。六淫之邪作用于人体，可以相互转化，表现为不同的从化变化，《伤寒论》六经病证的设立即是以标本中气理论为基础。少阳太阴从本，即少阳之病，易从热化、火化，而表现为火热上炎的征象，临床治疗应以清泻火热为主；太阴病，易于湿化，临床多见湿浊困阻之病，应以健脾化湿为主。太阳少阴从标从本，则少阴之病，可从标而寒化，从本而热化，因此，既可以四逆汤类温化少阴之寒，又可以黄连阿胶汤类清少阴之热；太阳之病亦是如此，既可从热化而表现出麻黄汤证，又可从寒化表现出四逆汤及诸附子汤证。阳明厥阴从乎中气，则阳明病从中可见太阴虚寒证，可用温补太阴之剂，厥阴从乎中可见少阳相火证，可用清热泻火熄风止痉之剂。总之，六经病证不离标本中气之特性。

四、气化理论

中医运气学受古代哲学中"气一元论"思想影响，在认识自然界及人体生命时，始终将气本源论作为其理论的核心，认为自然界万物均是气化的结果。如《素问·五常政大论》所谓："气始而生化，气散而有形，气布而蕃育，气终而象变，其致一也。"自然之气在运动变化过程中施化成的纷纭万物就是气化的结果。故所谓气化，其含义应是气的运动变化，以及同时化育万物的过程。可以说，气化为一切自然现象的根本特征，即有了气化才有自然万物的产生，因此，气化理论是中医运气学理论的核心。

（一）自然之气化

《素问·天元纪大论》根据"气一元论"提出："太虚寥廓，肇基化元，万物资始，五运终天，布气真灵，摠统坤元，九星悬朗，七曜周旋，曰阴曰阳，曰柔曰刚，幽显既位，寒暑弛张，生生化化，品物咸章。"认为天地宇宙的运动是产生气化的根本，自然万物均存在气化活动。《素问》运气七篇大论详细论述了五运六气两大系统的气化活动，阐述了自然气候物候及万物的气化规律，并以此研究了人体生命与疾病的气化规律。

五运六气有不同的特性，其施之自然，便对自然气象与生化活动产生不同的影响，《内经》将此均以五运之化、六气之化的内容分别进行了表述。就五运而言，其存在五运气化的常化、不及与太过的不同气化结果，按《素问·五常政大论》五运气化的常化称为木曰敷和，火曰升明，土曰备化，金曰审平，水曰静顺。五运气化不及则称为木曰委和，火曰伏明，土曰卑监，金曰从革，水曰涸流。五运气化太过则称为木曰发生，火曰赫曦，土曰敦阜，金曰坚成，水曰流衍。

六气之气化亦有其规律，按《素问·至真要大论》所述，六气气化之常化为：厥阴司天为风化，在泉为酸化，司气为苍化，间气为动化。少阴司天为热化，在泉为苦化，不司气化，居气为灼化。太阴司天为湿化，在泉为甘化，司气为黅化，间气为柔化。少阳司天为火化，在泉为苦化，司气为丹化，间气为明化。阳明司天为燥化，在泉为辛化，司气为素化，间气为清化。太阳司天为寒化，在泉为咸化，司气为玄化，间气为藏化。《素问·六元正纪大论》详细阐述了六气气化太过与不及的气候、物候及病候的变化规律，指出六化六变乃"天地之纲纪，变化之渊源"。另外，六气之间还存在着相互转化规律，即《素问·六元正纪大论》所说的"之化之变，各归不胜而为化"。

（二）人体之气化

自然界五运六气的气化活动是自然气象、万物征象产生的基础，因此，其气化活动正常与否自然会对人体产生影响。《素问·至真要大论》论外感六淫病机根本时，便从六气气化的正常异常而论，指出：“百病之生也，皆生于风寒暑湿燥火，以之化之变也”。一般而言，六气的正常气化称为化，异常气化称为变，如《素问·天元纪大论》云：“故物生谓之化，物极谓之变”，《素问·六微旨大论》亦云：“夫物之生从于化，物之极由乎变，变化之相薄，成败之所由也”。

气化现象在人体表现繁杂多样。五脏六腑的功能活动、气血津液的化生过程、饮食糟粕的形成与代谢等均是依赖于气化完成的，可以说，人体的生命过程即是一系列气化活动的过程。《素问·阴阳应象大论》云：“味归形，形归气，气归精，精归化；精食气，形食味，化生精，气生形；味伤形，气伤精，精化为气，气伤于味。”其“精归化”，及“化生精”，强调了人体精气的产生是气化活动的结果。而《素问·灵兰秘典论》所说的“小肠者，受盛之官，化物出焉……膀胱者，州都之官，津液藏焉，气化则能出矣”，则又论述了饮食精微或浊气的转化代谢依赖脏腑的气化。

五脏六腑均有气化活动，相对于五脏，《内经》更注重六腑的气化作用，如《灵枢·卫气》云：“五脏者，所以藏精神魂魄者也；六府者，所以受水谷而行化物者也”，《素问·五脏别论》云：“夫胃大肠小肠三焦膀胱，此五者，天气之所生也，其气象天，故泻而不藏，此受五脏浊气，名曰传化之府，此不能久留，输泻者也”，均强调六腑是人体气化的主体，并表述其内在机制与六腑的阴阳属性有关。

气化活动是在气的升降出入运动中进行的。升降出入是气化产生的前提，气化活动的正常与否亦依赖于气机升降出入的正常与否。《素问·六微旨大论》云：“出入废则神机化灭，升降息则气立孤危。故非出入，则无以生长壮老已；非升降，则无以生长化收藏。是以升降出入，无器不有。故器者生化之宇，器散则分之，生化息矣。故无不出入，无不升降。化有小大，期有近远，四者之有，而贵常守，反常则灾害至矣。”即反复强调了气化与气机运行之间的关系。

后世医家广泛应用气化理论。认为人体所有脏腑、经络、精气的功能活动均是以气化的形式呈现的。刘完素认为“玄府”为人体与自然气化之通道，并用气化理论阐释五运主病与六气主病；张元素以气化学说建立本草药物理论；李杲则认为脾胃是脏腑气化的枢纽，少阳春升之气是人体气化活动的关键；孙一奎则注重原气命门的气化作用，将之归结为人体脏腑气化的原动力，从而将气化理论逐步深化和发展，使之成为中医学理论的独特内涵。

五、六淫致病

六气，即风寒暑湿燥火（热）六气。六气在正常气化情况下是生命之源，但异常气化时即为六淫，导致人体发生疾病。中医运气学高度重视六淫致病，如《素问·至真要大论》所云：“夫百病之生也，皆生于风寒暑湿燥火，以之化之变也”，认为百病之生不外风寒暑湿燥火六气的异常变化。

（一）六气异常化六淫

风寒暑湿燥火六气皆由五运六气所化，当六气气化失常或不当其位时，则六气异常而成为致病邪气，即六淫。

1. 气化失常为六淫 "非气化者，是谓灾也"（《素问·六元正纪大论》）。即非正常气化可产生灾害，导致疾病发生。中医运气学十分重视气化，若气化正常，人体能够与之相适应，则不会致病，亦即"气相得则和"；若气化反常，六气便演化为六淫，人体若不能与之相适应则易发生疾病，即"不相得则病"。说明气化的正常与否是导致疾病发生的主要外因。

2. 不当其位为六淫 运气理论认为五运和六气均有主持的相应气位，气位正常才能保证气化正常，人体安和。若失于位序，则易引起气候反常而使人体发生疾病。如《素问·五运行大论》云："不当其位者病，迭移其位者病，失守其位者危。"强调了五运六气正常化序是气候正常的保证，而异常化序是气候发生异常变化的重要因素。

（二）六淫致病特点

1. 六淫致病各异 《素问·五常政大论》云："寒热燥湿，不同其化"，意即天之六气各有不同的气化作用。六气之气化特性为："燥胜则地干，暑胜则地热，风胜则地动，湿胜则地泥，寒胜则地裂，火胜则地固矣"（《素问·五运行大论》）。其致病亦表现出不同特点，即"风胜则动，热胜则肿，燥胜则干，寒胜则浮，湿胜则濡泄，甚则水闭胕肿，随气所在，以言其变耳"（《素问·六元正纪大论》）。

2. 六淫相兼为病 六淫相兼为病常有同气相求的特征，即《素问·六微旨大论》所谓："寒湿相遘，燥热相临，风火相值"。《素问·六元正纪大论》亦云："风生高远，炎热从之，云趋雨府，湿化乃行，风火同德"，说明其性相近的六淫邪气多相兼致病，但因气候变化的复杂性，以及人体体质差异，故也可有风湿、湿热等为患。

3. 六淫相互转化 六气之间存在着向所胜关系转化的特点，湿可化寒，寒可化热，热可化燥，燥可化风，风可化湿。同理，六气致病过程中，病性也可以相互转化，如寒邪入里可以化热，热邪可化燥伤阴等。《素问·六元正纪大论》云："六气之用，各归不胜而为化。故太阴雨化，施于太阳，太阳寒化，施于少阴，少阴热化，施于阳明，阳明燥化，施于厥阴，厥阴风化，施于太阴。"

后世医家丰富和发展了六淫致病理论。金元时期医家刘完素发展了六淫致病理论。提出"六气皆从火化"，认为多数病证由热、火所致，自制许多辛凉解表、通里解表的方剂，对于温病学的发展作出了重要贡献。张元素以《内经》运气理论为本，吸收并发挥了刘完素六淫致病理论，从五运主病、六气为病及六气方治等方面论述了六淫与疾病的关系。

六淫致病是中医运气学病因理论的核心，也是中医病因学的重要组成部分。它揭示了六淫致病与气化的密切关系，提示了研究六淫病因既要注意主气常规气化与致病的规律，更要考虑六淫特殊气化与致病的机制。六淫致病理论不仅对现代病因学的研究有重要参考价值，而且对未来病因学的揭示亦有深远意义。

六、病理机转

病理机转，指疾病发生、发展变化及转归的机理。主要研究人体疾病发生及病机变化的过程与规律。运气理论以五运六气变化规律为基础，提出了分析病机的纲领，即"审察病机，无失气宜"（《素问·至真要大论》）。强调辨析病机是辨证的关键，即在审察疾病发生发展变化机理时，一定要考虑气运盛衰变化，观察有无胜复郁发之变，不要违背六气的主时规律，并将此作为审察病机的准则。病机理论以《素问·至真要大论》病机十九条为代表，它为审证求因制定了辨证纲领，奠定了中医病机学基础。

（一）五脏病机

人体是以五脏为核心的有机整体，五脏功能正常与否直接影响人体生命健康。因此，五脏病机在中医学病机理论中占有重要地位。《素问·至真要大论》研究病机变化时，首先提出了五脏病机的辨析方法，云："诸风掉眩，皆属于肝。诸寒收引，皆属于肾。诸气膹郁，皆属于肺。诸湿肿满，皆属于脾。诸痛痒疮，皆属于心"。文中根据五脏生理功能特点及病理变化状况，指出了辨别五脏病机的一般规律，以及临床应用的基本方法。

（二）六气病机

自然界六气盛衰对人体脏腑有相应影响，并且决定着疾病的病位和病性。因此，可根据六气盛衰变化对脏腑疾病进行定位和定性。

《素问·至真要大论》云："夫百病之生也，皆生于风寒暑湿燥火，以之化之变也"，认为六气异常变化是疾病发生及变化的重要原因。《素问·至真要大论》在阐述六气病机时，指出："诸热瞀瘛，皆属于火。诸禁鼓慄，如丧神守，皆属于火。诸痉项强，皆属于湿。诸逆冲上，皆属于火。诸胀腹大，皆属于热。诸躁狂越，皆属于火。诸暴强直，皆属于风。诸病有声，鼓之如鼓，皆属于热。诸病胕肿疼酸惊骇，皆属于火。诸转反戾，水液浑浊，皆属于热。诸病水液，澄澈清冷，皆属于寒。诸呕吐酸，暴注下迫，皆属于热"，将多种常见疾病进行了六气定性，为临床分析病机、研究疾病传变规律提供了重要的界定原则。

运气理论进一步认为六气升降失常直接影响脏腑气机。《素问·刺法论》指出："升降不前，气交有变，即成暴郁。"升降气机失常主要有不迁正，不退位及升降不前等情况，自然界气机升降失常，气交壅塞，致使其气暴郁，进而直接影响脏腑气机失常，主要使脏腑气机阻滞甚至闭塞，易发生各种病证。

运气理论指出自然界六气升降不前则气化失司，气机升降郁塞，还易导致温疫的暴发。"升值不前，即有其凶也……木欲升而天柱窒抑之……当刺足厥阴之井……水欲发郁，亦须待时，当刺足少阴之合"（《素问·刺法论》），认为司天在泉及四间气之六气，当升不升，天地气机郁滞，会有剧烈的气候变化，其郁滞之气不同，能影响相应之脏腑气机，可针刺相应脏腑之五输穴调治。《素问·刺法论》又云："刚柔二干，失守其位……天地迭移，三年化疫"，"假令甲子年，刚柔失守……如此三年变大疫也……刺之当先补肾俞……次三年作土疫"。明确指出司天在泉的左右间气不能迁正为司天在泉，三年左右可造成疫病流行，其疫疠大体可分为木疫、火疫、土疫、金疫、水疫五种，影响相应脏腑气机，可以针刺相应脏腑俞穴预防。

此外，运气胜复与病机虚实也有密切关系。《素问·至真要大论》指出："盛者责之，虚者责之"，意为病机虚实与运气胜衰密切相关。运气的盛衰取决于运气的太过不及，太过者有余则气盛，不及者不足则气衰。因此，感受胜气之邪则病实，感受衰气之邪则病虚。说明运气的胜复郁发影响着运气盛衰，这也是人体虚实病机产生的机制。无论运气太过或不及均可产生胜气，"有胜必复"、"胜盛则复甚"，所以出现胜气之后，其所不胜之气必为复气，因此，受邪的脏腑必然发生虚实转化，形成胜复相搏，虚实互移，胜极则复，实极必虚的胜复虚实转化关系。

（三）五运病机

运气理论指出了五运与脏腑病机密切相关，即自然界运气变化对人体脏腑有直接影响，如果当年岁运所致的气候变化超过人体适应限度，则导致相应脏腑发生疾病。

《素问·气交变大论》详细阐述了五运太过与不及之岁所致脏腑病机变化规律。例如：木运太过之岁的主要病机为："岁木太过，风气流行，脾土受邪，民病飧泄，食减，体重烦冤，肠鸣，腹支满，上应岁星，甚则忽忽善怒，眩冒巅疾……反胁痛而吐甚，冲阳绝者死不治"，指出木运太过则肝气偏胜而病实证，肝旺乘土，导致其所胜之脾病。

木运不及之岁的主要病机为"岁木不及，燥乃大行……民病中清，胠胁痛，少腹痛，肠鸣溏泄……脾土受邪，赤气后化，心气晚治，上胜肺金，白气乃屈，其谷不成，咳而鼽"，木运不及，燥金之气大行，则肝气受邪而病，肺金实而自病；木不及，其子火气为复气制约肺金之气，则出现心火亢盛而自病。

五运病机变化，表明了岁运太过，则与之五行属性相应之脏偏盛为病，其变化规律即《素问·五运行大论》所说："气有余，则制己所胜，而侮所不胜"。

《素问·至真要大论》指出了分析病机的思路与方法。人体疾病的病机变化虽然大体可以运用五脏、六气、五运等方法来推求，但是，实际疾病的病机变化难以胜数，因此，《素问·至真要大论》指出了分析病机的思路与方法：首先，"审察病机，无失气宜"，即分析病机时要考虑到自然气候季节变化对病机的影响；其二，"谨守病机，各司其属"，即谨慎辨析病机，掌握各种病象的病机归属；其三，"有者求之，无者求之"，对于原文中没有谈及的病证也当按照病机分析方法探求其病机归属，能举一反三，灵活运用；其四，"盛者求之，虚者求之"，对于邪气盛实及正气不足的病证表现，均应认真追究病机归属。

综观运气学的病机理论，反映了中医学"天人相应"的整体观念，提出了掌握病机的重要性，指出了疾病病机归类的一般规律与方法，奠定了中医病机学说的基础，成为后世中医病机学说的重要内容。后世医家在此基础上，结合临床实践，使中医病机理论得到了丰富与发展，例如：《金匮要略》、《中藏经》、《备急千金要方》等；尤其，金元时期医家刘完素，在《素问玄机原病式》中补充了燥的病机，即"诸涩枯涸，干劲皴揭，皆属于燥"，提出了"六气皆从火化"，发展了六气病机，使六气病机趋于完善。运用运气理论分析人体疾病病理机转，对指导中医临床辨证论治具有重要指导意义及临床实用价值。

七、治疗原则

运气学以"天人相应"整体观为指导，结合长期临床实践，根据岁运太少，六气司天在泉及其胜复，地域不同所致的不同气候、物候、病候等情况，确立了众多的治疗原则及治法，充分体现了中医学辨证论治思想及因时、因地、因人制宜医学思想的科学性，充分体现了中医治疗的原则性及灵活性，中医学的寒温治则、虚实治则、正治反治、方药配伍、食疗毒药等重要治则均出自中医运气学。

运气学提出的总的治疗原则是："无失天信，无逆气宜，无翼其胜，无赞其复，是谓至治。"即治疗疾病不要违背天时气运胜复规律。可见，运气学提出的治则的特点体现在以运气气化为基础，把脏腑失调和运气气化失常密切联系，宏观整体地对人体脏腑进行调治。其治疗思想充分发挥了整体性治疗的作用，丰富了中医治疗学的内容。

（一）岁运太过不及治则

《素问·六元正纪大论》指出了岁运气化太过与气化不及的治则，气化太过则"必折其郁气，资其化源"，"食岁谷以安其气，食间谷以去其邪"。气化不及，则"益其岁气，无使邪胜"，"食岁谷以全其真，食间谷以保其精"。即六气气化太过与不及，在治疗上必须掌握两个原则，其一，气化太过之年要抑制太过的胜气，根据具体情况采用散之、清之、燥之、温之、润之等治法泻其太过之胜气，观气寒温以调其过，注意祛邪无伤其正。其二，气化不及之年，要益其岁气，滋其化源，抑制偏胜的邪气，即滋其被郁之脏之母，如木失所养资其水，金失所养培其土等。

（二）运气郁发治则

运气郁发是五运六气变化过程中常见的现象，是运气气化过程中的自稳机制作用的体现。郁气，是指被胜气所抑郁的气，郁气到一定的程度时则会变成复气进行报复，这就是运气郁发。郁气应于人体则有相应的病证，轻则只出现与郁气相应脏腑病证，重则与郁气和胜气相应脏腑病证俱见，导致五郁病证。在《素问·六元正纪大论》中提出了五郁的治则，即："木郁达之，火郁发之，土郁夺之，金郁泄之，水郁折之"。

1. 木郁达之 达，疏通畅达。清泻抑木之金气，资助生木之水气，振奋肝木升发之气，使郁气得发。用于"岁金太过，燥气流行，肝木受邪"的肝疏泄失职，气血运行不畅，郁结不通，甚而生机不畅的肝郁。

2. 火郁发之 发，即发越、发散。应培土制水，温振心阳，使热郁得解，寒气外散。用于治疗"岁水太过，寒气流行，邪害心火"的心气受抑，热郁不宣，或寒束于表，热郁于里之"心郁"。

3. 土郁夺之 夺，即劫夺，大凡消导、攻下、涌吐、祛湿等逐邪之法皆可称之夺。抑制肝气，培扶脾土以达到疏理脾气的目的。用于治疗"岁木太过，风气流行，脾土受邪"之脾气郁遏，中焦气机壅滞之证。

4. 金郁泄之 泄之，即宣泄，疏利。承制心火，扶助肺气，复其宣降之职。用于治疗"岁火太过，炎暑流行，肺金受邪"之肺失宣降，气机不畅，气化不利之证。

5. 水郁折之 折，折其水势。当抑土太过，振奋肾气，水气自散。用于治疗"岁土太过，雨湿流行，肾水受邪"之肾藏失职，水气泛滥的"肾郁"。

（三）六气胜复治则

六气胜复治则详细记载于《素问·至真要大论》，例如："微者随之，甚者制之。气之复也，和者平之，暴者夺之。皆随胜气，安其屈伏，无问其数，以平为期，此其道也"《素问·至真要大论》。即在自然界六气胜复变化过程中，胜气较微弱，可以随其自然，不予处理，若胜气偏盛较甚，必须予以制伏，如治热以寒，治寒以热等。复气较和平不甚，也可不予处理，若复气甚则必须有针对性的治疗，制约复气，要以胜气为主；还要注意制伏来发的复气；疾病的轻重缓急并无定数，要以人体脏腑功能活动恢复正常为标准。继而《素问·至真要大论》又指出了客气偏胜当视胜气之多少，运用药物性味调治，但总的原则是："高者抑之，下者举之，有余折之，不足补之，佐以所利，和以所宜，必安其主客，适其寒温，同者逆之，异者从之"，"治寒以热，治热以寒，气相得者逆之，不相得者从之"。即根据胜气轻重不同症状及病位所在脏腑不同，辨证应用正治法及反治法。

（四）标本中气治则

自然界气化运行过程中，标本中气相互影响而有非常之变，人体生命生存于气交之中，易感受邪气而发生疾病。其病有的生于本，有的生于标，有的生于中气，情况不同其治亦异。《素问·至真要大论》指出病生于标的治则，"病反其本，得标之病，治反其本，得标之方。"即对于疾病要从病因反求其三阴三阳所在，就能得知其病之三阴三阳及病位病性所在，例如，风邪所伤，从病因，反推其标，可知风为厥阴，继而可知病位在肝胆，病性属风热。

病候与气候关系密切，并且均存在着标本问题。一般情况下，重点在于本；但在特殊情况下，要从实际出发，有时重在标，有时重在本，有时标本并重。《素问·至真要大论》指出："有生于本者，有生于标者，有生于中气者。"病有生于本、标、中气之不同，一般的规律是少阳少阴从本；少阴太阳从本从标；阳明厥阴不从标本从乎中气，主要看病机所在。又指出："有取本而得者，有取标而得者，有取中气而得者，有取标本而得者。"即病生于本，应治其本，病生于标应治其标，病生于中气者，应治其中气，病生于标本应标本同治；病发复杂，治疗应灵活。

（五）寒热季节治则

《内经》认为在寒冷的季节，在治疗用药上要禁用或慎用寒凉药物；在炎热的季节，在治疗用药上要禁用或慎用温热药物。反复强调指出"用寒远寒，用凉远凉，用温远温，用热远热，食宜同法"，"热无犯热，寒无犯寒，时必顺之"（《素问·六元正纪大论》）。认为一般情况下，治疗疾病时要考虑到季节与用药的关系，如果违反了这个原则，则使原有的病情加重，即"寒热内贼，其病益甚"（《素问·六元正纪大论》）。但《内经》还指出如果疾病需要有目的的使用寒凉药或温热药时，也可慎重用药，即"发表不远热，攻里不远寒"，是指只要具备表寒证，任何时节都可以用辛温解表药；只要具备里热证，任何时节都可用清里攻下的寒凉药；应具体情况具体分析，即要考虑到季节，又不拘泥于季节。

（六）地域环境治则

中医运气学认为："地有高下，气有温凉，高者气寒，下者气热"（《素问·五常政大论》）。由于方位东西南北不同，地势高低寒凉有别，故气候物候病候变化亦各有特点和差异。因此，治疗也要因地制宜。如西北地区气候寒凉、人体肌表易被寒邪束闭，阳气不得发散，郁结在里，故易形成表寒里热的病变，所以在治疗上，宜采取辛温发散解表，苦寒清热清里的方法，即"西北之气，散而寒之"（《素问·五常政大论》）。东南地区气候温热，人体阳气偏盛，肌表发泄太甚，汗出过多，加之贪凉饮冷，易形成表虚里寒的病理表现，所以在治疗上宜采取收敛固涩、固表止汗、温中祛寒的治疗方法，即"东南之气，收而温之"（《素问·五常政大论》）。

《内经》运气理论进一步认为居住在东西南北不同地域方位的人，由于受不同自然环境气候物候的影响，因而形成了各地域人的体质在生理病理上的不同特点，各地区有常见病和多发病，即或是同一病也是"一病而治各不同"，必须因地因人制宜，采取不同的治疗方法。如《素问·异法方宜论》认为：东方之域，人们易患痈疡之类的疾患，当以砭石刺之；西方之域，易患内伤一类的疾病，治宜用药物调理；北方之域，易脏寒而生胀满，治宜用灸法去寒。南方之域，人们易患湿热浸淫所致的筋脉拘急麻木不仁等病证，治宜用微针调整经络气血；中央之域，人们易患痿弱、厥逆寒热等病，治宜采取导引按跷之法。

（七）正治反治原则

《素问·至真要大论》提出的正治反治的原则，为中医治疗学奠定了基础。

正治法：即"逆者正治"，适用于病变早期，或病情比较轻微，由于外在的症状能够反应疾病的本质，因此，要逆其症状而治疗。包括寒者热之，热者寒之，坚者削之，客者除之，劳者温之，结者散之，留者攻之，燥者濡之，急者缓之，散者收之，损者温之，逸者行之，惊者平之，上之下之，摩之浴之，薄之劫之，开之发之等。

反治法：即"从者反治"，适用于疾病比较严重，或病情比较复杂，外在的症状不能反应疾病的本质，而是出现假象的病证，因此，要顺从某些症状表现治疗。包括：热因热用，寒因寒用，塞因塞用，通因通用。

八、制方纲要

中医运气学的制方理论对中医方剂学产生及发展具有深远影响。主要在于提出了君、臣、佐、使的组方原则以及将方剂的种类分为大、小、缓、急、奇、偶、重的分类方法，奠定了中医方剂学的基础。

（一）君臣佐使的制方原则

中医运气学首次提出了"君、臣、佐、使"的制方原则。运气学认为，方剂组成中，药物的作用应该有主有次，并用"君、臣、佐、使"来代表每一味药物在方剂中的地位与作用。如《素问·至真要大论》云："方制君臣，何谓也？岐伯曰：主病之谓君，佐君之谓臣，应臣之谓使。"即方剂中"君"是针对主证、起主要治疗作用的药物，"臣"是协同和加强君药功效的药物，"佐"是起辅助或反佐作用的药物，"使"是引药达于病所或调和诸药的药物。正如张介宾《类经·论治类》指出："主病者，对证之要药也，故谓之君。君者，味数少而分两重，赖之以为主也。佐君者谓之臣，味数稍多而分两稍轻，所以匡君之不迨也。应臣者谓之使，数可出入而分两更轻，所以备通行向导之使也。此则君臣佐使之义。"这一制方原则，一直为历代医家沿用至今。

（二）七方分类原则

中医运气学根据组成方剂的君、臣、佐、使各类药物的味数与用量，将方剂分为大、小、缓、急、奇、偶、重七个种类。其内容主要记载于《素问·至真要大论》当中。

中医运气学中的大方和小方是根据药味的多少来区分的。《素问·至真要大论》云："君一臣二，制之小也；君一臣三佐五，制之中也；君一臣三佐九，制之大也"。由此可见，凡臣、佐之药味数多的即为大方，味数少的即为小方。大方用于治疗较为复杂或严重之病，小方用于治疗比较单纯或轻浅之疾。正如张志聪《素问集注》所云："病之微者，制小其服。病之甚者，制大其服。"

奇方和偶方是以药味的单、双数来区分的。《素问·至真要大论》云："君一臣二，奇之制也；君二臣四，偶之制也；君二臣三，奇之制也；君二臣六，偶之制也"。即一味君药，两味臣药，总数是三，为奇数，则为奇方；两味君药，四味臣药，总数是六，为偶数，则称偶方。以此类推。奇方和偶方的作用亦有区别，一般而言，奇方的药味为单数，治疗作用单一而轻；偶方的药味为双数，治疗作用较多而大。故《素问·至真要大论》云："近者奇之，远者偶之，汗者不以奇，下者不以偶。"张介宾《类经·论治类》注云："近者为上为阳，故用奇方，用其轻而缓也。远者为下为阴，故用偶方，用其重而急也。汗者不以偶，阴沉不能达表也；下者不以奇，阳升不能降下也。"但是，奇方和偶方的作用并不是绝对的，其功效之强弱，还与药量有关，故《素问·至真要大论》又云："近而奇偶，制小其服也；远而奇偶，制大其服也。大则数少，小则数多。多则九之，小则二之"。大，指用量大而味数少，则药力专一，故能治部位较"远"的病证；小，指用量小而味数多，则药力轻散，故可治病位较"近"的病证。正如张介宾《类经·论治类》所云："近而奇偶，制小其服，小则数多，而尽于九，盖数多，则分两轻，分两轻则药力薄而仅及近处也。远而奇偶，制大其服，大则数少而止于二。盖少则分两重，分两重则药力专，而直达深远也。"

缓方与急方是以药物气味厚薄和作用峻缓来区分的。气味薄而药力和缓的方剂，称为缓方。气味厚而药力峻烈的方剂，称为急方。《素问·至真要大论》云："补上治上，制以缓；补下治下，制以急。急则气味厚，缓则气味薄，适其至所，此之谓也。"病在上焦者，欲其药力作用于上，则宜用缓方；病在下焦者，欲其药力能直达下焦病所，则宜用急方。此外，如病情轻缓的，可用缓方；病势危急的，当用急方。

重方，重组之方。《素问·至真要大论》云："奇之不去则偶之，是谓重方。"张志聪《素问集注》云："所谓重方者，谓奇偶之并用也。"即在病情复杂，单独使用奇方或偶方、大方或小方后疗效不明显的情况下，可综合使用各类方剂以治之，如此组成之方叫做重方。

九、气味用药

(一) 药食气味分阴阳

中医运气学认为一切药物食物都有其各自的气味特点、阴阳属性及治疗作用。如《素问·至真要大论》云："气味有薄厚，性用有躁静，治保有多少，力化有浅深。"

中药有气味之分。《内经》运气学中药物气味是根据药物的质地、性质、作用趋势划分的，气性药是指药性偏于温热、作用向上向外的药物，味性药是指药性偏于凉润、作用向下向内的药物，这与后世药物四气五味的概念略有不同。

中药的气味不同，其阴阳属性亦异。以气与味言之，则气为阳，味为阴。以气味分阴阳，又因厚薄不同而分为阴中之阴、阴中之阳、阳中之阴、阳中之阳。如《素问·阴阳应象大论》云："阳为气，阴为味……阴味出下窍，阳气出上窍，味厚者为阴，薄为阴之阳；气厚者为阳，薄为阳之阴。味厚则泄，薄则通；气薄则发泄，厚则发热。"马莳的《黄帝内经素问注证发微》云："味之厚者为纯阴，所以用之则泄泻，其物于下，如大黄气大寒，味极厚，为阴中之阴，主于泄泻……味之薄者为阴中之阳，所以用之则流通，不至于泄泻也，如木通、泽泻，为阴中之阳，主于流通……气之薄者为阳中之阴，所以用之则发其汗于上，如麻黄为气之薄者，阳者升也，故能发表出汗……气之厚者为纯阳，所以用之则发热，不止于发汗也，如用附子则大热之类。"因药物的性味不同，其作用也不同，寒性之药可治热病，热性之药可治寒病，凉性之药可治温病，温性药物可治清冷的病证。

五味亦有阴阳属性的不同，《素问·至真要大论》云："五味阴阳之用何如？岐伯曰：辛甘发散为阳，酸苦涌泄为阴，咸味涌泄为阴，淡味渗泄为阳。六者或收或散，或缓或急，或燥或润，或耎或坚，以所利而行之，调其气，使其平也。"即其味酸者长于收敛，味苦者长于坚阴，味甘者长于缓急，味辛者长于宣散，味咸者长于软坚。治疗疾病则应当根据病情选用适当性味的药物。

《内经》对药物性味的阴阳分类方法为后世研究药物的性味及分类奠定了基础。后世医家在此分类基础上作了进一步的划分，如李杲《脾胃论·君臣佐使法》云："辛甘淡中热者，为阳中之阳；辛甘淡中寒者，为阳中之阴；酸苦咸之寒者，为阴中之阴；酸苦咸之热者，为阴中之阳。"这种药物气味阴阳的划分方法，虽与后世对药物的认识方法略有不同，但对认识药性以及合理使用不同性味药物治疗疾病有重要的指导作用。

(二) 药食气味各归所喜之脏

中医运气学提出了药物作用部位的归属问题，所谓"五味入胃，各归所喜"。即不同性味的药物有其不同的作用部位。《素问·至真要大论》云："夫五味入胃，各归所喜，故酸先入肝，苦先入心，甘先入脾，辛先入肺，咸先入肾。"这种五味入五脏的理论，直接指导着脏腑疾病的治疗用药，服用不同气味的药物，药力可有针对性地到达病所从而产生应有的疗效。

（三）药食气味应用法度

中医运气理论认为药食气味虽然各有所喜之脏，但是在使用药物治疗疾病时，必须适可而止。长期服用药物或饮食五味偏嗜，能够造成人体脏气偏盛，引发各种疾病，甚至危害生命。《素问·至真要大论》指出："久而增气，物化之常也。气增而久，夭之由也。"《素问·五常政大论》根据药物毒性，即阴阳之偏程度的大小，提出用药的法度，曰："有毒无毒，服有约乎？岐伯曰：病有久新，方有大小，有毒无毒，固宜常制矣。大毒治病，十去其六；常毒治病，十去其七；小毒治病，十去其八，无毒治病，十去其九。谷肉果菜，食养尽之，无使过之，伤其正也"。即使用"无毒"之药治病，亦仅宜十去其九，未尽之病当以饮食调养，使人体逐渐康复，以免用药过多损伤人体正气。《素问·六元正纪大论》举例说："妇人重身，毒之何如？岐伯曰：有故无殒，亦无殒也……大积大聚，其可犯也，衰其大半而止，过者死。"此虽然强调"有是证便用是药"，说明即使孕妇有当攻泻之病，亦应泻之，既不会损伤胎儿，亦不会损害母体；但必须注意，攻泻"大积大聚"之症，只可衰其大半而停药，若过剂则可造成胎儿死亡。

（四）岁运与气味用药

中医运气学根据岁运的太过不及来决定所用药食的四气五味，这是运气理论中治疗用药的特点之一。如《素问·六元正纪大论》详述了一个甲子周60年的岁运、司天在泉气化物化现象及疾病表现，以及各岁运药食气味之所宜。如原文云："甲子、甲午岁，上少阴火，中太宫土运，下阳明金……其化上咸寒，中苦热，下酸热，所谓药食宜也。"即甲子、甲午之岁是土运太过，少阴君火司天，阳明燥金在泉，上半年气候可能偏热，故在疾病治疗及饮食调理上以咸味性寒的药物为宜，下半年气候可能偏凉偏燥，所以当以味酸性热的药物和食物为宜，酸甘化阴可润燥，热能胜凉，因岁运是土运太过，湿气较胜，尤其是其与岁运相应的长夏季节，表现可能更为明显，湿热交蒸，雨湿流行，故在治疗及饮食调理上当以苦味性热的药食为宜，用苦以泻热，用热以燥湿。

（五）司天在泉与气味用药

中医运气学根据司天、在泉之气所主之时，制定了相应的气味用药法则。如《素问·至真要大论》云："诸气在泉，风淫于内，治以辛凉，佐以苦，以甘缓之，以辛散之。热淫于内，治以咸寒，佐以甘苦，以酸收之，以苦发之。湿淫于内，治以苦热，佐以酸淡，以苦燥之，以淡泄之。火淫于内，治以咸冷，佐以苦辛，以酸收之，以苦发之。燥淫于内，治以苦温，佐以甘辛，以苦下之。寒淫于内，治以甘热，佐以苦辛，以咸泻之，以辛润之，以苦坚之。"

同样，"司天之气，风淫所胜，平以辛凉，佐以苦甘，以甘缓之，以酸泻之。热淫所胜，平以咸寒，佐以苦甘，以酸收之。湿淫所胜，平以苦热，佐以酸辛，以苦燥之，以淡泄之。湿上甚而热，治以苦温，佐以甘辛，以汗为故而止。火淫所胜，平以酸冷，佐以苦甘，以酸收之，以苦发之，以酸复之，热淫同。燥淫所胜，平以苦湿，佐以酸辛，以苦下之。寒淫所胜，平以辛热，佐以甘苦，以咸泻之"（《素问·至真要大论》），即根据六气司天在泉及六气胜复，决定所用药食的四气五味。

根据各年司天之气的气候物候病候变化决定气味用药。如《素问·六元正纪大论》专门讨论了太阳、阳明、少阳、太阴、少阴、厥阴六气司天之年气候物候病候及该岁运药食之所宜。如太阳寒水司天之岁，"岁宜苦以燥之温之"；阳明燥金司天之岁，"岁宜以咸以苦以辛"；少阳相火司天之岁，"岁宜咸辛宜酸"；太阴湿土司天之岁，"岁宜以苦燥之温之"；少阴君火司天之岁，"岁宜咸以栗之……甚则以苦泄之"；厥阴风木司天之岁，"岁宜以辛调上，以咸调下"。《素问·至真要大论》亦云："司天之气，风淫所胜，平以辛凉，佐以苦甘，以甘缓之，以酸泻之……寒淫所胜，平以辛热，佐以甘苦，以咸泻之。"

根据各年在泉之气的气候物候变化决定气味用药。如《素问·五常政大论》云："少阳在泉，寒毒不生，其味辛，其治苦酸，其谷苍丹……太阴在泉，燥毒不生，其味咸，其气热，其治甘咸。"《素问·至真要大论》亦云："诸气在泉，风淫于内，治以辛凉，佐以苦，以甘缓之，以辛散之……寒淫于内，治以甘热，佐以苦辛，以咸泻之，以辛润之，以苦坚之。"

根据六气胜复的气候物候病候决定气味用药。如《素问·至真要大论》云："厥阴之胜，治以甘清，佐以苦辛，以酸泻之……太阳之胜，治以甘热，佐以辛酸，以咸泻之"；"厥阴之复，治以酸寒，佐以甘辛，以酸泻之，以甘缓之……太阳之复，治以咸热，佐以甘辛，以苦坚之。"

《素问·至真要大论》进一步强调在治疗时不要拘泥于六气胜复治则，临床应用时，当视具体情况灵活变化。总之，"治诸胜复，寒者热之，热者寒之，温者清之，清者温之，散者收之，抑者散之，燥者润之，急者缓之，坚者朿之，脆者坚之，衰者补之，各安其气，必清必静，则病气衰去。归其所宗，此治之大体也。"

十、司岁备物

中医运气学认为每年的运气情况不同，其施与万物之气化亦不同。就药物而言，不同的年份，药物所秉受的运气性质不同，会导致药物质量存在差异，因此，提出了"司岁备物"的问题。

"司岁备物"，指根据不同年份的气候变化采集应气运生长的药物。《素问·至真要大论》中指出："司岁备物，则无遗主矣。帝曰：先岁物何也？岐伯曰：天地之专精也。"意即根据各个年份不同的气候特点，采集与气候变化相应的药物，这样的药物质优效佳。具体而言，厥阴司岁则备酸物，少阴、少阳司岁则备苦物，太阴司岁则备甘物，阳明司岁则备辛物，太阳司岁则备咸物，这样的药物得天地精专之化，气全力厚。反之，若不按岁气所司采备非主岁所化生的药物，那么这样的药物质量就差，即如《素问·至真要大论》所说的"非司岁物何谓也？岐伯曰：散也，故质同而异等也"。

中医运气学强调"司岁备物"，以保证药物的质量。这一理论为后世医药学家所重视，如孙思邈指出："夫药采取，不知时节，不以阴干曝干，虽有药名，终无药实，故不依时采取，与朽木不殊，虚费人功，卒无补益"。李杲亦说："凡诸草木昆虫，产之有地，根、叶、花、实，采之有时，失其地则性味少异，失其时则性味不全。"说明了药物的产地与采集时间的重要性。这也是临床用药强调"地道药材"的原因所在。

此外，在《素问·至真要大论》中还提出了南政北政理论，亦是中医运气学中的基本理论之一。《素问·至真要大论》云："北政之岁，少阴在泉，则寸口不应；厥阴在泉，则右不应；太阴在泉，则左不应。南政之岁，少阴司天，则寸口不应；厥阴司天，则右不应；太阴司天，则左不应……北政之岁，三阴在下，则寸不应；三阴在上，则尺不应。南政之岁，三阴在天，则寸不应；三阴在泉，则尺不应。左右同。"原文中"南北"，即指南政和北政。在中医运气学中，用南北政将一个甲子周60年中有的年份归属于南政之年，有的年份归属于北政之年。但是，对于如何确定南北政的年份这一问题，众说纷纭，尚无统一认识。

主要观点如下：其一，甲己土运为南政。认为五运中除甲己土运为南政外，其他均为北政，其理由为"五运以土为尊"；以王冰、刘温舒、马莳、张介宾等医家为代表赞同此观点，如王冰在《素问·至真要大论》注中曰："木火金水运，面北受气"，"土运之岁面南行令"。其二，戊癸火运为南政。认为五运中，戊癸火运为南政。以张志聪为代表，指出："五运之中，戊癸化火，以戊癸年为南政，甲乙丙丁己庚辛壬为北政。"（《黄帝内经素问集注》）。其三，黄道南纬为南政，黄道北纬为北政。岁支亥子丑寅卯辰属于南政，巳午未申酉戌属于北政，以任应秋《运气学说》为代表，任应秋曰："南，即黄道南纬，起于寿星辰宫，一直到娵訾亥宫，因而岁支的亥子丑，寅卯辰，都属于南政。北，即黄道北纬，起于降娄戌宫，一直到鹑尾巳宫，因而岁支的巳午未、申酉戌，都属于北政"。还有以十二支化气的正化对化分南北政观点，即凡年支属正化的年份为北政，年支属对化的年份为南政。因此，寅午酉戌亥各年属北政之年，子丑卯辰巳申各年属南政之年。另外，尚有以卯酉线分南北政的观点，其中又有以卯辰巳午未申为南政之年，酉戌亥子丑寅为北政之年；又有以酉戌亥子丑寅为南政之年，卯辰巳午未申为北政之年。南北政问题涉及古代天文历法，划分标准尚未统一，有待进一步研究。

思考题

1. 运气学说亢害承制理论的基本内容是什么？后世医家对此有何丰富和发展？
2. 气机升降出入与生命活动的关系是什么？在《内经》理论中有何体现？
3. 试解释运气标本中气理论的基本内容，其从化关系表现在哪些方面？
4. 气化学说的基本内涵是什么？试举例说明人体存在的气化形式。
5. 试述六淫之邪的致病特点。
6. 五运郁发的治疗原则分别是什么？
7. 《内经》对药物的阴阳分类原则是什么？
8. 试述六淫所胜的药物治疗原则。
9. 《内经》"司岁备物"的含义是什么？试述其理论产生的基础。

第五章

运气理论的临床运用

　　自然界天地阴阳变化必然导致气候、物候发生相应变化，其变化的太过与不及均可影响人体发生相应变化。《素问·五常政大论》指出："乘危而行，不速而至，暴虐无德，灾反及之"，即是此义。人居天地之间，应天地之气而生，即《灵枢·阴阳二十五人》所云："天地之间，六合之内，不离于五，人亦应之"。人体的各种生理活动均与日月星辰、阴晴晦明、寒暑温凉等自然因素休戚相关，《素问·八正神明论》云："天温日明，则人血淖液而卫气浮，故血易泻，气易行；天寒日阴，则人血凝涩而卫气沉。月始生，则血气始精，卫气始行；月郭满，则血气实，肌肉坚；月郭空，则肌肉减，经络虚，卫气去，形独居。是以因天时而调血气也"，即指出日月运行不仅带来气温的寒热变化，而且对人体气血运行、经络盈虚、肌肉强弱等均可产生影响。若自然气化的偏胜偏衰作用于人体，则导致生理功能失调而为病，故《灵枢·百病始生》篇云："夫百病之始生也，皆生于风雨寒暑……其中于虚邪也，因于天时，与其身形，参以虚实，大病乃成。"运气学正是研究气候变化与疾病的关系这一问题，因此，根据运气学对气象运动变化规律的认识，了解气候、物候对人体生理活动的影响，测知疾病的发生，以及对疾病的预防、治疗，都具有十分重要的临床意义。正如《素问·脏气法时论》所说："合人形以法四时五行而治。"

第一节　方法与原则

一、推测气候

　　自然界气候变化直接影响人体，掌握自然四时变化规律，则能使人体更好地适应时令季节变化的法则，故《素问·宝命全形论》云："天覆地载，万物悉备，莫贵于人，人以天地之气生，四时之法成"。自然界气候复杂多变，但有规律可循，如季节有春温、夏热、长夏湿、秋凉、冬寒之不同；日温有早温、午热、晚凉、夜寒之差别；就地域环境而言，东方气候温和而多风，西方气候清凉而多燥，南方气候炎热而多火，北方气候凛冽而多寒，中央气候多湿。《素问·六微旨大论》云："天气始于甲，地气治于子，子甲相合，命曰岁立，谨候其时，气可与期"，即运用干支相合的方法，可以推测气候变化规律。天干数为十，地支数为十二，循环相配，计数 60 为甲子一周。以干支循环一周的 60 日为计算单位，循环 6 次约等于地球环绕太阳一周的回归年。地球在太阳回归年中的相对位置，正是决定气候变化的主要因素。古人经过长期观察研究，把一年气候的常规变化概括为五运的主运与六气的主气；将影响各年份气候变化的因素，概以岁运、司天之气、在泉之气来加以说明。因此，一般的气候变化可用主运、主气的变化规律来推测，特殊的气候变化可以根据岁运、司天、在泉的变化规律来推测。

（一）岁运与气候

岁运统主一年气化，用以说明全年天时民病的特点，反映年与年之间的气候差异。岁运有太过、不及之别，气化则有偏盛、偏衰之异。所谓岁运太过，是指该运的气化有余；岁运不及，是指该运的气化不足。如《素问·六元正纪大论》云："运有余，其至先；运不及，其至后，此天之道。"岁运分太过、不及，运有余，其气化来得早；运不及，其气化来得迟。《素问·气交变大论》也指出："太过者先天，不及者后天。"

1. 岁运太过与气候 岁运太过之年，气候的一般特点是本气流行，即该年的气候特征主要表现为岁运本身的气化偏盛。据《素问·气交变大论》载："岁木太过，风气流行"；"岁火太过，炎暑流行"；"岁土太过，雨湿流行"；"岁金太过，燥气流行"；"岁水太过，寒气流行"。即一甲子周60年中，逢壬所纪六年，岁运为木运太过，则该年可能风气偏盛；逢戊所纪六年，岁运为火运太过，则该年可能气候偏热，暑热易于偏亢；逢甲所纪六年，岁运为土运太过，则该年可能降雨偏多，气化多易湿邪偏盛；逢庚所纪六年，岁运为金运太过，则该年可能雨水较少，气化偏于干燥；逢丙所纪六年，岁运为水运太过，则该年可能气温偏低，寒邪易于为害。

2. 岁运不及与气候 岁运不及之年，全年气候表现为本气不足、所不胜之气偏胜的特征，还可能会出现制约胜气的复气的气候特征。《素问·气交变大论》云："岁木不及，燥乃大行，生气失应，草木晚荣，肃杀而甚，则刚木辟著，柔萎苍干……复则炎暑流火"，意为逢丁所纪六年，为木运不及之年，易于出现其所不胜之气燥气的流行变化，因此，木运不及之年气候主要表现为风气不及、燥气偏胜，还会有暑热的气候变化。"岁火不及，寒乃大行，长政不用，物荣而下，凝惨而甚，则阳气不化，乃折荣美……复则埃郁，大雨且至"，即逢癸所纪六年，为火运不及之年，其所不胜之气寒气易于流行，因此，火运不及之年气候主要表现为火热之气不及、寒气偏胜，还会有雨湿的气候变化。"岁土不及，风乃大行，化气不令，草木茂荣，飘扬而甚，秀而不实……复则收政严峻，名木苍雕"，逢己所纪六年，为土运不及之年，容易导致所不胜之气风气流行，因此，土运不及之年气候主要表现为湿气不及、风气偏胜，还会有燥气的气候变化。"岁金不及，炎火乃行，生气乃用，长气专胜，庶物以茂，燥烁以行……复则寒雨暴至，乃零冰雹霜雪杀物"，逢乙所纪六年，为金运不及之年，其所不胜之气火气常易流行，因此，金运不及之年气候主要表现为燥气不及、火气偏胜，还会有寒气的影响。"岁水不及，湿乃大行，长气反用，其化乃速，暑雨数至……复则大风暴发，草偃木零，生长不鲜"，逢辛所纪六年，为水运不及之年，常易出现其所不胜之气湿气流行，因此，水运不及之年气候主要表现为寒气不及、湿气偏胜，还会受到风气的影响。

（二）主运与气候

《素问·五运行大论》云："东方生风，风生木，木生酸……神在天为风，在地为木……南方生热，热生火，火生苦……其在天为热，在地为火……中央生湿，湿生土，土生甘……其在天为湿，在地为土……西方生燥，燥生金，金生辛，其在天为燥，在地为金……北方生寒，寒生水，水生咸……其在天为寒，在地为水"。即五运是运用五行的气化特征来代表气候变化特征。

主运主司一年五季正常气候变化，每运主一季，各主七十三天零五刻，依五行相生的顺序，始于木运，终于水运，用以说明一年春风、夏热、长夏湿、秋燥、冬寒的气候依次递变规律。年年如此，居恒不变。初运木运，在大寒日起运，时间是从上一年的大寒开始至春分后 13 日，相当于每年的春季，由于木在天为风，因此，每年初运所司时段在气候上以风气变化为特点；二运火运，春分后 13 日交运至芒种后 10 日，相当于每年的夏季，由于火在天为热，因此，每年二运所司时段在气候变化上以逐渐转热为其特点；三运土运，在芒种后10 日交运至处暑后 7 日，相当于每年的长夏季节，由于土在天为湿，因此，每年三运所司时段在气候变化上以雨水较多为特点；四运金运，在处暑后 7 日交运至立冬后 4 日，相当于每年的秋季，由于金在天为燥，因此，每年四运所司时段在气候变化上以较为干燥为其特点；终运水运，在立冬后四日交运至大寒前，相当于每年的冬季，由于水在天为寒，所以，每年终运所司时段在气候变化上以寒冷为其特点。故《素问·六元正纪大论》云："风温春化同，热曛昏火夏化同……燥清烟露秋化同，云雨昏暝埃长夏化同，寒气霜雪冰冬化同，此天地五运六气之化，更用盛衰之常也。"

（三）主气与气候

《素问·六节藏象论》云："五日谓之候，三候谓之气，六气谓之时，四时谓之岁"，即在自然界每五天其气候、物候就有较明显变化，故以五天为一候，三候十五天便是一个节气，六个节气九十天正是一季，一年四季正合二十四节气。二十四节气实际是把黄道分成二十四段，每段占黄经十五度，太阳在其视运动中每到一个分点上就表示到了一个节气。运气学中的"六气"便是以每四个节气为一个计算单位，对应于一年的六个时段，分别以风、热、火、湿、燥、寒来描述各时节的气候特征。"厥阴之上，风气主之；少阴之上，热气主之；太阴之上，湿气主之；少阳之上，相火主之；阳明之上，燥气主之；太阳之上，寒气主之"（《素问·天元纪大论》），因此，主气六步正是以厥阴风木、少阴君火、少阳相火、太阴湿土、阳明燥金、太阳寒水的次第，反应了一年各时节气候的常规变化。

初之气厥阴风木，起于上年十二月大寒日，经立春、雨水、惊蛰，至二月中之春分前夕，主春分前六十日又八十七刻半。这一时段的气化舒缓和平，天时风气偏胜，植物开始破土而出，万物萌芽生发。二之气少阴君火，起于春分，经清明、谷雨、立夏，至四月中之小满前夕，主春分后六十日又八十七刻半。这一时段的气化和煦温热，天时热气偏胜，植物生长欣欣向荣，万物繁荣生长。三之气少阳相火，从小满开始，经芒种、夏至、小暑，至六月中之大暑前夕，主夏至前后各三十日又四十三刻有奇。这一时段的气化炎暑火热，天时十分炎热，植物生长显著，万物茂盛充实。四之气太阴湿土，从大暑开始，经立秋、处暑、白露，至八月中之秋分前夕，主秋分前六十日又八十七刻半。这一时段的气化暑热潮湿，天时湿热偏胜，植物生长充实成熟，万物生化成熟。五之气阳明燥金，始于秋分，经寒露、霜降、立冬，至十月中之小雪前夕，主秋分后六十日又八十七刻半。这一时段的气化清凉收敛，天时干燥萧杀，植物生长停止，树凋叶落，万物长成而收获。六之气太阳寒水，起于小雪，经大雪、冬至、小寒至十二月之大寒结束，主冬至前后各三十日又四十三刻有奇。这一时段的气化寒凉封藏，天时寒气偏盛，生物该尽冬眠，万物闭藏。

这种将一年划分为风季、暖季、热季、雨季、干季、寒季六个时段的方法，非常符合黄河中下游地区常年气候的实际情况，譬如六气划分季节中的雨季和干季与黄河流域的实际气候基本一致，历代黄河中下游的暴雨成涝多发生在六季的雨季，据秦汉时期四百余年的史料统计，黄河中下游发生涝灾大多集中于七月、八月、九月，尤以八月份为最高，这与四之气太阴湿土所主时间非常吻合。秋分之后降水量骤然减少，在黄河中下游也非常显著，故继雨季之后为干季，这一点从现代对大气环流型的研究，以及季风进退的研究也得到了证实，这正是五之气阳明燥金所主的时间段。如《国语·周语》所载："夫辰角见而雨毕，天根见而水涸"，"辰角"，据韦昭注解谓："建戌之初寒露节也；雨毕者，杀气日盛，雨气尽也"，又说"天根，亢氐之间也；涸，竭也；谓寒露雨毕之后五日，天根朝见，水潦尽竭也"。

（四）客气与气候

各年气候、物候变化与客气的司天、在泉之气密切相关。一般来说，司天之气主管上半年，在泉之气主管下半年。《素问·六元正纪大论》云："岁半之前，天气主之；岁半之后，地气主之。"此"天气"，即指司天之气，通主上半年气化，始于上年十二月的大寒，至当年六月的大暑；所谓"地气"，即是在泉之气，通主下半年气化，始于六月中的大暑，至十二月中的大寒。

1. 司天与气候　巳亥之年，厥阴风木司天。《素问·至真要大论》云："厥阴司天，风淫所胜，则太虚埃昏，云物以扰，寒生春气，流水不冰。"意为厥阴风木司天之年，则上半年风邪淫其所胜之土气，其气候特点是天空悬浊昏暗，春气早至，寒冷季节出现春令；物候特点是云行风吹，物以扰动，流水不结冰。

子午之年，少阴君火司天。《素问·至真要大论》云："少阴司天，热淫所胜，佛热至，火行其政。"意为少阴君火司天之年，则上半年热邪淫其所胜之金气，其气候物候特点是热气佛郁，气候炎热，热极生阴，大雨时有所至。

丑未之年，太阴湿土司天。《素问·至真要大论》云："太阴司天，湿淫所胜，则沉阴且布，雨变枯槁。"意为太阴湿土司天之年，则上半年湿邪淫其所胜之水气，其气候特点是阴云密布天空，雨水连绵；物候特点是雨湿浸渍，草木枯萎。

寅申之年，少阳相火司天。《素问·至真要大论》云："少阳司天，火淫所胜，则温气流行，金政不平。"意为少阳相火司天之年，则上半年火邪淫其所胜金气，其气候物候特点是温热之气流行，天气应凉而未凉，燥金之气难以行令。

卯酉之年，阳明燥金司天。《素问·至真要大论》云："阳明司天，燥淫所胜，则木乃晚荣，草乃晚生……名木敛，生菀于下，草焦上首"，意为阳明燥金司天之年，则上半年燥邪淫其所胜之木气，其物候特点是树木繁荣较晚，草类生长延迟；木气收敛，郁于下而不生发，草类易于上部焦枯。

辰戌之年，太阳寒水司天。《素问·至真要大论》云："太阳司天，寒淫所胜，则寒气反至，水且冰。"意为太阳寒水司天之年，则上半年寒邪淫其所胜之火气，气候特点是不当寒时寒气反至，且水易结冰。

2. 在泉与气候 巳亥之年，少阳相火在泉。《素问·至真要大论》云："岁少阳在泉，火淫所胜，则焰明郊野。"少阳相火在泉，则下半年火邪淫其所胜之金气，其气候、物候特点是气候炎热，荒郊野外易燃而火焰光明，寒冷与炎热交替更至。

子午之年，阳明燥金在泉。《素问·至真要大论》云："岁阳明在泉，燥淫所胜，则霿雾清暝。"阳明燥金在泉，则下半年燥邪淫其所胜之木气，其气候、物候特点是雾气清冷，阴暗晦暝。

丑未之年，太阳寒水在泉。《素问·至真要大论》云："岁太阳在泉，寒淫所胜，则凝肃惨慄。"太阳寒水在泉，则下半年寒邪淫其所胜之火气，其气候、物候特点是天气寒凝肃杀，凄惨慄冽。

寅申之年，厥阴风木在泉。《素问·至真要大论》云："岁厥阴在泉，风淫所胜，则地气不明，平野昧，草乃早秀。"厥阴风木在泉，则下半年风邪淫其所胜之土气，其气候特点是尘土飞扬，大地旷野昏昧不清；物候特点是草木提前发芽。

卯酉之年，少阴君火在泉。《素问·至真要大论》云："岁少阴在泉，热淫所胜，则焰浮川泽，阴处反明。"少阴君火在泉，则下半年热邪淫其所胜之金气，其气候、物候特点是山川泽地炎热，阴暗之处反而明亮。

辰戌之年，太阴湿土在泉。《素问·至真要大论》云："岁太阴在泉，草乃早荣，湿淫所胜，则埃昏岩谷，黄反见黑，至阴之交。"太阴湿土在泉，则下半年湿邪淫其所胜之水气，气候、物候特点是草木提早发芽开花，岩谷之中尘埃昏暗，黄色反变为黑色，此乃至阴土气与水气相交的结果。

（五）客主加临与气候

客主加临，即将客气六步与主气六步进行综合分析，以研究一年各时节的气候变化特征，亦即《素问·五运行大论》所说："上下相遘，寒暑相临，气相得则和，不相得则病。"所谓相得，即客气与主气同气，或客气与主气彼此相生。所谓不相得，一般是客气和主气彼此相克，又根据《素问·至真要大论》所载："主胜逆，客胜从"的原则，如果是主气胜，即主气克客气，此为"逆"，乃属不相得；如果是客气胜，即客气克主气，此为"从"，为顺从安和。

1. 相得而安和 相得之岁，气化平和，一般无太过、不及之害，即《素问·五运行大论》所谓："气相得则和"。

例如：丑未之年，主气六步依次是厥阴风木，少阴君火，少阳相火，太阴湿土，阳明燥金，太阳寒水；客气六步之序为厥阴风木，少阴君火，太阴湿土，少阳相火，阳明燥金，太阳寒水。由此可见，客主加临，初之气同是厥阴风木，二之气同是少阴君火，五之气同是阳明燥金，终之气同是太阳寒水，皆是主客同气，同气相求，属相得而安和。三之气主气是少阳相火，客气是太阴湿土，火生土，主气生客气；四之气主气是太阴湿土，客气是少阳相火，客主对比，客气生主气，皆为主、客气相生，亦属相得而安和。因此，丑未年总体上各时节的气候正常，人体不易发生疾病。其余年份可按此类推分析。

2. 不相得则病 不相得之岁，以主气克客气，使客气无以发挥其司令的气化作用，故气候易受影响而发生异常，《素问·五运行大论》谓之："不相得则病"。

例如：卯酉之年，主气六步按序仍然是厥阴风木，少阴君火，少阳相火，太阴湿土，阳明燥金，太阳寒水；客气六步则分别为太阴湿土，少阳相火，阳明燥金，太阳寒水，厥阴风木，少阴君火。客主比较可见，初之气主气是厥阴风木，客气是太阴湿土，木克土；三之气主气是少阳相火，客气是阳明燥金，火克金；四之气主气是太阴湿土，客气是太阳寒水，土克水；五之气主气是阳明燥金，客气是厥阴风木，金克木；终之气主气是太阳寒水，客气是少阴君火，水克火。即是说，卯酉年的初、三、四、五、终之气均为主气克客气，"主胜逆"，为不相得，该年份相应各时节易于出现异常气候。

3. 君臣位顺逆 客主加临时，如少阴君火与少阳相火加临，虽是同属火气，但还要以君臣位置的上下来定其顺逆。《素问·六微旨大论》云："君位臣则顺，臣位君则逆。逆则其病近，其害速；顺则其病远，其害微。"这里所谓"君位臣"是指客气为少阴君火临于主气的少阳相火之上，如子午年的三之气，客气为少阴君火，主气为少阳相火，客气行于上，主气行于下，这便是君居臣上，故为顺。所谓"臣位君"则是指客气为少阳相火临于主气的少阴君火之上，如卯酉年的二之气，客气为少阳相火，主气为少阴君火，此即臣凌驾于君位之上，故为逆。为何"臣位君则逆"呢？因为少阳相火代表的是炎暑气候，本应见于三之气的盛夏时段（从四月中之小满至六月中之大暑），而在卯酉年却出现在了代表温煦气候的二之气春夏之交的时段（二月中春分至四月中之小满），因而对该时段的气化势必产生较大影响。

（六）运气同化与气候

五运与六气均用以表述一年天时气化规律，但是运与气之间并不是孤立的，二者常常相互作用，共同影响当年的气候变化。岁运与六气的五行属性相同，称为运气同化，主要有天符、岁会、同天符、同岁会、太乙天符 5 种。运气同化之年，由于天地之气同化，运气符会，构成了比较特殊的年份，可能会出现比较典型的气候变化。

1. 化为平气 平气之年，运得其平，不胜不衰，无偏颇之害，《素问·六元正纪大论》所谓"运非有余非不足，是谓正岁，其至当其时"。就气候征象而言，《素问·五常政大论》谓之"木曰敷和，火曰升明，土曰备化，金曰审平，水曰静顺"。即是说，木运平气之年，则气化敷布温和，万物得以生长发育；火运平气之年，其气则上升而光明显露，万物繁荣；土运得其平，其气则备具生化，万物皆备化育；金运平气之年，则气化清顺平定，万物生长平静稳定；水运平气之年，则气化清静随顺，万物清静而顺其势。此五运之性，各守其平。

2. 气化偏胜 阳干太过之年，岁运本气已是太过偏亢，再遇司天、在泉、岁支之气与岁运同化一气，故易发生气化偏胜之害。主要出现于如下年份。

天符年中戊子、戊午、戊寅、戊申、丙辰、丙戌六年，均为岁运太过，又遇司天之气同化，这就是《素问·六元正纪大论》所谓"太过而同天化者三"。阳干之年岁运本已太过易亢，再得气之同化，故气化易出现偏亢为害，根据《素问·六元正纪大论》所述"岁半之前，天气主之"的原则，主要导致上半年气化太过。

岁会年中的甲辰、甲戌、丙子、戊午四年，皆是阳干岁运太过之年，恰与岁支五行属性同化，气化亦易偏亢。特别是其中之戊午年，岁运、司天、岁支三者皆同化一气，谓之太乙天符，全年气化极易亢胜为害，民病则多重而危，正如《素问·六微旨大论》所云："太乙天符为贵人……中贵人者，其病暴而死"。

同天符年的甲辰、甲戌、庚子、庚午、壬寅、壬申六年，即是岁运太过，又遇在泉之气同化，此即是《素问·六元正纪大论》所谓"太过而同地化者三"。阳干之年岁运为太过，又与在泉之气的五行属性相同，亦易于导致气化偏胜，根据《素问·六元正纪大论》所述"岁半之后，地气主之"的原则，故此偏胜多产生在下半年。

二、预测疾病

《素问·至真要大论》云："夫百病之生也，皆生于风寒暑湿燥火，以之化之变也"，说明自然气候对疾病的流行、证候的发生有极大的影响。中医学运气理论不仅运用五行生克制化法则，推测自然气化的变化规律，而且借以探讨脏腑之间的动态平衡及其整体关系，阐明脏腑生理功能与自然气化之间的联系，说明脏腑之间病机演变、预后转归等。因此，运用运气学在测知气候变化的同时，亦可以推测疾病的发生与流行。

（一）岁运与发病

1. 岁运太过与发病　岁运太过之年，其发病规律是本气之脏偏胜而病，所胜之脏受损而病。

《素问·气交变大论》云："岁木太过，风气流行，脾土受邪。民病飧泄食减，体重烦冤，肠鸣腹支满……甚则忽忽善怒，眩冒巅疾……反胁痛而吐甚。"木运太过之年人体发病的规律是肝木本身及其所胜之脏脾土的病变。肝木之气太过，则见善怒、眩冒巅疾、胁痛等症；木胜克土，则见飧泄、食欲减退、肢体困重、肠鸣、腹部胀满等症。

按《素问·气交变大论》各岁运太过年份的疾病流行规律分别为：岁火太过，炎暑流行，火气偏胜则易见胸中痛、胁部胀满疼痛、膺背肩胛间及两臂内痛、身热肤痛而为浸淫疮等；火胜克金致肺金受邪，则易病疟、少气咳喘、血溢血泄、泻下、咽燥耳聋、胸中及肩背热等。岁土太过，雨湿流行，土气偏胜则肌肉萎、肢体痿软弛缓不收、行走时易瘈疭抽搐、脚下疼痛、水湿饮邪内停、中满食减、腹满溏泄肠鸣；土胜克水致肾水受邪，则病腹痛、四肢清冷厥逆、肢体沉重、意不乐、心烦闷等。岁金太过，燥气流行，金气偏胜则喘咳逆气、肩背疼痛、尻阴股膝髀腨胻足等处皆生病痛等；金胜克木致肝木受邪，则病两胁下及少腹痛、目赤疼痛、目眦疮疡、耳无所闻等。岁水太过，寒气流行，水气偏胜则腹部肿大、胫肿、喘促咳嗽、寝汗出、恶风、肠鸣溏泄、食谷不化等；水胜克火则邪害心火，则病身热烦躁心悸、谵语妄言、心痛等。详见表5-1。

表 5 – 1　　　　　　　　　　　　　岁运太过与人体发病关系表

五运太过	发病之脏	主要症状表现
木	肝、脾	飧泄、食减、体重、烦冤、肠鸣支满、善怒、眩冒、巅疾、胁痛而吐甚
火	心、肺	疟、少气、咳喘、血溢、血泄、泻下、咽燥耳聋、中热、肩背热、胸中痛、胁支满胁痛、膺背肩胛间痛、两臂内痛、身热肤痛
土	脾、肾	腹痛、清厥意不乐、体重烦冤、肌肉痿、足痿不收、行善瘛、脚下痛、饮发、中满、食减、四支不举、腹满、溏泄、肠鸣
金	肺、肝	两胁下少腹痛、目赤痛、眦疡、耳无所闻、体重、烦冤、胸痛引背、两胁满且痛引少腹、喘咳、逆气、肩背痛、尻阴股膝髀腨胻、腨骨行足背痛、肢胁不可反侧、咳逆甚而血溢
水	肾、心	身热、烦心、燥悸、阴厥上下中寒、谵妄心痛、腹大胫肿、喘咳、寝汗出、憎风、腹满肠鸣、溏泄、食不化，渴而妄冒

2. 岁运不及与发病　岁运不及之年，其发病规律是本气之脏表现不及而病，所不胜之脏偏盛而病，因复气偏胜而产生相应的病证。如《素问·气交变大论》所言：岁木不及，"民病中清，胠胁痛，少腹痛，肠鸣溏泄……复则炎暑流火……病寒热疮疡痱胗痈痤……上胜肺金，白气乃屈，其谷不成，咳而鼽。"木运不及之年人体发病的规律是肝脏、所不胜之肺脏和来复气之心脏发生病变。肝木不及则见腹中清冷、胠胁痛、少腹痛、肠鸣溏泄等症；肺气偏胜则见咳而鼽等症；心火之气来复则见疮疡、痱胗、痈痤等症。

根据《素问·气交变大论》所载，其余各岁运不及之年的天时民病情况为：火运不及之年，易患胸中痛，胁下胀满疼痛，膺、背、肩胛间及两臂内侧疼痛，抑郁眩冒，心痛，突然失瘖，胸腹部肿大，胁下与腰背部相互牵引而痛，甚则肢体蜷屈不能伸，髋部髀部好似分离不相联结等；脾土之气来复则病鹜溏腹满，食饮不下，腹中寒冷肠鸣，腹泻腹痛，四肢拘挛痿软麻痹，两足难以支撑身体。土运不及之年，易患飧泄霍乱，体重腹痛，筋骨繇复，肌肉瞤酸，善怒等症；肺金之气来复则见胸胁暴痛，下引少腹，善大息。金运不及之年，容易患肩背瞀重，鼽嚏血便注下等病证；肾水之气来复则易致头痛，并延及囟顶发热，口疮，甚则心痛等病。水运不及之年，病多见腹满身重，濡泄，阴寒疮疡，腰股疼痛，腘、腨、股、膝活动不便，心中烦闷，两足痿软清厥，脚下痛，甚则足肿；肝木之气来复则易见筋骨拘挛，肌肉瞤瘛，两眼视物昏花，肌肤发胗，痛于心腹等。详见表 5 – 2。

表 5 – 2　　　　　　　　　　　　　岁运不及与人体发病关系表

五运不及	发病之脏	主要症状表现
木	肝肺心	中清，胠胁痛，少腹痛，肠鸣，溏泄，寒热，疮疡，痱胗，痈痤，咳而鼽
火	心肾脾	胸中痛，胁支满，两胁痛，膺背肩胛间及两臂内，郁冒朦昧，心痛暴瘖，胸腹大，胁下与腰背相引而痛，髋髀如别，鹜溏腹满，食饮不下，寒中肠鸣，泄注腹痛，暴挛痿痹，足不任身
土	脾肝肺	飧泄霍乱，体重腹痛，筋骨繇复，肌肉瞤酸，善怒，胸胁暴痛，下引少腹，善太息
金	肺心肾	肩背瞀重，鼽嚏血便注下，阴厥且格阳反上行，头脑户痛，囟顶发热，口疮，心痛
水	肾脾肝	腹满身重，濡泄寒疡流水，腰股痛发，腘腨股膝不便，烦冤，足痿，清厥，脚下痛，跗肿，寒疾于下，腹满浮肿，筋骨并辟，肉瞤瘛，目视䀮䀮，肌肉胗发，气并鬲中，痛于心腹

（二）主运、主气与发病

主运主司一年五季气候的常规变化，故可借以推测每年各季疾病流行的一般情况。初运为木运，应于春季，气化特点以风为主，风气通于肝，故春季易引起人体肝气发生变化。二运为火运，应于夏季，气化特点以火为主，火气通于心，故夏季人体心气易于偏旺而为病。三运为土运，应于长夏，气化特点多湿，湿气通于脾，故长夏人体脾气容易受到影响，易发生脾胃疾病。四运为金运，应于秋季，气化特点多燥，燥气通于肺，故秋季燥邪易于犯肺，肺脏疾患较多。五运为水运，应于冬季，气化特点多寒，寒气通于肾，故冬季人体肾气易为寒气所伤。

根据主气推测疾病流行情况与主运基本相同。主气分 6 步，初之气为厥阴风木，主时大寒到春分，故多影响于肝。二之气为少阴君火，主时春分到小满；三之气为少阳相火，主时小满到大暑，君火、相火同属于火，故均易影响于心，以致暑热心病。四之气为太阴湿土，主时大暑到秋分，故疾病流行以脾胃病为其特点。五之气为阳明燥金，主时秋分到小雪，秋燥主要影响于肺。终之气为太阳寒水，主时从小雪到大寒，主要影响于肾。

（三）客气与疾病

各年疾病发生流行情况还与客气的司天、在泉之气密切相关。司天、在泉之气淫胜时，除引起与之相应的内脏发病外，同时还会出现胜气的所胜之脏也为之病。

1. 司天与发病　不同年份的司天之气对人体脏腑之气均有影响，《素问·至真要大论》有详尽记载。

巳亥之年，厥阴风木司天，"民病胃脘当心而痛，上支两胁，膈咽不通，饮食不下，舌本强，食则呕，冷泄腹胀，溏泄瘕水闭。蛰虫不去，病本于脾"。即厥阴风木司天之年，则上半年风邪淫其所胜之土气，其病候是脾胃易于受病，证候多见胃脘当心处疼痛，胸部两胁支满，咽嗝阻塞不通，饮食不下，舌根强硬，食后呕吐，腹胀泄泻，水闭不通，腹中瘕块。

子午之年，少阴君火司天，"民病胸中烦热，嗌干，右胠满，皮肤痛，寒热咳喘，大雨且至，唾血血泄，鼽衄嚏呕，溺色变，甚则疮疡胕肿，肩背臂臑及缺盆中痛，心痛肺䐜，腹大满，膨膨而喘咳。病本于肺"。意为少阴君火司天之年，则上半年热邪淫其所胜之金气，其病候是肺金易于受病，证候多见胸中烦热，咽干，右胸胁胀满，皮肤疼痛，寒热时作，咳嗽喘息，吐血便血，鼻涕鼻衄，喷嚏呕吐，小便色变，甚者皮肤疮疡，足部水肿，肩背、上肢缺盆部位疼痛，心痛肺胀，腹部胀大痞满，肺部膨膨郁闭胀闷而咳喘，尺泽脉绝者，乃肺之真气已脱，则多属死证而不治。

丑未之年，太阴湿土司天，"胕肿、骨痛、阴痹，阴痹者，按之不得，腰脊头项痛，时眩，大便难。阴气不用，饥不欲食，咳唾则有血，心如悬。病本于肾"。指出太阴湿土司天之年，则上半年湿邪淫其所胜之水气，其病候是湿土气胜，乘克于肾，证候多见浮肿、骨痛、阴痹等病，阴痹者，腰脊、头项疼痛，时时头目晕眩，大便难，阴精之气不用，阳痿不举，饥不欲食，咳嗽唾血，心中空虚如悬不宁。

寅申之年，少阳相火司天，"民病头痛，发热恶寒而疟，热上皮肤痛，色变黄赤，传而为水，身面胕肿，腹满仰息，泄注赤白，疮疡，咳唾血，烦心胸中热，甚则鼽衄。病本于肺"。指出少阳相火司天之年，则上半年火邪淫其所胜金气，其病候是病本于火邪伤肺，民病多见头痛，发热恶寒如疟，热在上部，皮肤痛，肤色呈现黄赤色，病进而传变为水病，身面浮肿，腹部胀满，仰面喘息，泄下赤白如注，皮肤疮疡，咳嗽唾血，心胸烦热，甚者鼻塞流涕、鼻衄等。

卯酉之年，阳明燥金司天，"民病左胠胁痛，寒清于中，感而疟，大凉革候，咳，腹中鸣，注泄鹜溏……心胁暴痛，不可反侧，嗌干面尘，腰痛，丈夫㿉疝，妇人少腹痛，目昧眦，疡疮痤痈。蛰虫来见，病本于肝"。指出阳明燥金司天之年，则上半年燥邪淫其所胜之木气，其病候是燥金易伤肝木为病，证候多见筋骨病变，左胸胁疼痛，清凉之气伤于内而发疟疾，寒凉肃杀之气改变了气候，则易致咳嗽、肠鸣、泄泻鹜溏。或见心胁急剧疼痛，不能转侧，咽干，面色如尘，腰痛，男子易患疝气，妇女少腹痛，两目昏昧不清，眼眦疮疡，痤疮痈疡。

辰戌之年，太阳寒水司天，"血变于中，发为痈疡，民病厥心痛，呕血、血泄、鼽衄，善悲，时眩仆。运火炎烈，雨暴乃雹。胸腹满，手热、肘挛、腋肿，心澹澹大动，胸胁胃脘不安，面赤，目黄，善噫，嗌干，甚则色炲，渴而欲饮。病本于心"。指出太阳寒水司天之年，则上半年寒邪淫其所胜之火气，病候是寒水易伤心而为病，证候多见血脉变化于内，易发痈疮，厥心痛，吐血，便血，鼻塞衄血，易悲伤，时时晕眩而仆倒。若遇岁运火热炎烈，易出现暴雨与冰雹具下的天气，人们则发生胸腹胀满，手热，肘部拘紧，腋下肿痛，心胸动悸不宁，胸胁胃脘不安，面色赤，目黄，常常嗳气，咽干，甚至面色灰黑，渴欲饮水。

2. 在泉与发病　《素问·至真要大论》同时也记载了在泉之气对疾病发生流行的影响。

巳亥之年，少阳相火在泉。"民病注泄赤白，少腹痛，溺赤，甚则血便。"少阳相火在泉，则下半年火邪淫其所胜之金气，其证候为腹泻如注，泻痢赤白，少腹疼痛，小便赤，甚至便血。

子午之年，阳明燥金在泉。"民病喜呕，呕有苦，善太息，心胁痛不能反侧，甚则嗌干面尘，身无膏泽，足外反热。"阳明燥金在泉，则下半年燥邪淫其所胜之木气，其证候是呕吐，吐苦水，善太息，心与胁部疼痛不能转侧，甚者咽干而面色如尘，肌肤干枯而不润泽，足外侧发热。

丑未之年，太阳寒水在泉。"民病少腹控睾，引腰脊，上冲心痛，血见，嗌痛颔肿。"太阳寒水在泉，则下半年寒邪淫其所胜之火气，其病候是少腹连及睾丸疼痛，痛引腰脊，上冲心胸痛，出血，以及咽喉、颔下肿痛。

寅申之年，厥阴风木在泉。"民病洒洒振寒，善伸数欠，心痛支满，两胁里急，饮食不下，鬲咽不通，食则呕，腹胀善噫，得后与气，则快然如衰，身体皆重。"厥阴风木在泉，则下半年风邪淫其所胜之土气，其证候是洒洒然战栗恶寒，时常伸欠，心痛而胸部撑胀，两胁部拘急，饮食不下，咽膈阻塞不通，饮食后则呕吐、腹胀，容易嗳气，大便与矢气后症状减轻，身体沉重。

卯酉之年，少阴君火在泉。"民病腹中常鸣，气上冲胸，喘不能久立，寒热，皮肤痛，目瞑、齿痛、颇肿，恶寒发热如疟，少腹中痛，腹大。"少阴君火在泉，则下半年热邪淫其所胜之金气，证候是腹中肠鸣，气上冲胸，喘息不能久立，时发寒热，皮肤疼痛，两目不欲见光，牙齿疼，眼下肿，恶寒发热如同疟疾，少腹疼痛，腹部胀大。

辰戌之年，太阴湿土在泉。"民病饮积，心痛，耳聋浑浑焞焞，嗌肿喉痹，阴病血见，少腹痛肿，不得小便，病冲头痛，目似脱，项似拔，腰似折，髀不可以回，腘如结，腨如别。"太阴湿土在泉，则下半年湿邪淫其所胜之水气，其证候是水饮积聚，心痛，耳聋，咽肿喉痹，两阴出血，少腹痛肿，小便不利，气逆上冲而头痛，目肿胀痛如脱，颈部疼痛如拔，腰痛如折，腿髀活动伸屈不能，膝关节活动不灵，小腿肚转筋疼痛欲裂。

三、指导防治

中医运气学主要研究气候变化规律及其对人体疾病的影响，推求各年份气候和疾病流行情况的最终目的是指导临床预防与治疗。中医运气学的疾病预防与治疗思想，仍然以"天人相应"整体观为指导，以时气变化为基础。如《素问·至真要大论》所说："故治病者，必明六化分治，五味五色所生，五脏所宜，乃可以言盈虚病生之绪也。"

（一）调摄防病

《素问·四气调神大论》云："夫四时阴阳者，万物之根本也。"可见，四时阴阳的气候变化，是自然界万物生长化收藏的根本，而"人与天地相应"（《灵枢·邪客》），故人们应法天地之道，顺应四时阴阳，以调摄其身，增强机体抗病能力，所以《素问·上古天真论》云："上古之人，其知道者，法于阴阳，和于术数，食饮有节，起居有常，不妄作劳，故能形与神俱"。根据时令季节变化，采取相应措施便能预防某些疾病的发生，如春夏养阳以防冬寒致病，秋冬养阴预防夏暑热疾。顺应自然的正常变化，则诸疾不生；而违背四时的变化规律，则百病由生。如《素问·四气调神大论》所云："所以圣人春夏养阳，秋冬养阴，以从其根……逆其根则伐其本，坏其真矣。故阴阳四时者，万物之终始也，死生之本也。逆之则灾害生，从之则苛疾不起。"

各年运气变化不同，致使疾病的发生与流行情况亦有别，临床可根据各年气候和疾病的大致发生规律制定相应预防措施。如《素问·气交变大论》云："岁土太过，雨湿流行，肾水受邪。"说明岁土太过之年，气化以雨湿偏盛，湿困脾土，则脾易于为病；土胜克水，故肾水亦易受邪而病。根据疾病发生与流行规律，在预防上则应从调理脾肾之气入手，和七情，慎饮食，辅佐药，防止脾气太过，避免肾气受制。其余各年的预防措施可以类推。所以《素问·至真要大论》云："佐以所利，和以所宜，必安其主客，适其寒温。"

（二）因时治宜

《素问·五常政大论》指出："必先岁气，无伐天和"。所谓"岁气"，即每年的气候变化；"天和"即自然气候的正常变化。这就是强调治疗疾病要根据气候变化因时制宜，选方用药必须因应四时而不得违背。如《素问·六元正纪大论》所云："用寒远寒，用凉远凉，用温远温，用热远热"，即是告诫人们寒冬时节当慎用寒凉之品，因为其时人体阴盛而阳气内敛，过用寒凉则有损伤阳气之虑；夏暑时节应慎用辛热发散之品，以免耗气伤津或助热生变。《素问·至真要大论》指出了司天、在泉及六气胜复所致疾病的治疗方法，如："司天之气，风淫所胜，平以辛凉，佐以苦甘，以甘缓之，以酸泻之。热淫所胜，平以咸寒，佐以苦甘，以酸收之。湿淫所胜，平以苦热，佐以酸辛，以苦燥之，以淡泄之……火淫所胜，平以酸冷，佐以苦甘，以酸收之，以苦发之，以酸复之。热淫同。燥淫所胜，平以苦湿，佐以酸辛，以苦下之。寒淫所胜，平以辛热，佐以甘苦，以咸泻之"。这一根据司天在泉及六气胜复以五味组方的防治原则被沿用至今。

四、灵活运用

中医运气理论是中医学的精髓之一。"天人相应"观是《内经》运气理论立论的基础，《内经》的全部医学思想及理论都是以此为核心阐述的。中医运气学的自然科学基础是天文历法等，特别是日月五星运动规律和六十甲子历。五运主要是研究月地关系，即探讨月亮运动对地球及生物的影响及规律。六气主要是研究日地关系，即探讨太阳相对于地球的视运动规律及其对地球生物影响的规律。由此可知，中医运气学的"天人相应"观是基于天文历法气象规律基础上运用整体恒动的认知方法来认识自然、认识自然与人体关系的，其目的是探索自然规律及其对生物包括人体的影响。

中医运气学是古人在长期的生产生活实践中总结出来的理论，并经过了长期生产生活及医疗实践的验证，中医运气学整体观的认识论和切合于临床的实用的防治理论及经验，充分体现了中医学高水平的理论及临床精华，其总结的气候与疾病的规律和方法是古人留下的非常重要而又宝贵的医学资料，对于我们现今研究外感病发病规律，流行病、地方病与年份、季节气候的关系，甚至疫疠的发生及预防都具有重要价值。

同时也必须指出，在实际应用过程中，要注意因时因地因人制宜，要根据气候、地域特点及实际的气候与疾病关系灵活运用，随机达变，顺天以察运、因变以求气，不可拘泥。即便是详尽阐发运气理论的《素问》七篇大论之中，也一再告诫不可不分方隅高下，一概而论。如《素问·六元正纪大论》指出："至高之地，冬气常在；至下之地，春气常在"；《素问·至真要大论》也言："时有常位，而气无必也。"后世历代医家更是强调要灵活运用，如汪机在《运气易览·序》中指出："运气一书……岂可徒泥其法，而不求其法外之遗耶！如冬有非时之温，夏有非时之寒，春有非时之燥，秋有非时之热，此四时不正之气，亦能病人也，又况百里之内，晴雨不同；千里之邦，寒暖各异，此方土之候，各有不齐，所生之病，多随土著，乌可皆以运气相比例哉！务须随机达变，因时识宜，庶得古人未发之旨，而能尽其不言之妙也。"张介宾在《类经·运气类》中亦指出："读运气者，当知天道有是理，不当曰理必由是也。"当代著名医家任应秋也一再强调要灵活掌握和运用中医运气理论，要从天地人各方面进行综合分析，根据实际情况具体运用，这才符合运气学的精神实质。其于所著《运气学说》一书中说："对待运气学说，应该是随机达变，因时识宜，顺天以察运，因变以求气，也就是要灵活地掌握和应用。"从实际气候变化来看，各年有共同点，也有不同点，这是客观存在不容否定的。至于疾病的流行情况、轻重程度，各个年份并不相同。某些病在某些年份流行面就比较广，临床症状表现也比较重，而在某些年份流行面就比较小，临床表现也比较轻。

关于中医运气学的研究与应用，在《素问·气交变大论》篇中早已明示："善言天者，必应于人；善言古者，必验于今；善言气者，必彰于物；善言应者，同天地之化；善言化言变者，通神明之理"。

第二节 运气与温疫

温疫属烈性传染性疾病。中医学认为，温疫由天地暴戾之气疫毒所致，可以在短时间内造成人群大面积的死亡。无论古今中外，温疫始终是人类健康的最大天敌，造成温疫传播的根本原因是各种生物体，诸如细菌、病毒等，然而，这些生物体在产生、繁殖、传播、侵入人体乃至温疫形成的整个过程中，绝不仅仅是生物体的本身因素在起作用，有许多因素可以影响此过程，而气候、气化等因素就是其中重要影响因子之一。中医运气学的核心理论是气化理论，而运气气化着重揭示宇宙运动、气化以及生物体生长发展变化的宏观整体关系。自然界中人体以及各种生物体无不处在天地气化之中。运气学认为，不同的年份、不同的季节及不同的气候变化会对人体，以及细菌、病毒产生不同的影响，从而使人类在某些时段、某些气候条件下感染不同的温疫。

《内经》中阐述了运气与温疫关系，论述了五运六气环周的某些阶段，随着岁运递迁、客主加临，变异、胜复、郁发，出现德化政令之变、气候常异、万物荣枯、形成疫病流行的时空环境，重大疫病可能出现的年份、节气，温疫暴发流行的气候、气象的条件，即温疫发生的规律性、易发年份及具体运、气时段。

一、五运变化与温疫

《内经》中已经有温疫名称的记载，如"霍乱"、"大风"（麻风）、"温病"、"温厉"、"大厉"，并有五运变化与温疫关系的论述，在《内经》中主要见于《素问遗篇·刺法论》及《素问遗篇·本病论》。

《素问遗篇·刺法论》中阐述的温疫非常明确地显示出烈性传染性疾病的特点，即传播迅速，病状相似，"五疫之至，皆相染易，无问大小，病状相似"。所谓"五疫"即木疫、火疫、土疫、金疫、水疫，又称为"五疠"，"疫之与疠，即是上下刚柔之名也，穷归一体也"。同时又指出，若有"不相染者"，乃"正气存内，邪不可干"，但必须"避其毒气"，预防传染，并创制小金丹以预防之。

《素问》的两个遗篇均指出温疫的发生与气候异常变化相关。《素问遗篇·刺法论》认为疫病的发生，不但与当时的气候，而且与近三年的运气都有关系。"假令庚辰，刚柔失守，上位失守，下位无合，乙庚金运，故非相招。布天未退，中运胜来，上下相错，谓之失守……如此则天运化易，三年变大疫。详其天数，差有微甚，微即微，三年至，甚即甚，三年至……三年变疠，名曰金疠。"大意为：假如庚辰年运气之间的阴阳刚柔关系失调，乙（阴金）庚（阳金）之间不能呼应相招，上一年的布天之气（指己卯年的司天之气阳明燥金）未退位，中运的胜气（指火气，火克金）出现，这样上下气运的位置相错（表现为偏燥偏热），就叫做"失守"。天运的这种变化，三年后可以演发为大疫流行。详细推算其天数，有"微"和"甚"的差别，但不管微和甚，均是三年左右的时间。三年后变化产生的温疫，名叫"金疠"即以肺系为主的传染病。

《素问遗篇·本病论》也云："假令庚辰阳年太过，如己卯天数有余者，虽交得庚辰年也，阳明犹尚治天，地已迁正，太阴司地，去岁少阴以作右间，即天阳明而地太阴也，故地不奉天也。乙巳相会，金运太虚，反受火胜，故非太过也，即姑洗之管，太商不应，火胜热化，水复寒刑。此乙庚失守，其后三年化成金疫也，速至壬午，徐至癸未，金疫至也。"大意为：假若庚辰年的年运阳金太过，如果上一年己卯年的司天之气有余，虽然到了庚辰年，仍然是己卯年的司天之气"阳明燥金"在位主持（天气偏燥），形成天气阳明燥金而地气太阴湿土的不相配合的局面，因此是"地不奉天"了。因火胜而天气变得较热，并可出现寒水来复，刑克火气。天运的这种"乙庚失守"，此后三年可变化产生"金疫"。快则在壬午年，慢则至癸未年，就可能有"金疫"的暴发。

可见，温疫的发生主要见于运与气之间的阴阳刚柔关系失调之时，即上一年的司天之气未退位，而本年的中运出现胜气，上下气运的位置相错，为正常气运"失守"，是"天运化易"，气候异常，为其后的温疫流行创造了气候条件，往往在此后三年左右可能暴发温疫。

"三年化疫"的观点蕴含着自然规律，可以通过对历史上发生的重大疫情的分析说明此现象绝非偶然，应予以高度重视。

例如：李杲创立脾胃学说的背景是金元之交的大疫，时值壬辰年。据李杲《内外伤辨惑论》记载："向者壬辰改元，京师戒严，迨三月下旬，受敌者凡半月，解围之后，都人之不受病者，万无一二，既病而死者，继踵而不绝。都门十有二所，每日各门所送，多者二千，少者不下一千，似此者凡三月。"此为历史上著名的一次温疫大流行。按时间推算，李氏所述的"壬辰"年是 1232 年，向前推 3 年即 1229 己丑年，按《素问遗篇》："甲己失守，后三年化成土疫"之论，若 1229 年运气失常，至 1232 年应发"土疫"，李杲见到的疫病是一种与脾胃关系密切的疫病，与平时常见火热之疫不同，故李杲未用刘完素已创火热病机学说治疫，而是创立脾胃学说以治之，契合了当时的土疫病情。

再如吴有性著《温疫论》亦有其气运及疾病流行背景。《温疫论·原序》中说："崇祯辛巳，疫气流行，山东、浙省、南北两直（引者注：北直指河北一带，南直指江苏一带）感者尤多，至五六月益甚，或至阖门传。"《吴江县志》记载当地"一巷百余家，无一家仅免；一门数十口，无一口仅存"，可见，当时疫情之严重。崇祯辛巳是 1641 年，往前推 3 年是 1638 戊寅年，据清·马印麟《五运六气瘟疫发源》记载，崇祯十二年戊寅，"天运失时，其年大旱"。运气学理论认为"戊癸化火"，戊年刚柔失守，三年后易化成"火疫"。吴有性所见疫病，"时师误以伤寒法治之，未尝见其不殆也"，而"间有进黄连而得效者"，提示疫病特性偏于火热，对于这种火热"戾气"导致的"火疫"，吴氏擅用大黄苦寒攻下，仍符合火疫治则。

杨璿《伤寒温疫条辨》记载："乾隆九年甲子，寒水大运，证多阴寒，治多温补。自兹已后，而阳火之证渐渐多矣。"乾隆九年是 1744 年，往前推 3 年是 1741 辛酉年，若该年运气失常，三年变大疫，丙辛主化寒水，证多阴寒，治多温补。据上述史实，可以加深对五运与温疫关系的理解与认识。

二、六气变化与温疫

《素问·六元正纪大论》从六气的角度对温病的发生规律进行详细分析。

辰戌之纪，即年支是辰年和戌年，如丙戌年、壬辰年，为太阳寒水司天，"凡此太阳司天之政，气化运行先天……初之气，地气迁，气乃大温，草乃早荣，民乃厉，温病乃作，身热，头痛，呕吐，肌腠疮疡"。凡是太阳寒水司天的年份，气化运行早于正常天时，初之气（始于大寒日，约1月21日；终于春分日，约3月21日），由于上年在泉之气迁易，气候非常温暖，所以百草繁盛得较早，发生疫疬的机会较多，如果温病发作，多见发热，头痛，呕吐，肌肤疮疡等证。

卯酉之纪，即年支是卯年和酉年，如乙酉年、辛卯年，为阳明燥金司天，"凡此阳明司天之政，气化运行后天……二之气，阳乃布，民乃舒，物乃生荣。厉大至，民善暴死"；"终之气，阳气布，候反温，蛰虫来见……流水不冰，民乃康平，其病温"。凡是阳明司天的年份，气化运行迟于正常天时，二之气（始于春分日，约3月21日；终于小满日，约5月21日），阳气散布，感到很舒服，万物生长繁荣。如果疫病流行，人们每突然死亡；终之气（始于小雪日，约11月23日；终于大寒日，约1月21日），阳气四布，气候反而温暖，应该蛰伏的虫类仍然活动于外，水流动而不能结冰，人们也因气候温暖而感到舒服；但是冬行夏令，气候应寒而反温，易患温病。

寅申之纪，即年支是寅年和申年，如甲申年、庚寅年，为少阳相火司天，"凡此少阳司天之政，气化运行先天……初之气，地气迁，风胜乃摇，寒乃去，候乃大温，草木早荣，寒来不杀，温病乃起。其病气怫于上，血溢，目赤，咳逆，头痛，血崩，胁满，肤腠中疮"。凡是少阳相火司天的年份，气化运行早于正常天时，初之气（始于大寒日，约1月21日；终于春分日，约3月21日），地气迁移，风气亢盛有摇动之势，太阳寒水退位，气候较温暖，草木繁荣早，虽有寒气侵袭，但并不受其影响，所以温热病容易发生。如果发生温病，其病气多怫郁于人体上部，出现口鼻出血、眼发红、咳嗽气逆、头痛、血崩、胁肋胀满、肌肤生疮等病证。

丑未之纪，即年支是丑年和未年，如癸未年、己丑年，为太阴湿土司天，"凡此太阴司天之政，气化运行后天……二之气，大火正，物承化，民乃和。其病温厉大行，远近咸若。湿蒸相薄，雨乃时降"。太阴湿土司天的年份的二之气（始于春分日，约3月21日；终于小满日，约5月21日），正当少阴君火行令，万物由此得到化育，人们感觉很舒服。但因为热气散布，所以温疫容易大流行，远近各地都会表现为同样的证候。此时湿气上蒸，与热气互相搏结，雨水就会较多。

子午之纪，即年支是子年和午年，如壬午年、戊子年，为少阴君火司天，"凡此少阴司天之政，气化运行先天……五之气，畏火临，暑反至，阳乃化，万物乃生，乃长荣，民乃康。其病温"。少阴君火司天的年份的五之气（始于秋分日，约9月23日；终于小雪日，约11月23日），少阳相火加临，气候反而暑热，阳气运化，万物于是生长繁荣，人们感觉非常舒服。但因气候应凉反热，其发病以温病为多。

巳亥之纪，即年支是巳年和亥年，如辛巳年、丁亥年，为厥阴风木司天，"凡此厥阴司天之政，气化运行后天……终之气，相火司令，阳乃大化，蛰虫出见，流水不冰，地气大发，草乃生，人乃舒。其病温厉。必折其郁气，资其化源，赞其运气，无使邪胜"。厥阴风木司天的年份，气化运行迟于正常天时，终之气（始于小雪日，约11月23日；终于大寒日，约1月21日），客气少阳相火当令，阳气旺盛，蛰伏的虫类出来活动，流水不能结冰，地之阳气发泄，百草重又生长，人们感到很舒畅。由于气候异常，其发病则为温病疫疠。必须削弱其郁遏之气，补助其化生的泉源，赞助其不及的运气，才能制服邪气。

综上，不同年份温病发生情况是有规律可循的。一般情况下，温病的发生随着运气变化，年支不同，客主加临的情况不同，也会带来相应的气候异常，从而引发温病。首先，气化运行异常（气化先天、气化后天）会导致气候异常而致温疫发生；其次，温病的发生，按运气理论有规律可循；再次，不论何年支以及气化运行正常与否，一般情况下三之气（约5~7月）、四之气（约7~9月）所主时段不会发生大的温疫。见表5-3。

表5-3　　　据《素问·六元正纪大论》不同年份温病发生情况表

年支	辰戌	卯酉	寅申	丑未	子午	巳亥
司天	太阳	阳明	少阳	太阴	少阴	厥阴
初之气、大寒日（约1月21日）	民厉温病		温病乃起			
二之气、春分日（约3月21日）		厉大至，民善暴死		温厉大行，远近咸若		
三之气、小满日（约5月21日）						
四之气、大暑日（约7月23日）						
五之气、秋分日（约9月23日）					其病温	
终之气、小雪日（约11月23日）		其病温				其病温厉

三、明清医家论温疫发生与运气关系

明清时期，医学家对温疫的认识和防治已经有了相当多的体会和经验，对运气与疫病关系也有比较深入的研究。

（一）叶桂据运气创名方甘露消毒丹

雍正癸丑年，疫气流行，抚吴使者嘱叶桂制方。叶氏根据当年运气特点分析："癸丑太阴湿土气化运行，后天太阳寒水，湿寒合德，挟中运之火流行，气交阳光不治，疫气乃行"。叶氏又结合时下患者的症状表现特点，"凡人之脾胃虚者，乃应其疠气，邪从口鼻皮毛而入。病从湿化者，发热、目黄、胸满、丹疹、泄泻，当察其舌色或淡白或舌心干焦者，神昏谵语，斑疹，当察其舌绛干光圆硬，津涸液枯"，分析病机为"寒从火化，邪已入营矣"，创立著名的甘露消毒丹（飞滑十五两，淡芩十两，茵陈十一两，藿香四两，连翘四两，石菖蒲六两，白蔻四两，薄荷四两，木通五两，射干四两，川贝母五两）与神犀丹（犀尖六两，生地一斤熬膏，香豉八两熬膏，连翘十两，黄芩六两，板蓝根九两，银花一斤，金汁一两，元参七两，花粉四两，石菖蒲六两，紫草四两）治之，活人无数，效果可与普济消毒饮比之（《医效秘传·叶氏治疫经验》）。

（二）薛雪强调大疫当推三年司天在泉与本年相乖者

薛雪指出，温疫与气候变化有必然的联系。强调治疫当就三年中司天在泉合本年的五运六气进行推算，以免杂投方药，误治温疫。他说："凡大疫之年，多有难识之症，医者绝无把握，方药杂投，夭枉不少，要得其总决，当就三年中司天在泉，推气候之相乖者在何处，再合本年之司天在泉求之，以此用药，虽不中，不远矣"（《吴医汇讲·日讲杂记》）。

（三）杨璿认为温疫顺应大运，不拘小运

杨璿治病善于与运气相联系。他在《伤寒温疫条辨·治病须知大运辨》中认为疾病应顺应于大运即岁运，而不必拘泥于小运。杨氏曰："民病之应乎运气，在大不在小，不可拘小运，遗其本而专事其末也。病而与大小俱合无论矣。有于大运则合，岁气相违者，自从其大而略变其间也，此常理也。有于小则合，于大相违，更有于大运岁气俱违者，偶尔之变，亦当因其变而变应之。如冬温夏凉，怪病百出，俱不可以常理论也。总以大运为主，不以岁气纷更，强合乎证。"并举例说明，"乾隆九年甲子，寒水大运，证多阴寒，治多温补。自兹已后，而阳火之证渐渐多矣，向温补宜重者变而从轻，清泻宜轻者变而从重。迫及甲戌、乙亥，所宜重泻者，虽极清极解而亦弗验矣，势必荡涤而元枭之势始杀。至甲申、乙酉，荡涤之法向施于初病者，多有首尾而难免者矣"。年份不同，大运不同，所患的疫病亦不同，不可拘于一方一法。

（四）余霖据"疫疹因乎气运"创清瘟败毒饮

余霖"参合司天、大运、主气、小运，著为《疫疹一得》"。该书设《运气便览》《运气之变成疾》，以及 60 年客气《论四气》诸篇专论，对运气进行了详细解释。余氏治疫名方"清瘟败毒饮"的创立，与他对运气的深入研究有直接关系。余氏在《疫疹一得·论疫疹因乎气运》中云："乾隆戊子年（1768），吾邑疫疹流行，一人得病，传染一家，轻者十生八九，重者十存一二，合境之内，大率如斯。初起之时，先恶寒而后发热，头痛如劈，腰如被杖，腹如搅肠，呕泄兼作，大小同病，万人一辙。原夫至此之由，总不外乎运气。人身一小天地，天地如有是之病气，人即有如是之病疾，缘戊子岁少阴君火司天，大运主之，五六月间，少阴君火，加以少阳相火，小运主之，二之气与三之气合行其令，人身中只有一岁，焉能胜烈火之亢哉？"清瘟败毒饮即为治疗火运之年温疫的名方。他强调说："医者不按运气，固执古方，百无一效。"

《阅微草堂笔记·卷十八》记载："乾隆癸丑（1793）春夏间，京师多疫。以张景岳法治之，十死八九；以吴有性法治之，亦不甚验。有桐城一医（即余霖），以重剂石膏治冯鸿

胪星实之姬,人见者甚骇异。然呼吸将绝,应手辄痊。踵其法者,活人无算。有一剂用至八两,一人服至四斤者。虽刘守真之《病原式》、张从正之《儒门事亲》,专用寒凉,亦未敢至是,实自古所未闻矣。"

(五)刘奎重视运气郁发致疫

刘奎,乾隆、嘉庆(1736～1820)年间名医。著有《松峰说疫》和《温疫论类编》。《松峰说疫》中有云:"治疫者,必先明乎化水化火之微,客气主气之异,司天在泉之殊致,五运六气之分途,既已,胸有成竹矣,及遇疫气之来,而复观天时之雨旸寒燠,地理之高下燥湿,人身之老幼虚实,病之或在表,或在里……而后再稽诸运气以济其变,而治疫之能事始毕焉已。"

《松峰说疫》卷六专论"运气",除《五运详注》和《六气详注》两篇介绍运气一般常识外,专设《五运五郁天时民病详解》篇,论述五运郁发的天时、民病和治法,突出一个"郁"字。制方也从治郁入手,如:"竹叶导赤散,治君火郁为疫,乃心与小肠受病,以致斑淋吐衄血,错语不眠,狂躁烦呕,一切火邪等症。"

(六)吴瑭指出痘证发病与运气君相两火加临相关

吴瑭观察到痘证的发病有其特殊性,多发于子午卯酉之年,与运气关系密切。他在《温病条辨·痘证总论》中云:"治痘明家,古来不下数十,可称尽善……但古人治法良多,而议病究未透彻来路,皆由不明六气为病与温病之源……总未议及发于子午卯酉之年,而他年罕发者何故? 盖子午者,君火司天;卯酉者,君火在泉。人身之司君火者,少阴也。先天之毒,藏于肾脏,肾者,坎也,有二阴以恋一阳,又以太阳寒水为腑,故不发也;必待君火之年,与人身君火之气相搏,激而后发也。故北口外寒水凝结之所,永不发痘。盖人生之胎毒如火药,岁气之君火如火线,非此引之不发。以是知痘证与温病之发同一类也。试观《素问·六元正纪论》所载温病大行、民病温病之处,皆君相两火加临之候,未有寒水湿土加临而病温者,亦可知愚之非臆说矣。"

四、SARS 发生与运气关系

2002 年至 2003 年发生的 SARS 疫情,为当今研究运气与疫病的关系提供了一次很好的佐证。疫病的发生,虽然不能单纯用气候原因来解释,但疫气的出现与气候变化有着必然的联系。不同的疫气具有不同的气候特性,而相同运气的疫气又具有一定的相似性,说明致病原作为生物的一员,也不能脱离自然变化的影响,并有一定的周期规律可循。外感性疾病的防治,不管是普通外感还是疫疬,都需要洞察天时,了解气候的周期变化,把握疾病的发生规律,甚至可以预测温疫的发生。运气与疫病关系的研究,越来越引起相关学者的重视。

2003 年是癸未年,《素问·六元正纪大论》云:"癸未、癸丑岁:上太阴土,中少微火运,下太阳水,寒化雨化胜复同,邪气化度也,灾九宫","凡此太阴司天之政,气化运行后天,阴专其政,阳气退辟,大风时起……寒雨数至,物成于差夏,民病寒湿……二之气,大火正……其病温疬大行,远近咸若"。癸丑和癸未年,上司天为太阴湿土,岁运是不及的火运"少徵"，下在泉是太阳寒水。由于火运不及，易受到胜气寒水和复气湿土的侵犯，出现的"寒化"、"雨化"，属反常的气候变化，灾害容易发生在南方（灾九宫）。凡是太阴湿土司天的年份，气化运行失常，气候与季节常不相应，常表现为火运不足，以寒湿一类阴气为主的特点，发生的疾病也以寒湿为多。到了二之气的时候，主客气均为少阴君火，原受到抑制的火气郁发，容易引起温疫的大流行。值得注意的是，运气学认为"温疠大行"以癸未年春为代表，即癸未年春季是最易暴发流行性传染病的时段。

癸未年春天我国大部分地区阴雨连绵，"寒雨数至"，与《内经》所讲癸未年运气特点相吻合。首先发现 SARS 的广东省年初气候较往年偏寒，空气湿度大，城市区域常出现阴郁天气，时有湿雾气团在空中浮现，维持时间长，消失速度比较慢。3 月 21 日进入二之气后，（即 3 月 21 日至 5 月 20 日左右）华北地区 SARS 暴发流行，此时北方的气象条件与春节期间的广东有相似之处，提示当年二之气的运气及相应的气象条件适宜 SARS 病毒的复制和繁殖，故"温疠大行"。5 月 6 日立夏，"非典"出现明显回落；二之气结束在 5 月 21 日，"非典"得到基本控制。其中的科学道理值得去认真研究。

中国气象局国家气象中心的专家研究表明，气象条件在 SARS 传播中的确起一定作用。湿性气候适合 SARS 病毒大量繁殖。气象医学研究发现，在北京地区 5 月份上午 10 点的晴朗天气下，即紫外线强度为 $4 \sim 5mmW/cm^2$ 情况下，3 小时可杀灭体外冠状病毒。但如果是阴天，阳光中紫外线杀灭 SARS 病毒的能力就大大下降。研究人员截取了北京地区疫情最为严峻的 4 月 21 日至 5 月 20 日（恰好是五运六气中的二之气区间）的逐日气象要素资料，发现 SARS 传播及发作与之前九到十天的最高气温、相对湿度及日较差有一定关系。日最高温度相对较低（26℃以下）、气温日较差较小、空气相对湿度较大的情况下，有利于 SARS 病毒扩散和传播；反之，则不利于 SARS 病毒的扩散和传播。

总结运气特点与 SARS 之间，主要有以下三层关系：①运气特点与 SARS 病毒产生条件的关系；②运气特点与病原传播的外在环境的关系；③运气特点对病毒宿主内在受体环境变化的影响。内外环境的变化互相联系，使 SARS 得以产生并迅速流行。

第三节　运气理论运用验案

【医案 1】罗谦甫治参政商公，年六旬余。原有胃虚之症，至元己巳夏上都住，时值六月，霖雨大作，连日不止，因公务劳役过度，致饮食失节，每旦则脐腹作痛，肠鸣自利，须去一二行，乃少定，不喜饮食，懒于言语，身体倦困。罗诊其脉，沉缓而弦，参政以年高气弱，脾胃素有虚寒之证，加之霖雨，及劳役饮食失节，重虚中气。《难经》云：饮食劳倦则伤脾，不足而往，有余随之。若岁火不及，寒乃大行，民病鹜溏。今脾胃正气不足，肾水必挟木势，反来侮土，乃薄所不胜，乘所胜也。此疾非甘辛大热之剂，则不能泻水补土（舍时从症）。虽夏暑之时，有用热远热之戒。又云：有假者反之，是从权而治其急也。《内经》云：寒淫于内，治以辛热。干姜、附子，辛甘大热，以泻寒水，用以为君，脾不足者，以甘补之，人参、白术、甘草、陈皮，苦甘温，以补脾土，胃寒则不欲食，以生姜、草豆蔻辛温，治客寒犯胃，厚朴辛温，厚肠胃，白茯苓甘平，助姜附以导寒湿，白芍药酸微寒，补金泻木，以防热伤肺气为佐也，不数服良愈。（明·江瓘编著《名医类案》卷一·中寒，第9页，光绪丙申年眂余堂刊印）

【按语】己巳年，己为阴土，则本年中运为土运不及，风木之气偏盛，同时上半年为厥阴风木司天，主运土受风木克制，下半年少阳相火在泉，火气主事。患者本有胃虚之症，时值六月上半年，厥阴风木盛行，克伤脾胃。适逢霖雨大作，连日不止，因公务劳役过度，致饮食失节，脾胃本来虚弱，大雨连连，脾阳被湿邪扼制，导致脾胃更虚弱，又有湿邪所困。故治疗宜健脾和胃，温阳化湿，医者用干姜、附子，辛甘大热药物温阳化湿，生姜、草豆蔻辛温，温补脾胃，用甘味人参、白术补益脾胃之气，所以几副药物即可治愈。

【医案2】至元丙寅六月，时雨霖霪，人多病湿瘟。真定韩君祥，因劳役过度，渴饮凉茶，及食冷物，遂病头痛，肢节亦疼，身体沉重，胸满不食。自以为外感内伤，用通圣散二服，添身体困甚。医以百解散发其汗（汗）。越四日，以小柴胡汤二服，复加烦热躁渴。又六日，以三承气汤下之（下）。躁渴尤甚。又投白虎加人参、柴胡饮子之类（清）。病愈增，又易医，用黄连解毒汤、朱砂膏、至宝丹之类，至十七日后，病势转增，传变身目俱黄，肢体沉重，背恶寒，皮肤冷，心下痞硬，按之则痛（心下痛，按之硬，手少阴受寒，足少阴血滞，执按之而痛为实，则误），眼涩（眼涩湿毒）不欲开，目睛不了了，懒言语，自汗，小便利，大便了而不了（此痞痛，按之痛为阴证，故小便利，大便了而未了，理中汤佳）。罗诊其脉紧细（寒），按之空虚（下焦无阳也），两寸脉短，不及本位。此证得之因时热而多饮冷，加以寒凉寒药过度，助水乘心，反来侮土，先因其母，后薄其子。经曰：薄所不胜，乘所胜也。时值霖雨，乃寒湿相合，此为阴证发黄明也（身无汗，剂颈而还，小便不利，则发黄。今身自汗，小便利而发黄，明属寒湿）。罗以茵陈附子干姜汤主之（茵陈附子干姜汤：附子、干姜、半夏、草豆蔻、白术、陈皮、泽泻、枳实、茵陈、生姜）。《内经》云：寒淫于内，治以甘热，佐以苦辛。湿淫所胜，平以苦热，以淡渗之，以苦燥之。附子、干姜辛甘大热，散其中寒，故以为主，半夏、草豆蔻辛热，白术、陈皮苦甘温，健脾燥湿，故以为臣，生姜辛温以散之，泽泻甘平以渗之，枳实苦微寒，泄其痞满，茵陈苦微寒，其气轻浮，佐以姜、附，能去肤腠间寒湿而退其黄，故为佐使也。煎服一两，前症减半，再服悉去。又与理中汤服之，数日，气得平复。或者难曰：发黄皆以为热，今暑隆盛之时，又以热药，治之而愈，何也？（此辨不可少）罗曰：主乎理耳。成无己云，阴证有二，一者始外伤寒邪，阴经受之，或因食冷物，伤太阴经也。一者始得阳证，以寒治之，寒凉过度，变阳为阴也。今君祥因天令暑热，冷物伤脾，过服寒凉，阴气太胜，阳气欲绝，加以阴成寒湿相合发而为黄也。仲景所谓当于寒湿中求之。李思顺云：解之而寒凉过剂，泻之而逐寇伤君。正以此耳。圣贤之制，岂敢越哉？或曰：洁古之学，有自来矣。（明·江瓘编著《名医类案》卷九·黄疸，第9页，光绪丙申年眂余堂刊印）

【按语】丙寅之年，丙为阳水，本年中运为水运太过，寒气偏盛，寅年为少阳相火司天，上半年火气主事，下半年厥阴风木在泉，风气主事。运气结合，则可知寒气、热气和风气是本年气候特点。患者因热而多饮冷，丙寅为水太过，寒气偏盛，再加以寒凉用药过度，助水乘心，反来侮土，时值霖雨，乃寒湿相合，湿困脾胃，少阳相火司天，上半年火气主事，下半年风木在泉，湿与火气相和，熏蒸肝胆，风木盛行，肝气疏泄过度，导致胆汁外溢，所以"传变身目俱黄，肢体沉重，背恶寒，皮肤冷，心下痞硬，按之则痛"。罗以茵陈附子干姜汤主之。煎服一副，前症减半，再服悉去。又与理中汤服之，数日，气得平复。

【医案3】刘宗厚治赵显宗病伤寒，至六七日，因服下药太过，致发黄。其脉沉细迟无力，皮肤凉，发躁（阴极发躁），欲于泥中卧，喘呕，小便赤涩。先投茵陈橘皮汤（次第用药之法），喘呕止。次服小茵陈汤半剂，脉微出（脉微出者生），不欲于泥中卧。次日，又服茵陈附子汤半剂，四肢发热，小便二三升（用附子而小便长），当日中，大汗而愈。似此治愈者，不一一录。凡伤寒病黄，每遇太阳，或太阴司天岁，若下之太过，往往变成阴黄。盖辰戌，太阳寒水司天，水来犯土。丑未，太阴湿土司天，土气不足，即脾胃虚弱，亦水来侵犯，多变此证也。（明·江瓘编著《名医类案》卷九·黄疸，第9页，光绪丙申年畊余堂刊印）

【按语】辰戌，太阳寒水司天，下半年太阴湿土在泉，水来犯土。丑未，太阴湿土司天，下半年，太阳寒水在泉，寒气主事，土气不足，即脾胃虚弱，亦水来侵犯。故"凡伤寒病黄，每遇太阳，或太阴司天岁，若下之太过，往往变成阴黄"。刘宗厚治以先投茵陈橘皮汤，治其喘呕，继服小茵陈汤，消除烦躁，后服茵陈附子汤，温中健脾化湿退黄。

【医案4】张意田乙酉岁治一人，忽患泄泻数次，僵仆不省，神昏目瞪，肉瞤口噤，状若中风。脉之沉弦而缓，手足不冷，身强无汗，鼻色青，两颐红，此肝郁之复也。用童便、慈葱热服稍醒，继以羌活、防风、柴胡、钩藤、香附、栀子之属，次用天麻白术汤，加归、芍、丹、栀而愈。或问：肝郁之复，其故云何？曰：运气不和，则体虚人得之。本年阳明燥金司天，金运临酉为不及，草木晚荣，因去冬晴阳无雪，冬不潜藏。初春，乘其未藏，而草木反得早荣矣。燥金主肃杀，木虽达而金胜之，故近日梅未标而吐华，密霰凄风，交乱其侧，木气郁极，则必思复，经所谓偃木飞沙，筋骨掉眩，风热之气，陡然上逆，是为清厥。今其脉沉弦而缓，乃风木之热象，因审量天时，用童便慈葱，使之速降浊阴，透转清阳，则神气自清。用羌、防等以舒风木，香附、栀子解汗而清郁火，再用天麻白术汤加归、芍、丹、栀，培土清火，畅肝木以成春，虽不能斡旋造化，亦庶几不背天时也已。（明·钱塘魏之琇编集《续名医类案》卷二·厥，第17页，光绪丙申年畊余堂刊印）

【按语】乙酉之岁，金运不及，全年火气偏盛，酉年为阳明燥金司天，上半年燥气主事；下半年少阴君火在泉，火气主事。运气结合，则可知燥气和火气为全年气候特点。金不能克制肝木，肝木郁极生火，再加火气为全年主气，同气相求，加重了患者肝郁化火之事，故发生"僵仆不省，神昏目瞪，肉瞤口噤，状若中风"等症，治疗以疏肝解郁，清热熄风。

【医案5】易思兰治宗室毅斋，年五十二，素乐酒色。九月初，忽倒地，昏不知人，若中风状，目闭气粗，手足厥冷，身体强硬，牙关紧闭。有以为中风者，有以为中气中痰者，用乌药顺气散等药俱不效。又有作阴治者，用附子理中汤，愈加痰响。五日后召易，诊六脉沉细紧滑，愈按愈有力，问曰：此何病？曰：寒湿相搏痉病也。痉属膀胱，当用羌活胜湿汤主之。先用稀涎散一匕，吐痰一二碗，昏愦即醒，随进胜湿汤六剂全愈。以八味丸调理一月，精神复常。其兄宏道问曰：病无掉眩，知非中风，然与中气中痰夹阴，似亦无异，何以独以痉名之？夫痉缘寒湿而成，吾宗室之家，过于厚暖有之，寒湿何由而得？易曰：运气所为，体虚者得之。本年癸酉，戊癸化火，癸乃不及之火也。经曰：岁火不及，寒水侮之，至季夏土气太旺，土为火子，子为母复仇，土来制水。七月八月土气是湿，客气是水，又从寒水之气，水方得令，不服土制，是以寒湿相搏，太阳气郁而不行。其症主脊背项强，卒难回顾，腰似折，项似拔，乃膀胱经痉病也。宏道曰：痉缘寒湿而成，乌药顺气等药，行气导痰去湿者也，附子理中去寒者也，何以不效？用胜湿汤何以速效？易曰：识病之要，贵在认得脉体形症。用药之法，全在理会经络运气，脉症相应，药有引经，毋伐天和，必先岁气，何虑不速效耶？夫脉之六部俱沉细紧滑，沉属里，细为湿（此句可疑。《脉诀》以濡为湿，并无以细为湿之说），紧为寒中，又有力而滑，此寒湿有余而相搏也。若虚脉之症，但紧细而不滑。诸医以为中风，风脉当浮，今不浮而沉，且无眩掉等症，岂是中风。以为中气、中痰，痰气之脉不紧，今脉紧而体强直，亦非中气、中痰，故断为痉病。前用乌药、附子理中汤，去寒不能去湿，去湿不能去寒，又不用引经药，何以取效？胜湿汤：藁本、羌活，乃太阳之主药，通利一身百节，防风、蔓荆能胜上下之湿，独活散少阴肾经之寒，寒湿既散，病有不瘥者乎？（明·钱塘魏之琇编集《续名医类案》卷三·痉，第1页，光绪丙申年畊余堂刊印）

【按语】癸酉之年火运不及，上半年阳明燥金司天，燥气主事；下半年少阴君火在泉，火气主事。运气结合，则可知寒气、燥气和火气为全年气候特点。岁火不及，寒水侮之，至季夏土气太旺，土为火之子，子为母复仇，土来制水，寒湿相搏，太阳气郁而不行。故用胜湿汤辛温发散，祛寒化湿，通利百节，疏通经络，而痉自止。

【医案6】张意田治一人，戊寅二月间，发热胸闷不食，大便不通，小便不利，身重汗少，心悸而惊。予疏散消食药，症不减，更加谵语叫喊。诊其脉弦缓，乃时行外感，值少阳司天之令，少阳证虽少，其机显然，脉弦发热者，少阳本象也。胸闷不食者，逆于少阳之枢分也。少阳三焦内合心包，不解则烦而惊，甚则阳明胃气不和而谵语，少阳循身之侧，枢机不利，则身重而不能转侧，三焦失职，则小便不利，津液不下，则大便不通。此证宜以伤寒例，八九日下之，胸满烦惊，小便不利，谵语，一身尽重，不可转侧者，柴胡加龙骨牡蛎汤主之。如法治之，服后果愈。（明·钱塘魏之琇编集《续名医类案》卷三·温病，第10页，光绪丙申年畊余堂刊印）

【按语】戊寅之年，火运太过，本年热气偏盛，寅年为少阳相火司天，上半年火气主事，下半年厥阴风木在泉，风气主事。运气结合，则可知火气和风气为全年气候特点。患者外感，值少阳司天之令，少阳三焦内合心包，不解则烦而惊，甚则阳明胃气不和而谵语，少阳循身之侧，枢机不利，则身重而不能转侧，三焦失职，则小便不利，津液不下，则大便不通。治以柴胡加龙骨牡蛎汤主之，服后而愈。

【医案7】刘云密曰：丁酉腊，人病头痛恶风，鼻出清涕，兼以咳嗽痰甚，一时多患此。用冬时伤风之剂而愈者固多，然殊治者亦不少。盖是年君火在泉，终之气，乃君火，客气为主气寒水所胜。经曰：主胜客者逆。夫火乃气之主，虽不同于伤寒之邪入经，然寒气已逆而上行，反居火位，火气不得达矣。所以虽同于风，投以风剂如羌活辈则反剧，盖耗气而火愈虚也。至于桂枝汤之有白芍，固不得当，即桂枝仅泄表实，而不能如麻黄能透水中之真阳以出也。故愚先治其标，用干姜理中汤佐五苓散，退寒痰寒水之上逆。乃治其本，用麻黄汤去杏仁；佐以干姜、人参、川芎、半夏，微微取汗。守此方因病进退而稍加减之，皆未脱麻黄，但有补剂，不取汗矣。病者乃得霍然。（明·钱塘魏之琇编集《续名医类案》卷四·伤风，第4页，光绪丙申年畊余堂刊印）

【按语】丁酉年，中运为木运不及，全年燥气偏盛，酉年为阳明燥金司天，上半年燥气偏盛；下半年少阴君火在泉，火气偏盛。运气结合，则可知燥气和火气为全年气候特点。本年主气少阳相火，客气阳明燥金，火克金，主克客，上半年为阳明燥金司天，此金可助客气之金，客气之金盛便可与主气少阳相火相争。而秋冬五气，主气阳明燥金，客气厥阴风木，金克木，主克客，下半年为少阴君火在泉，此火可克制主气金，主气受制则无力克制客气木。终气，主气太阳寒水，客气少阴君火，水克火，主克客，为不相得中之逆，患者在丁酉年腊月，感受寒邪，头痛恶风，鼻出清涕，兼以咳嗽痰甚，再加主气太阳寒水，所以用风剂和桂枝不足以祛邪，而以干姜理中汤佐五苓散，退寒痰寒水之上逆。用麻黄汤去杏仁，佐以干姜、人参、川芎、半夏，微微取汗，治其本。

【医案8】雍正癸丑，疫气流行，抚吴使者属叶天士制方救之。叶曰：时毒疠气，必应司天。癸丑湿土气化运行，后天太阳寒水，湿寒合德，挟中运之火流行，气交阳光不治，疫气大行。故凡人之脾胃虚者，乃应其疠气，邪从口鼻皮毛而入，病从湿化者，发热目黄，胸满丹疹泄泻，当察其舌色，或淡白，或舌心干焦者，湿邪犹在气分，甘露消毒丹治之。若壮热旬日不解，神昏谵语斑疹，当察其舌锋干光圆硬，津涸液枯，是寒从火化，邪已入营矣。用神犀丹治之。甘露消毒丹方：飞滑石十五两，淡黄芩十两，茵陈十一两，藿香四两，连翘四两，石菖蒲六两，白蔻仁四两，薄荷四两，木通五两，射干四两，川贝母五两，生晒研末，每服三钱，开水调下，或神曲糊丸如弹子大，开水化服亦可。神犀丹方：犀角尖六两，生地一斤熬膏，香豆豉八两熬膏，连翘十两，黄芩六两，板蓝根九两，银花一斤，金汁十两，元参七两，花粉四两，石菖蒲六两，紫草四两，即用生地、香豉、金汁捣丸，每丸三钱重，开水磨服，二方活人甚众，时比之普济消毒饮云。（明·钱塘魏之琇编集《续名医类案》卷五·疫，第10页，光绪丙申年畊余堂刊印）

【按语】癸丑年，中运为火运不及，全年寒水之气偏盛，丑年为太阴湿土司天，上半年湿气主事；下半年太阳寒水在泉，寒气主事。挟中运之火流行，气交阳光不治，疫气大行。邪从口鼻皮毛而入，病从湿化者。若寒从火化，邪已入营分，则神昏谵语斑疹。叶氏用甘露消毒丹治邪在气分，神犀丹治疗营血、开窍醒神，立竿见影。

【医案9】沈明生治沈翰臣妇咳嗽发热，或认为不足，遽用六味地黄汤，以滋阴分，既而咳进更剧。诊之脉浮且数，风热干乎肺家，宜用疏表之剂。服下遍身发出红疹，二剂咳差缓，而仍未透。更用辛凉等味，以清表热，仍嗽，复作泻不已。咸归咎寒凉。沈笑曰：非也。肺受风邪，邪变为热，经云：邪并于阳，则阳热而阴虚。始则疹在欲出之际，火上炎于手太阴而作嗽。今则疹在欲收未收之时，热下移于手阳明而作泻。是属斑疹家常候，何足怪乎？行且止矣。果越两日，而嗽宁泻止，身凉疹退。按：斑疹之候虽异，斑疹之治略同。是岁丁未湿土司天，而春夏之交，燥旱殊甚，盖犹袭乎昨岁燥金在泉之余气耳。是以初当凉解，而不利乎温散，次当寒润，而不利于温补。六味地黄丸之属虽若相宜，然质浊味厚，不唯不能达表，抑且锢蔽外邪，施诸疹退而余热未清之时，稍为近理。今初热始嗽，辄为用之，是非滋阴，乃滋害也。况以丸为汤，已非古人本意，而专投泛用，尤乘病变之机，自来善用六味者（何曾善用，止可谓之滥用），无过薛立斋。假使九原可作，视近日之汤法盛行，能无掩口胡芦哉。（明·钱塘魏之琇编集《续名医类案》卷二十八·疹，第6页，光绪丙申年畊余堂刊印）

【按语】丁未之年，本年为木运不及，全年燥气偏盛，未年为太阴湿土司天，上半年湿气主事，下半年太阳寒水在泉，寒气主事。春夏之交，燥旱殊甚，盖犹袭乎昨岁燥金在泉之余气耳，初当凉解，而不利乎温散，六味地黄恋邪，诸疹退而余热未清。故沈曰：肺受风邪，邪变为热，要以疏散风热为主，而嗽宁泻止，身凉疹退。

【医案10】易思兰治一儒官，仲秋末患便秘症。初因小便时秘，服五苓散、八正散、益元散俱不效。一医诊得二尺俱无脉，作下元阴虚水涸，用八味丸治之，日一服。三日大便亦秘，口渴咽干，烦满不睡，用脾约丸、润肠丸，小便日数十次，唯点滴而已，大便连闭十日，腹满难禁。众议急用三一承气汤下之，服后微利随闭，又加小腹绕脐满痛。复用舟车丸、遇仙丹，每空心一服，日利三五次，里急后重，粪皆赤白。如此半月，日夜呻吟，唯饮清米饮及茶盂许。九月终，易诊之，两寸沉伏有力，两关洪缓无力，两尺不见。易曰：关尺无恙，病在膈上，此思虑劳神气秘病也。以越鞠汤投之，香附醋炒一钱，苏梗、连翘、山栀、川芎各六分，苍术、黄芩各八分，神曲一钱，桔梗四分，枳壳五分，甘草三分，服一盂，嗳气连出，再一盂大小便若倾，所下皆沉积之物，浑身稠汗。因进姜汤一盂，就榻熟睡，睡觉觅粥。次早复诊，六脉无恙。调理气血，数日全愈。易自注曰：人身之病上下表里，虽有不同，不过一气为之流通耳。气之通塞，均于脉息辨之。今两尺皆无，众以为如树之无根，不知今年己卯燥金司天，君火在泉，己土运于中，正是南面以象君位，君火不行，两尺不相应，今两尺隐然不见，正为得卯年之令。若尺脉盛于寸，则为尺寸反矣。《经》曰：尺寸反者死。岂八味丸所能治乎。然而里急后重，赤白相杂，痛则欲解，有似乎滞下，但滞下之脉，见于两关，今关脉不浮不紧不数，其非滞下明矣。既非滞下，而用承气、舟车、遇仙等药，则元气大伤，而病愈增矣。其病源在上焦气秘，而下焦不通也。心脉居上，两寸之脉当浮，今不浮而沉，下手脉沉便知是气，气郁不行，则升降失职，是以下窍秘结，二便不顺，吸门不开，幽门不通，正此谓也。譬如注水之器，闭其上窍，则下窍不通，水安从也。用香附之辛，以快滞气，苏梗通表里之窍，连翘辛香升上，以散六经之郁火，苍术、神曲健脾导气，散中结于四肢，炙甘草以和中，少加桔梗，引黄芩、枳壳荡涤大肠之积，山栀去三焦屈曲之火而利小肠，川芎畅达肝木，使上窍一通，则下窍随开，表气一顺，则里气自畅。是以周身汗出，二便俱利，正所谓一通百通也。气秘者病之本，便闭者病之标，专治其本，故见效速也。（明·钱塘魏之琇编集《续名医类案》卷二十·二便不通，第22页，光绪丙申年畊余堂刊印）

【按语】己卯之年，土运不及，全年风气偏盛，卯年为阳明燥金司天，上半年燥气主事，下半年少阴君火在泉，火气主事。运气结合，则可知风气、燥气和火气是全年气候特点。有的医者不知今年己卯燥金司天，君火在泉，己土运于中，正是南面以象君位，君火不行，两尺不相应，今两尺隐然不见，正为得卯年之令。心脉居上，两寸之脉当浮，今不浮而沉，下手脉沉便知是气，气郁不行，则升降失职，是以下窍秘结，二便不顺，吸门不开，幽门不通。用香附之辛，以快滞气，苏梗通表里之窍，连翘辛香升上，以散六经之郁火，苍术、神曲健脾导气，散中结于四肢，少加桔梗，引黄芩、枳壳荡涤大肠之积，山栀去三焦屈曲之火而利小肠，川芎畅达肝木。气秘为本，便闭为标，治其本，则速效。

【医案 11】乾隆戊子年，吾邑疫疹流行，一人得病，传染一家，轻者十生八九，重者十存一二，合境之内，大率如斯。初起之时，先恶寒而后发热，头痛如劈，腰如被杖，腹如搅肠，呕泻兼作。大小同病，万人一辙。有作三阳治者，有作两感治者，有作霍乱治者，迨至两日，恶候蜂起，种种危症，难以枚举。如此而死者，不可胜计。此天时之疠气，人竟无可避者也。原夫至此之由，总不外乎气运。人身一小天地，天地有道如是之疠气，人即有如是之疠疾。缘戊子岁少阴君火司天，大运主之，五六月间，又少阴君火，加以少阳相火，水运主之，二之气与三之气合行其令，人身中只有一岁，焉能胜烈火之亢哉？一者不按运气，固执古方，百无一效，或有疑而商之者，彼即朗诵陈言，援以自正。要之执伤寒之法以治疫，焉有不死者乎？是人之死，不死于病而死于药，不死于药而竟死于执古方之药也。予因运气，而悟疫症乃胃受外来之淫热，非石膏不足以取效耳！且医者意也，石膏者寒水也，以寒胜热，以水克火，每每投入百发百中。五月间余亦染疫，凡邀治者，不能亲身诊视，叩其症状，录受其方，互相传送，活人甚众。（清·余师愚，《疫疹一得》，中国中医药出版社，2002）

【按语】戊子之岁，岁运火运太过，司天少阴君火，运气相合，火热为全年气候特点。戊子年，又为天符年，天符年气候变化剧烈，"其病速而危"。小满至大暑又加以少阳相火用事，热胜愈烈。疫疹证候表现虽似错综，但余氏认为与值年、当令运气变化密切相关，断为此疫症及胃受外来之淫热，认为非石膏不足以取效。石膏，寒也，以寒胜热，以水克火，故百发百中。

【医案 12】火郁之发 天时：太虚曛翳，大明不彰，炎火行，大暑至，山泽燔燎，材木流津，广厦胜烟，土浮霜卤，止水乃咸，蔓草焦黄，风行惑言，风热交炽，人言乱惑。湿化乃后，火本旺于夏，其气郁，故发于申未之四气。四气者，阳极之余也。民病：少气，壮火食气。疮疡痈肿，火能腐物。胁腹胸背，头面四肢，膜愤胪胀，疡痹阳邪由余。呕逆，火气冲上。瘛疭火伤筋。骨痛，火伤骨。节乃有动，火伏于节。注下火在肠胃。腹暴痛，火实于腹。血溢流注，火入血分。精液乃少，火烁阴分。目赤火入肝，心热，火入心。甚则瞀闷，火炎上焦。懊恼，火郁膻中。善暴死，火性急速，败绝真阴。此皆火绳之为病也。

治法：火郁发之。发者，发越也。凡火郁之病，为阳为热。其脏应心与小肠三焦，其主在脉络，其伤在阴。凡火所居，有结聚敛伏者，不宜蔽遏，故因其势而解之散之，升之扬之，如开其窗，如揭其被，皆谓之发，非仅发汗也。

竹叶导赤散 治君火郁为疫，乃心与小肠受病，以致斑淋吐衄血，错语不眠，狂躁烦呕，一切火邪等症。

生地二钱 木通一钱 连翘一钱去隔 大黄一钱 栀子一钱 黄芩一钱 黄连八分 薄荷八分

水煎，研化五瘟丹服。（清·刘奎，《松峰说疫》，学苑出版社，2004）

【按语】火气被郁，至极乃作。从岁运来看，火郁有两种情况：一是水运太过之年，水乘火而产生火郁现象，二是火运不及之年，水乘火而产生火郁现象。从岁气来看，二之气少阴君火或三之气少阳相火用事之时，若客气是太阳寒水，则客胜主而发生火郁现象。火郁之极会因郁而发，反侮其所不胜之气，出现火气郁发、火气偏胜的气候、物候及疾病表现。治疗应遵循"火郁发之"之法则，发越被郁之火邪。导赤散清心利水养阴通淋，主治心经火热或移于小肠所致的心胸烦热、疮疡痛肿等，善治火郁之疫，以及一切火邪之症。方加竹叶增强清热除烦之功效。

【医案13】运用运气学说辨证治疗脊髓灰质炎。1959 年为己亥年，中运属阴土少宫，司天为厥阴风木，在泉是少阳相火，春初气为厥阴风木，客气为阳明燥金。本年属厥阴风木司天，司天主上半年之气，因此春季仍为厥阴风木盛令。从中运看"岁土不及，风及大行"，原因是土不及则水胜，水生木。因而风盛行，病多飧泄，筋惕肉瞤，腹胀，肢不能举，掉眩巅疾，所表现的征象与夏秋季因湿热导致"痿"、"痹"的症状有所不同。从龙溪专区医院中医科收治患者中的 7 例来看，均为儿童，年龄最小的 1 岁，最大者 9 岁，皆经西医确诊。发病过程中有的头晕突然昏倒，有的口噤不会说话，有的上下肢瘫痪不能活动，有的闻振动声而惊跳，有的并发眼球斜视、四肢抽搐。这些症状皆属肝阳上升，肝风内动而非风寒湿三气合而为痹。说明疾病的发生与运气学说（中运、司天）有着比较密切的关系。且治疗中并未使用一般清热逐湿的方药，而是根据运气学说辨证，一般用生地、白芍、当归、石决明、牛膝、桑寄生、钩藤、地龙等镇肝凉肝活血。上下肢瘫痪或酸痛则佐以"四藤片"、"虎潜片"以祛风通络，另外配合临床所见的兼症分别用药而收到迅速的疗效（部分病例配合西药抗生素及新斯的明治疗，后期一般配合针刺）。具体说，如发高热，头痛，神昏用羚羊角平肝阳以降热，喉痹则加六神丸（雷氏）治疗。其疗程最短者 10 天，最长者 50 天，平均 22 天治愈，由此说明运气学说作为探讨病因、诊断和治疗似有一定的意义。（福建中医药，1962，2：34）

【按语】己亥年，岁运为土运不及，司天为厥阴风木，在泉为少阳相火。初之气客气虽为阳明燥金，但主气仍行厥阴风木之令，因为司天厥阴主管上半年。该年气运关系为气（木）克运（土），气盛运衰，因此会出现相应的气候、物候及病候表现。综合病证表现皆属肝阳上亢、肝风内动所致，与风寒湿及湿热导致的"痿"、"痹"明显不同。可见，病证的发生及表现与该年运气密切相关。因此，根据运气理论及病证表现运用镇肝凉肝活血之法辨证加减治疗显效。

【医案14】流行性乙型脑炎与气象之间的关系研究。1955 年石家庄乙脑流行，证偏热，多呈高热神昏，舌绛脉数等症，采用清热解毒法，用白虎汤加减取效显著。1956 年北京地区多雨，其证偏湿，多见高热，胸闷，舌苔厚腻。开始以石家庄方法处理，效不佳，后按湿热治疗，疗效显著提高。1958 年广州地区乙脑流行，证属热盛湿伏，采用清热透湿法较显效。1960 年厦门乙脑流行，气值庚子，少阴君火司天，阳明燥金在泉，为金运太过之年，"岁金太过，燥气流行，肝木受邪"，发病正处处暑节气，为暑、燥、火相合而致，以白虎汤清燥金，羚羊角、全蝎、蜈蚣、地龙干平肝风；又虑暑热过盛克金，故以西洋参苦甘补土生金。138 例治愈 122 例，死亡 15 例，其中 4 例入院 24 小时死亡，故修正死亡率为8.23%。（福建中医药，1965，4：1）

【按语】上述 4 个年份流行性乙脑的治疗之所以取效，是因为既本着运气的规律来治疗，又结合地域气候特点、病证主要表现，因时因地因人辨证论治，故虽法不同，道在于一，不拘定法是灵活应用运气理论的典型案例。

【医案 15】陈某，女，49 岁。1937 年 10 月出生。1985 年 6 月 2 日诊。患者上腹胀痛 2 个月。前医皆谓是胃痛，而予二陈汤、香砂六君子汤等治疗，不效。郁闷不舒，食后痛甚，日渐消瘦。吾考虑其病理定位在肝肺，嘱做超声检查，发现胆道内结石。拟以疏肝利胆。醋柴胡 9g，郁金、海浮石、炒白芍、枳壳各 10g，大黄 4g，焦山楂 12g，煅牡蛎 20g，金钱草 30g。6 剂后，症状消失，饮食如常，精神振作。嘱用"利胆片"回家治疗。［运气学说临床运用验案选介，四川中医，1990，(8)］

【按语】此例患者胎儿期经丁丑年"岁木不及，燥气乃行，生气失应"的运气环境，木受金克，肝脏受邪。其后天表现出了胆腑病变，说明仍然与肝脏病理定位密切相关。故采用了治肝之法：选用酸味白芍、山楂益肝气，以咸味牡蛎、玄明粉、金钱草等软坚散结，再配以柴胡、大黄以疏导，疗效迅速。

思考题

1. 《内经》是怎样认识五运与温疫关系的？为何说"三年化疫"？
2. 温疫多发于六气之中哪几个时段？为什么？
3. 你对温疫与气候的关系有何见解？

第六章

中医运气学与相关学科

第一节　中医运气学与天文气象学

中医运气学是中国古代探讨天体运动对天时气候影响，进而研究天时气候变化规律及其对生物和人体影响的一门学科。运气理论与天文气象等自然科学密切相关。古代天文气象等自然科学成就是运气学产生的自然科学基础。

一、中医运气学与古代天文学

天文学是研究天体的形成、结构、活动和演化规律的知识体系，运气学有着丰富的天文学内容，深厚的天文学背景促进了运气学的形成。任何一个国家和民族的医学都没有像中医学这样紧密地和天文学知识联系在一起。

（一）古天文学的相关内容

中国是世界上最早对天文学进行研究，历经璀璨历程并取得辉煌成就的国家之一。我们的祖先，勤于实践，善于观测，由于农业生产和制订历法的需要，中国古代不仅有世界上最早的天文学测仪——"圭表"，还有很多宝贵的观测资料和创造发明的天文仪器，特别是对宇宙结构、天地关系的丰富认识，对运气学的形成和发展产生了重要影响。

1. 宇宙形成观　古天文学将宇宙称为"太虚"或"天地"，认为无限广阔的宇宙空间，其中充满着生化万物的"大气"，天地万物都由此而化生，是宇宙的本原。"太虚"是由"大气"在历史长河中逐渐演化而成，充满于"太虚"之中的"大气"，既演化形成了"七曜"（日、月、五星）及二十八宿，同时也是众星悬浮并运行于"太虚"之中的物质基础及动力。"地为人之下，太虚之中者也……大气举之也"（《素问·五运行大论》），大地也位于太虚之中，由大气托举着，日月五星围绕大地做周天运动，导致阴阳刚柔之化，昼夜寒暑之变，万物因之而生化不息，物种日益增多。这种宇宙观从天体相对运动中说明了自然界的运动变化及其统一性；它描绘出一个有生命力的、生化不息的宇宙；明确指出宇宙是由天和地、形和气两种对立统一的物质形态构成，在宇宙物质结构的每一层次上都存在形和气两大类物质形态。形具有明显的质量，占据有限的空间；气无一定形状，具有空间的广延性，分为阴气和阳气，阳气质地轻清，具有上升、飘浮、温热、蒸腾、弥散、气化运行的特性，能使"太虚"之中的有形之物转化为包括天空在内的所有无形之气，故有"积阳为天"、"清阳为天"、"阳化气"的认识；阴气质地重浊，有沉降、凝聚、寒凉、凝敛、聚合、收引的特性，可使无形之气聚积成为包括各个星体及人类生存之大地在内的有形之物，故有"积阴为地"、"浊阴为地"、"阴成形"（《素问·阴阳应象大论》）的结论。可见，形与气这两大类物质形态的对立统一是宇宙万物生化不息的依据。

2. 宇宙结构观　古天文学认为宇宙由"大气"演化生成，对宇宙的结构有以下三种认识。

一是盖天说。盖天说始于西周前期，主要记载于《周髀算经》。早先认为"天圆如张盖，地方如棋盘"，大地是静止不动的，而日、月、星辰则在天穹上随天运转，天穹有一个"极"，所有的星辰都绕极旋转。而后认为天地都是拱形的，史书《周髀算经》描述："天象盖笠，地法如复盘"，认为天像一个罩子，大地像一个倒扣的盘子，北极是天的最高点，四面倾斜而下，天穹上的日、月、星辰都镶嵌在左旋的盖上，并不停地自左向右旋转，交替出没，在大地上形成昼夜。太阳绕着北极星旋转，既没有上升也没有下落，所谓日出、日落只是因为人所处的位置而言，昼夜变化是因为太阳早上从阳中出，而夜晚入于阴中，并有一套说明天高地广和日月运行的数据，详载于《周髀算经》中。

二是浑天说。浑天说是用鸡蛋来比喻浑天的结构模式，认为天球是一个浑圆的球，像一个鸡蛋，其中充满了水，天靠气支撑着，球形的大地位于浑圆的天球中央，漂浮在水面上，天之包地，犹如鸡蛋壳之裹黄。天球的旋轴两端分别称为南极、北极，日、月、星辰附着在天球的内壳上绕地球旋转运行，周旋无终，其形浑浑。浑天说产生于战国时代，当时据此研制了有"较多精确度"的"先秦浑仪"，并且运用这种天文观测仪来观测天球，较精确地测定了大行星的视运动规律，后来东汉科学家张衡加以发挥和完善（张衡《浑天仪注》）。浑天说既有浑象演示日月星辰的周日视运动，又有浑天仪来实测天体，与盖天说相比，更符合天象，是直至唐代一直占统治地位的宇宙结构学说。

三是宣夜说。宣夜说在《庄子·逍遥游》中已初具萌芽，东汉郤萌予以了明确的阐述，主要记载于《晋书·天文志》，认为："天了无质，仰而瞻之，高远无极"，指出了宇宙的无限性，认为天既不是一个硬壳，也不是一个圆面或苍穹，而是天边无涯充满了气的空间，日月星辰漂浮在气中，它们的运动之所以各有不同的规律，是因为气赋予了它们各自不同的运动特性。宣夜说是中国历史上先进的宇宙结构理论，在天文学发展史上具有划时代的意义。

3. 天球宇宙观　古代天文学家主要运用"浑天说"和"宣夜说"研究天体结构，并将二者融为一体，形成了特有的天球宇宙结构模型，为了便于对天体的观察，假想以地球为中心，做一个半径无限大的球形天空，即为天球，但这个天球不是宇宙的界限。把地球自转轴线无限延长，在天球上得到两个交叉的点，称为"天极"，其中在北方上空的交叉点称为"北天极"，而相应于南方上空的交叉点称为"南天极"；地球赤道无限延长的平面与天球相交的大圆圈称为"天赤道"，地球围绕太阳公转轨道平面无限延长与天球相交的大圆圈称为"黄道"，地平面与天球相交的大圆圈称为"地平圈"。"天赤道"从东向西划分为十二个方位，分别用十二地支标记，称为"十二辰"。十二辰以正北为子，向东、西南、向西依次分别是丑、寅、卯、辰、巳、午、未、申、酉、戌、亥。正北为子，正东为卯，正南为午，正西为酉。天球上有了这些经过标记的圆圈和点，就可以精确地观测并标记日、月、五星、二十八宿等天体运动的位置和视运动规律。

（1）北斗星和北极星：北斗星由北方天空恒显圈内天枢、天璇、天玑、天权、玉衡、开阳、摇光七颗较亮的恒星组成，古人用假想的线把它们连接起来，像酒斗的形状，故而称为北斗。其中天枢、天璇、天玑、天权四星组成斗身，叫斗魁，又称璇玑；玉衡、开阳、摇光三星组成斗柄，叫斗杓，又称玉衡。天枢、天璇两星之间划一条连线并延长五倍处，便是北极星，北极星又称"北辰"，是北方的标志。北极星居中，北斗星自东向西运转于外，旋指十二辰。北斗星主要用来指示方向及确定时节。

（2）日、月、五星的运动：日、月、五星即"七曜"，古天文学所言"七曜周旋"，是指古人站在地球上所看到的日、月、五星等天体在黄道上的视运动。

太阳的位置用黄道圆圈上的标点来标记，用以掌握天地间阴阳之气的分、至、启、闭运动变化规律，在此基础上确定出了四时、八正、二十四节气。太阳的视运动有周日视运动和周年视运动两种。太阳的周日视运动自东向南向西左旋，太阳的周年视运动自西向南向东右旋。由于地球围绕太阳进行公转的同时，也伴随着自西向东的自转，于是就产生了日出日落的周日视运动及昼夜节律，这是人类感知最早，认识最为深刻的日地关系最短节律，同时，也是对人体生命活动影响最大、最直接、最易体悟感知的时节律。

月亮的位置也是用黄道圆圈上的标点来标记，月亮的运动周期有两种：一是月相的朔望变化周期，这是人们站在地球上所看到的月亮绕日地连线的运动所形成的月亮的圆缺变化周期，反映了日、地、月三者的相对运动规律。"朔"指月亮运行到地球与太阳之间，地球上看不到月光的月相，此时的月亮又叫新月、月生，为每月的农历初一；"望"指地球上看到圆形月亮的月相，此时月亮叫望月，为农历每月十五、十六或十七，中国的农历是以朔望月作为纪月的一个基本单位。二是月亮在恒星背景中的恒星月周期，即月球绕地球公转一周的运动周期，太阳运行一周天约为365.25日，则每日太阳行1度，月亮每日行约13.37度，那么，恒星月周期约为27.32天。

五星指金、木、水、火、土五星，又称为太白、岁星、辰星、荧惑、镇星。五星的视运动，指从地球上观察行星在天球上的位置移动规律。由于地球不是处在太阳系的中心，而是和其他行星一样，沿着近于椭圆形的轨道绕太阳运行，各行星距离太阳的远近不一，所以，它们的运行周期也就有长有短，因而轨道速度也不相同，这样，各行星与地球的相对位置也就在不断地发生变化。于是在地球上观察起来，就看到了五星顺、逆、留的现象，各行星的实际运行，都是从西向东的。五星在运行轨迹的各个位置上，亮度和大小有着不同的变化，其对地球的影响是天文学家研究的重要问题。

（3）二十八宿：二十八宿，又名二十八舍或二十八星。早在《周礼·春官》中就有二十八宿的记载，它是古人为了比较日、月、五星的运动而确认的二十八个星区，作为观测的标志，"宿"或"舍"都有停留的意思。

星象在四季中出没早晚的变化反映着太阳在天空的运动，即季节和太阳在天球上的位置有直接关系，但太阳位置不易确定，古人就用月亮为媒介倒推太阳的位置，而月亮是沿着黄道附近做周期运动，所以就沿黄、赤道自西向东把周天划分成28个大小不等的区域，研究日月所行经天区的恒星运动规律，每个区域叫做一宿，二十八宿就好比月亮运动的28个驿站，大约经过 28 天，月亮又回到原来的位置，知道残月和新月所在的恒星位置，便能较容易地推算出日月交会的位置。二十八宿的名称，按照日、月视运动的方向，自西向东的排列顺序是：东方七宿：角、亢、氐、房、心、尾、箕；北方七宿：斗、牛、女、虚、危、室、壁；西方七宿：奎、娄、胃、昴、毕、觜、参；南方七宿：井、鬼、柳、星、张、翼、轸。二十八星宿的确定是以人们最初观察土星视运动周期约为 28 年为依据的。我国古代根据每宿星象出没和中天的时刻观象授时、编制历法、判断季节和划分二十四节气，并作为归算太阳、月亮、五星乃至流星、满天星斗位置的标准。

（二）古代天文学与运气学的发生

运气学的自然科学基础是中国古代天文学，春秋战国至秦汉时期是中国古天文学知识体系形成发展的重要阶段，这一时期也正是运气理论的建构阶段，因此，古天文知识必然要渗透到正在形成的运气理论之中，成为运气学形成的重要基础，运气学也因此被称为世界上最早的天文医学，所以说古代天文学是打开运气学殿堂大门的钥匙。

1. 宇宙形成与结构观促进了运气学的产生　古天文学认为气是宇宙形成的本原，并提出宇宙结构的"盖天说"、"浑天说"和"宣夜说"。《内经》"运气七篇大论"全面继承和运用了古天文学的宇宙形成观，博取三种宇宙结构观之长，构建其运气理论。

其一，在气是天地万物生成、演化本原的思想指导下，认为"五运"和"六气"及其变化规律，都是存在于天地间的"气"运动变化的结果。指出："在天为气，在地成形，形气相感而化生万物矣"，"太虚寥廓，肇基化元，万物资始，五运终天，布气真灵，揔统坤元，九星悬朗，七曜周旋，曰阴曰阳，曰柔曰刚，幽显既位，寒暑弛张，生生化化，品物咸章"。《素问·天元纪大论》在这里描绘了一幅充满生机，物种纷繁，有万千变化的宇宙结构模型。其二，运气学认为，天地间一切事物都有自身演化的规律（即"道"），它是不以人们主观意志为转移的客观存在。运气理论在这种"道论"思想指导下，探讨木、火、土、金、水五运之气和风、热、火、湿、燥、寒六气变化规律，以及运气相合、客主加临、主客逆从等规律，多角度、多层次地揭示了天地气候变化的规律，并运用这一客观规律对疾病进行流行病学分析，指导临床对疾病的诊断、辨证和治疗用药。其三，在气论观念的指导下，运气理论构建了"天人相应"的整体恒动观，认为"气"是天人相应、天地万物的媒体中介，将复杂多变的"气"分解为"五运之气"和"六气"两类，运用五运之气和六气运动变化的规律，解释天地间复杂多样的物质运动形式，以此为据演绎出了天时—气候—物候—人体生命的整体结构模型。其四，博采古天文学对宇宙结构的三种学说之长构建运气理论。不但采用盖天说类比和解释人体结构，而且运用了进步的浑天说和宣夜说，并将其发展为运气学特有的"天球"宇宙结构观点，认为大地和众星辰是凭借着充斥于太虚的"大气"而不是"水"的支撑；宇宙之中的日月星辰乃至存在于地球上的"形类"万物，都是相互影响及联系着的；天地间的一切事物都是气运动的结果。"夫变化之用，天垂象，地成形，七曜纬虚，五行丽地。地者，所以载生成之形类也。虚者，所以列应天之精气也。形精之动，犹根本之与枝叶也，仰观其象，虽远可知也"（《素问·五运行大论》）。这就从天文学的角度反映了运气学天人一体的整体医学结构模型。

2. 古天文学是运气学形成的客观依据 运气理论强调一切皆由观象而来，所谓"天地阴阳者，不以数推，以象之谓也"（《素问·五运行大论》），象，即候。运气理论认为气候、物候、病候等万候（象）皆来源于天象，宇宙间客观存在着的太阳、月亮、五星、二十八宿等运行规律对地球气候变化有着重要影响，地球上的一切生物（包括人类）对日、月、五星等变化都会产生相应反应。运气学的实质是从更广袤的时空观和天人观的角度，研究气候变化规律与人体生理、病理的关系及其规律，从而指导对疾病的防治。

（1）运气周期均来源于天体周期：大自然的周期节律虽然错综复杂，但其产生根源和表现形式不外两类。一是受日、月、地球运转而产生的日节律、月节律和年节律，这是一种固定的常规的阴阳消长节律；二是受日、月、地球运转规律之外的因素影响（如太阳黑子活动周期，其他星球的牵制，以及尚未揭示的规律，大自然气化的自衡机制等）而形成的周期节律，如五日周期、五年周期、十二年周期、六十年周期、五运周期、六气周期、干支周期、甲子周期等，这是一种非固定的、特殊的阴阳消长节律，这两大类周期既有各自的周期体系，又彼此制约和影响，对气候、物候、病候产生着深刻影响。运气周期是集常规周期与特殊周期气化规律于一体的周期节律，无论短周期、长周期、固定周期与非固定周期，均来源于天体的运动周期。

（2）五运六气历法以天体中的恒星位置为时间标尺：历法是将年、月、日、时等计时单位，按照一定的法度进行编排，以便记录和计算较长的时间序列的知识体系。年、月、日等时间需要借助天体的运动测定，而天体的运动只有在恒星的背景上才能被显示出来，因此，历法知识体系用天体中的恒星位置为标记，为了提供太阳运行的准确标尺，古天文学又把十二次与二十八宿的具体星象分开，按照木星天周实际运行的度数是 12 年一周期为参照对象（即 12 个月定为一年的天文背景），将天球赤黄道带自西向东划分为十二节次作为标识点。从按具体星象区划天空上升到按无形的标志点均匀区划天空，于是抽象的天度和十二节次开始具有时间标尺的作用，并使年、月、日的计算达到量化需求，这就是历法知识体系的真正内涵。

古人以昼夜交替的周期为一"日"，以月相变化的周期为一"月"（又叫朔望月），以寒来暑往的周期亦即地球绕太阳一周的时间约 365.25 天为一"年"（又叫太阳年）。以月、地、日关系为天文背景，根据月相朔望周期以及 12 个朔望月为一年确定的历法称为"阴历"或"太阴历"。以太阳周年视运动周期为计时单位制定的历法称为"阳历"或"太阳历"。还有一种历法是"四分历"，四分历以一回归年约等于 365.25 日，因岁余四分之一日而得名，其以朔望月来定月，用闰月的办法使年的平均长度接近回归年，兼有阴历月和回归年双重性质，属于阴阳合历，这种历法既重视月相的盈亏朔望，又兼具二十四节气的回归变化，使年、月、日均有天象（即天文背景）依据，使年、月、日的时间变化与日月星辰的运行和实际气候、物质变化相符合，从而能够准确地显示一年之中生物的生化节律。《内经》采用了四分历，并在此基础上根据医药发展的需要，创制了"五运六气历法"。"五运六气历法"以天干地支为演绎工具，用天干配五行来推算每年的大运及一年"五步"（5 个时段）的主运和客运；用地支配六气来推算每年的岁气及每年"六步"（6 个时段）的主气、客气及其"加临"变化，必然以天体中的恒星位置为时间标尺。

（3）运气理论的发生以干支纪法为基础：天干和地支原本是中国古代用以纪年、纪月、纪日、纪时和方位的符号标志，它是古代劳动人民长期社会生产实践的经验总结。地球是人类的摇篮，除地球外，与人类密切相关的天体莫过于太阳和月亮。古人从太阳、月亮和星辰的运动变化中认识了年、月、日、时和方位，天干和地支都是古人以天体星象视运动和动植物的生命节律为依据而制订的，是古人"仰观天，俯察地"的独特创造。

"干"，有单个的意思，古人最早认识"日"，是以太阳出没为准，日出日没一次就为一天，所以"干"又叫"天干"，古人最早用"干"来纪日。干有十个，源于上古时代的十月太阳历。十月太阳历是将一年分为十个月，两个月一季，一年分五个季节，这五个季节实际上代表了太阳在天球上东西南北中的五个运动方位。中国早在夏商时就已产生了十进位法，汉以前，天干称之为十日，殷商甲骨考古证实将天日作为纪日序号在此时已广泛应用。可见，十天干是以十为计算基数和十进位制的背景下产生的。

"支"，有分支的意思，支有十二，汉以前十二支称为十二辰。所代表的是以木星（岁星）回归周期的十二星次，古人为了提供太阳运行的准确标尺而将天球赤道带自西向东划分成十二个标识点，因而最早也用于纪日；古人还认为十二支与月相的圆缺变化有关，故又用其纪月，从阴阳属性来看，日为阳，月为阴，阳为天，阴为地，所以"支"又叫"地支"。十二支作为天空十二等分区划制度，太阳自西向东"右旋"一周时间为一个回归年，若分为大致相等的十二段，则为十二月，把十二月再等分为二，恰好为二十四段，二十四节气由之划分。因为北斗围绕北天极做周年旋转，可以终年观测，了解寒暑季节的变化更迭，北斗的旋转反映了恒星的周年视运动，因此，十二辰的布列是自东向西左旋，以正北方为子，依此类推，岁星与北斗相配套，如标尺和游标的关系，则天球的十二等分制就可以相当准确的确定，故古人以北斗定方向、定四时、制天度，建立起了最早时间系统。可见，十二地支、一年十二月、一日十二时辰等，之所以将"12"作为基数，都是在木星回归周期等分为十二星次的天文背景下发生的。

古人以天干与地支相配，天干在上，地支在下，始于甲子，依次相配合，凡六十为甲子一周，又称为六十甲子，古人常用干支记法来纪年、纪月、纪日、纪时。干支纪年、日，是每年或每天用一对干支来表示，六十年或六十日为一周，循环记录；干支纪月，在每年各个月的地支固定不变的前提下，再配上天干，以五年为一周，循环往复；干支纪时，一昼夜十二时辰，每天十二辰的地支，类似于十二月的地支，也是固定不变的，再配上天干，以五天为一周。古人通过长期对于天象的观察，认识到天体运行、气候变化与生命活动之间有着内在的变化规律，日、月、星辰的运行使得气候变化有一定规律可循，气候变化对生物体，尤其是人类生命活动有着重要的作用，不同年份、一年的不同时段，均存在着气候变化的差异，进而对人体的生理、病理有着不同的影响。因而以在天文学背景下产生的干支甲子为推演工具和记录符号构建了运气理论，运气理论用五运配以天干（十干化运），六气配以地支（地支纪气），根据各年干支组合的甲子来推测各年的气候变化规律和发病规律，可见，干支纪年方法的使用是运气理论产生的基础。

（4）"十干统运"原则运用二十八宿来确定：十干统运是五运六气理论的基本法则之一，它是在二十八宿天文背景下确定的。《素问·五运行大论》云："丹天之气，经于牛女戊分；黔天之气，经于心尾己分；苍天之气，经于危室柳鬼；素天之气，经于亢、氐、昴、毕；玄天之气，经于张、翼、娄、胃。所谓戊己分者，奎壁角轸，则天地之门户也"，古人在仰观天象时发现丹天（赤色火气）、黔天（黄色土气）、苍天（青色木气）、素天（白色金气）、玄天（黑色水气）的五行气色天象，分别横贯周天二十八宿的不同星宿之间所对应的十干方位，于是根据五行气色天象所显现的天干宿位确定了"十干统运"的原则，并以此原则推演不同年份的岁运，以及每年"五步"的主运和客运，在此基础上进一步推测相关年份及每年五步时段的气候、物象，可能发生的自然灾害，可能产生的致病邪气和疾病流行情况，以及据此来制订相应的治疗原则及方药。

（5）运气理论的构建与五星运行有关：运气理论认为不同年份的气候变化，以及由此产生的各种致病因素及其损伤内脏以后的发病情况、临证表现等均与五星的运行及其亮度变化有关。《素问·气交变大论》等篇所述每一系列的异常物候、病候，必伴有五星色泽及形态的异常，指出："夫子之言岁候，其不及太过，而上应五星"。如果主岁的运星向北偏移运行，提示该年的岁运太过；若主岁的运星在正常轨道上运行，提示该年的岁运为平气或者不及。还观察到岁运的变化与岁星的颜色改变有关，如果岁星兼见五行相生规律中的"母色"（如太白星的颜色兼见黄色），提示该年的岁运可能太过；若岁星兼见其所不胜之色（如太白兼见赤色），提示该年的岁运可能不及；若岁星的颜色正常而无兼色时，提示该年的岁运可能为平气。岁运的太过、不及或平气则反映了不同五星天文背景下的三类气候变化，以及由此所带来的物候、气象变化，根据岁运变化可以分析相应的发病规律，指导临床治疗用药（《素问·气交变大论》）。这是《内经》在以五星为天文背景之下所构建的运气理论，并用这些理论解释相关的医学道理，指导临床实践。

综上所述，运气学具有广阔的天文学背景，天体运行的周期性变化带来了自然万物的相应变化，不同年份可观察到不同的天象变化，并且，相关星象亮度、颜色、运行速度和轨道都会有相应改变，这些变化对生存于天地自然界的生物和人体必然会带来相应的影响，运气学的基本原理就是从天体运动角度探讨各年的气候变化规律和发病规律，从而指导对疾病的防治，充分体现了中医学"天人相应"的整体观思想。

二、中医运气学与医学气象学

气象是指某一地区大气中的气温、风力、干湿度、日照等物理要素，以及由此而引起的云雨、霜雪、雾露、冰雹、雷电、光象等各种物理状态和物理现象的统称。气象与人们的生产、生活密切相关，专门研究气象与人体和疾病的学科称之为医学气象学。主要在以太阳周年视运动的天文背景下形成的中医运气学，以四季节律的气候变化为主要研究内容，并在此基础上构建其相关的医学理论，蕴涵着丰富的医学气象学思想，是中医学理论中不可忽视的重要内容。

（一）运气学中的古气象学内容

运气学通过整体动态及全面系统的观察，主要研究大气环境中常见的云、雨、风、寒、暑、湿、燥、火等气象因素及其对自然界生物和人体的影响，其所涉及的古气象学内容主要有大气运动之气交、气象变化特征、气候季节划分、气候节律等。

1. 气交 "气交"是运气学中所论及的重要古气象学概念，古人认为人类生存的空间充满着化生万物的大气，大气分为阴阳两大类，"积阳为天，积阴为地"，"清阳为天，浊阴为地"（《素问·阴阳应象大论》），天地阴阳二气升降不息，处于不断的运动状态，天气下降，地气上升，上下交会，产生"气交"。人类生活的空间处于气交之中，《素问·六微旨大论》指出："上下之位，气交之中，人之居也"，并对气交形式和作用作了具体说明，认为："气之升降，天地之更用也"，"升已而降，降者谓天；降已而升，升者谓地。天气下降，气流于地；地气上升，气腾于天。故高下相召，升降相因，而变作矣"。认为大气的升降运动是空间因素与地面因素的相互作用和冷暖气流的升降交流运动。大气运动和"气交"是产生各种气象变化的原因，如：天气现象中最普通的云雨的形成为"地气上为云，天气下为雨；雨出地气，云出天气"（《素问·阴阳应象大论》）。故《素问·五运行大论》认为："燥以干之，暑以蒸之，风以动之，湿以润之，寒以坚之，火以温之。故风寒在下，燥热在上，湿气在中，火游行其间，寒暑六入，故令虚而生化也。"这些自然变化深刻地影响着万物的生化和人类的生存。

2. 气象变化特征 气象变化的特征统称为"气候"，它是对某一地区长期气象变化规律的总结。运气学将中华民族繁衍生息的黄河流域为中心的气候特征归纳为3个方面6种类型，3个方面即所谓气流（又称"气旋"）、温度和湿度3个构成气象变化的基本要素；6种类型即风寒暑湿燥火六者，统称之为"六气"。它是古人从我国的气候区划和气候特征方面研究出的"气交"规律。"风"是大气对流而产生的气象特征，由于"气交"无处不在，因而风四季皆有，但以春季及东部沿海地区多见。风是运气学中所论及和使用的最普遍的一种大气现象，在六步之气中冬末初春的初之气候便为厥阴风木主令，气候特征为风；寒暑火（包括热、温）反映了大气温度的高低，而气温高低取决于日照时间和太阳光照角度，以及地势高低和风力大小。运气学将一年分为6个时间段，盛夏五月、六月的"三之气"为少阳相火主令，其气为暑，春末夏初的"二之气"为少阴君火主令，其气为温，终之气为太阳寒水主令，其气为寒；燥湿是对气象中湿度的表达，湿是长夏季节（农历六月、七月）和中部地区的气候特征，燥是秋季和西部地区的气候特征，在六步之气中，为四之气和五之气。可见，运气学中所说的风、寒、暑、湿、燥、火六气是对气象变化特征最简洁的表述。

运气学中还有对雾露、霜雪、云雨等气象变化的认识，如《素问·六元正纪大论》云："阳明所至，为收为雾露"，《素问·气交变大论》曰："雨冰雪霜不时降"，《素问·阴阳应象大论》曰："地气上为云，天气下为雨"。

3. 季节气候的划分 各地区的气象变化都有相对固定的周期节律，称之为季节，季节反映了气象变化的规律。古气象学对季节气候的划分有四季、五季、六节，二十四节气和七十二候等，运气学对这些都有运用。

四季，指春夏秋冬四时，主要反映气温的年周期变化，在太阳的周年视运动周期中，地球以赤道为轴心的南北极来回摆动，是我国以黄河流域为中心的地区有明显四季气象特征的天文背景，运气学在四季气候变化规律的气象背景下，独具特色的构建了与气象变化密切相关的生理、病理、诊断、治疗，以及养生的医学气象学理论。

五季是按气候特征将一年划分为 5 个时段，其以寒热气候特征为主，又考虑燥湿等气象要素，更能反映一年的气候变化规律，运气学以此为依据，把一年运气划分为五季，形成了主时五运说，每运各 73.05 日，每年约从大寒日起为初运木，主风；二运火，主热；三运土，主湿；四运金，主燥；终运水，主寒。

六节，又称为六季或六气，也是按照气候特征将一年划分为 6 个阶段，按五行相生次序分为六步，称为"六节"，每节各有相应的气候特征与之配合，分别为风、热、火、湿、燥、寒，故又称为"六气"，每步从大寒日开始，约主 60.875 日，主要见于运气学之中。其实质是把影响气候的气象要素归纳为 6 种，并以该 6 种气象作为常见气候类型，客观地反映了气象的复杂性和多样性。

二十四节气是用来表示季节的交替和气候变化的时段，是将一年内太阳在黄道上的位置变化和引起的地面气候的演变次序分为 24 段，分列在 12 个月里，每月两个节气，月首的叫"节气"，月中的叫作"中气"，每个节气 15 日多，每个节气的名称据该时间段内所特有的气象和物象而确定，反映季节寒暑变化、气温高低、霜露雨雪及其物候规律。其中，立春、春分、立夏、夏至、立秋、秋分、立冬、冬至 8 个节气反映寒来暑往的季节变化；小暑、大暑、处暑、小寒、大寒象征气温的变化；雨水、谷雨、白露、寒露、霜降、小雪、大雪表明降雨、降雪的时间和强度；惊蛰、清明、小满、芒种反映气温升高后农作物的成熟和收种情况。运气学的六步主气就是以此为据，把一年分为六步，每步主 4 个节气，说明一年中各季节的气候变化规律和物候、病候特点。

七十二候之"候"是气候的意思，是计算气候变化最小的区划单位，每候有一个相应的物候现象，叫做候应。我国气象的短期变化约 5 日，即 5 日为一个气候小周期，故《素问·六节藏象论》云："五日谓之候，三候谓之气，六气谓之时，四时谓之岁。"全年共计有七十二候。"候"是气象变化最直观的客观依据，也是运气学的时令季节标志，因此，《素问·六元正纪大论》、《素问·五常政大论》等运气专篇对一年五运和六气的正常气候和异常气候均有详细论述。

4. 气象节律　"气交"产生了各种气象变化，"气象"变化虽然复杂多样，但随着天地阴阳运动规律有相应的变化节律，如年节律、月节律、日节律、超年节律等，这些节律在运气学中得到了充分的体现。

日气象节律是以一昼夜为一个周期的气象节律，又称为昼夜节律，是受太阳运转日升夜沉的变化而产生的气象周期，其阴阳"气交"消长的变化类似于一年四季，"朝则为春，日中为夏，日入为秋，夜半为冬"（《灵枢·顺气一日分为四时》），是运气学所观察的最小气象周期。月气象节律是受月球运转规律影响而产生的气象周期，运气学依据月相变化来解释人体气血盛衰、对疾病的反应性和对治疗的敏感性和耐受性。年气象节律是太阳的视运动周期而产生的气象周期，是气象变化最明显、最稳定的节律，是运气学所运用的基本气象周期，如年四季节律、五运节律、六气节律、二十四节气节律、七十二候节律等。日、月、年节律均是固定的常规的阴阳消长气交变化与气象节律。

超年气象节律是运气学依据五运推移和六气变迁而提出的五年、六年、三十年、六十年气象节律，即《素问·天元纪大论》所言的"天以六为节，地以五为制。周天气者，六期为一备；终地纪者，五岁为一周……五六相合而七百二十气，为一纪，凡三十岁；千四百四十气，凡六十岁，而为一周，不及太过，斯皆见矣"。超年气象节律是日、月、地球运转规律之外因素形成的气象节律，是一种非固定的、特殊的阴阳消长气交气象节律。日、月、年、超年气象节律所表现出的气候、物候及病候是运气学研究的主要内容。

（二）运气学中的气象医学思想

气象因素是影响人类健康最重要的环境因素，运气学基于"天人相应"的整体观思想，运用了大量的古气象学内容，通过进一步的观察和实践，加以发挥，融会于医学理论之中，不但丰富和发展了古气象学，而且形成了独特的中医医学气象学。因此，运气学实际上是运用古代气象学理论研究疾病的发生发展变化及其防治规律而建立的理论，并通过"气候—物候—病候"的关系予以表述。

1. 人体生理与气象变化相通应　中医学认为人是自然进化的产物，生活在自然环境之中，自然界有春夏秋冬四时的交替和风热燥湿寒的气候变化，人体五脏与四时气候变化相通应。《内经》指出"在天为风"，"在脏为肝"；"在天为热"，"在脏为心"；"在天为湿"，"在脏为脾"；"在天为燥"，"在脏为肺"；"在天为寒"，"在脏为肾"（《素问·阴阳应象大论》）。"心者"，"通于夏气"；"肺者"，"通于秋气"；"肾者"，"通于冬气"；"肝者"，"通于春气"；"脾胃者"，"通于土气"（《素问·六节藏象论》）。因此，五脏之气必然受到自然环境，尤其是四时气候的影响，五脏的生理活动必须与四季气候的活动规律相适应。这种五脏外应五时的观点，不但认为气象因素直接影响着人体脏腑的生理功能活动，而且还认为经络之气的运行分布也受四时气候变化的影响，产生相应的盛衰消长及沉浮升降运动，经络气血"春气在经脉，夏气在孙络，长夏气在肌肉，秋气在皮肤，冬气在骨髓中"（《素问·四时刺逆从论》），还进一步将十二经脉之气的消长变化与一年十二个月相联系，用以阐述经络之气与四时气候寒热变化同步运行和消长的生理状态（《灵枢·阴阳系日月》）。人体的正常脉象也是随着四时气候的变化而出现相应的变化，正如《素问·脉要精微论》所云："四变之动，脉与之上下，以春应中规，夏应中矩，秋应中衡，冬应中权"。《素问·八正神明论》《灵枢·五癃津液别》等篇均明确地解释了人体气血津液在不同季节气候的寒热变化条件下，其分布部位、分布状态、运行及代谢状况会有明显的差异，呈现规律性的生理节律。

运气学以四季气象变化为背景，以中医学特有的四时五脏理论为依据，构建中医运气理论，认为春日多风，气渐温；夏日炎热，长夏多雨湿；秋日干燥，气渐凉；冬日严寒，是气候之常，为主气主运的应时气候，是生物生长化收藏的必要条件。人体只有顺应自然变化规律及时地作出适应性的调节才能保持健康。但是，气候常有变异，有时甚至反常，这种干扰因素就是客气、客运所主的气候。气运太过不及产生的胜、复、郁、发等各种异常气候变化直接影响着机体的正常生理活动。

2. 六气异常致病　运气学将气象变化作为导致人体疾病发生的重要因素。《素问·五运行大论》云："五气更立，各有所先，非其位则邪，当其位则正"。《素问·六微旨大论》亦云："其有至而至，有至而不至，有至而太过……至而至者和，至而不至，来气不及也，未至而至，来气有余也。"风寒暑湿燥火六种气象因素在正常情况下能够滋生、长养万物，称之为六气，六气太过不及或非时而至，影响人体的正常生理活动和适应调节能力，成为致病因素，则为六淫，即所谓"气相得则和"，"不相得则病"（《素问·六元正纪大论》）。

运气学认为六淫致病是运气学病因理论的核心，指出："夫百病之生也，皆生于风寒暑湿燥火，以之化之变也"（《素问·至真要大论》）。不同的异常气候具有不同的致病特点，即所谓"寒热燥湿，不同其化也"（《素问·五常政大论》），"燥以干之，暑以蒸之，风以动之，湿以润之，寒以坚之，火以温之……故燥胜则地干，暑胜则地热，风胜则地动，湿胜则地泥，寒胜则地裂，火胜则地固矣"（《素问·五运行大论》）。因此，当六淫侵犯人体而致病，可表现为不同的病证特点，如《素问·至真要大论》云："诸热瞀瘛，皆属于火"，"诸胀腹大，皆属于热"，"诸暴强直，皆属于风"，"诸病水液，澄澈清冷，皆属于寒"，"诸痉项强，皆属于湿"等。因此，运气学对气候异常引发疾病的具体情况分为六气的"未至而至"、"至而不至"和五运的"太过"、"不及"进行了详细论述，并运用五运六气历法推算预测各年的气候特点和发病规律，总结其一般规律为："气有余，则制己所胜而侮所不胜；其不及，则己所不胜侮而乘之，己所胜轻而侮之"（《素问·五运行大论》）。关于六淫所致的病位，《素问·至真要大论》指出"岁主藏害"，提出"以所临藏位命其病"，根据六淫对相应脏腑的影响，对其定位定性，即所谓"各以气命其藏"（《素问·六节藏象论》）。运气学认为六淫致病，在一定条件下其病证性质可循六淫所胜的方向转化，如《素问·六元正纪大论》云："太阴雨化，施于太阳；太阳寒化，施于少阴；少阴热化，施于阳明；阳明燥化，施于厥阴；厥阴风化，施于太阴，各命其所在以征之也"。六气循五行相胜规律，风向湿，湿向寒，寒向热，热向燥，燥向风方向转化，而病证性质亦可随之改变，由于六淫有"各归不胜而为化"的特点，其相应脏腑器官的病变，亦可发生相应传化，以此可掌握疾病的传变方向，因此，强调在审察疾病的变化时，要充分考虑六气盛衰胜复郁发之变，不要违背六气主时规律，即"审察病机，无失气宜"（《素问·至真要大论》）。

3. 法时而治，必先岁气 运气学根据四时气象的特点，提出"必先岁气，无伐天和"（《素问·五常政大论》）的法时而治的思想。

一是因时制宜，即在治疗时要充分考虑到四时气象因素对人体的影响，《素问·六元正纪大论》提出："用寒远寒，用凉远凉，用温远温，用热远热，食宜同法"。即冬季阴盛阳弱，病易寒化伤阳，当慎用寒药，以免更伤其阳；夏季阳盛阴弱，病易化热伤阴，当慎用热药，以免助邪热燔灼之势。否则必然会加重病情，产生严重后果，正如该篇所说："不远热则热至，不远寒则寒至。寒至则坚否腹满，痛急下利之病生矣；热至则身热，吐下霍乱，痈疽疮疡，瞀郁注下，瞤瘛肿胀，呕䶃鼽衄，头痛，骨节变，肉痛，血溢血泄，淋闷之病生矣"。

二是因地制宜。《素问·五常政大论》云："东南方阳也，阳者其精降于下，故右热而左温；西北方阴也，阴者其精奉于上，故左寒而右凉"，东南方气候温热，西北方气候寒凉，居民若外出旅行或迁徙，就有"适寒凉者胀，之温热者疮"的差别，治疗时"西北之气散而寒之，东南之气收而温之"，方有疗效。

三是根据四时气候淫胜规律用药。四时气候有寒暑燥湿之别，药物性能也有寒热温凉之殊，因此，治疗用药必须遵循人体气血顺应四时气候而变化的规律进行遣方用药，这是运气学运用气象学相关知识制订其临床用药的基本依据。就年度气候特点指导用药而言，如在"太阳司天"之年寒气偏盛，全年气温偏低，所用药物宜以"苦以燥之温之"；若在"阳明司天"之年，全年雨水偏少，气候干燥，所用药物宜以咸、以苦、以辛，"汗之、濡之、散之"（《素问·六元正纪大论》）等等。如果进行审因论治，一定要结合偏盛邪气的性质选用药物，则可依据"风淫所胜，平以辛凉，佐以苦甘，以甘缓之，以酸泻之；热淫所胜，平以咸寒，佐以苦甘，以酸收之；湿淫所胜，平以苦热，佐以酸辛，以苦燥之，以淡泄之；湿上甚而热，治以苦温，佐以甘辛，以汗为故而止。火淫所胜，平以酸冷，佐以苦甘，以酸收之，以苦发之，以酸复之，热淫同；燥淫所胜，平以苦湿，佐以酸辛，以苦下之；寒淫所胜，平以辛热，佐以甘苦，以咸泻之"（《素问·至真要大论》）的组方原则进行用药。此处原文对运气学中根据气候淫胜变化进行组方用药的理念体现得淋漓尽致。这种根据"五味入胃，各归所喜"（《素问·至真要大论》）和五行生克原则，并结合大量医疗实践总结出来的六淫所胜的五味用药规律，至今仍有效地指导着临床。

四是强调"司岁备物"。由于气候变化与地之万物的化生相应，所以，采备药物也要根据各年运气的不同情况，做到"司岁备物"。《素问·至真要大论》指出："司岁备物，则无遗主矣"，"先岁物何也……天地之专精也"。即每年的气象特点不同，药材质量会有差异，根据各个年份不同的气候特点，采集岁气所化生的药物，如厥阴司岁则备酸物，少阴、少阳司岁则备苦物，太阴司岁则备甘物，阳明司岁则备辛物，太阳司岁则备咸物，这样，便得天地精专之化，气全力厚，药物质量优良，疗效确切。非司岁物，则气散而不专，"故质同而异等也，气味有薄厚，性用有躁静，治保有多少，力化有浅深"（《素问·至真要大论》），这种"司岁备物"的采备药物理念，奠定了"地道药材"的理论基础。

4. 顺应时气，养生防病　　"人以天地之气生，四时之法成"（《素问·宝命全形论》），生命是自然界发展到一定阶段的必然产物，自然界的各种变化，无论是四时气候、昼夜晨昏的交替，还是日月运行等都会直接或间接地影响人体，产生相应的生理或病理反应，而人类在漫长的进化过程中，也形成了适应自然的生命机制，因此，人必须掌握和了解自然环境的特点，使人体生命活动顺应自然界的运动变化，即"与天地如一"（《素问·脉要精微论》），与天地阴阳保持协调和谐的状态，以保持"生气不竭"（《素问·四气调神大论》），身心健康。因此，中医学以四时气候变化为气象背景，创造性地提出了"治未病"的著名观点，这种治未病的思想，在运气学说中得到充分体现。如运气学说认识到自然界四时气候的变化有其一定的规律，每一季节都有其一定的气候特点，这些气候特点对人和各种生物的生长发育都有着深刻的影响，因此，通过运气理论分析，可以预先测知每一年的气候变化情况，从各年气候和疾病的大致情况则可及时采取各种措施进行预防。强调顺应自然界阴阳的消长规律以养生，即要掌握自然界的变化规律，适应性地调节人的生活起居、形体劳逸、饮食、情志等，做到地宜时顺，否则"治（养生）不法天之纪，不用地之理，则灾害至矣"（《素问·上古天真论》），故以"法于阴阳"为养生原则。

综上所述，中医运气学在四时气候变化规律的气象背景下，全面地构建了与气象因素密切相关的系统医学理论，形成了独具特色的中医气象学。其医学气象学思想突出地表现在：

其一，人体脏腑经络气血的生理活动与气象变化密切相关，形成了与四时气候相适应的变化规律；其二，疾病的发生、发展和变化受气候变化的影响；其三，在疾病的防治中着重强调"因时制宜"这一基本原则。这些理论观点一直有效地指导着中医临床，是中医运气学的突出特色。

第二节　中医运气学与物候学

《内经》在"天人相应"的整体恒动观思想指导下，较系统地描述了时令气候与物候、病候的相关性及变化规律，认为物候变化与气候变化密切相关，人体的生理病理变化与物候变化同步，并受气候变化的影响，人体脏腑生理病理与物候现象有着一致的生物学特性。

一、中医运气学与物候学规律

物候学是研究自然界植物和动物的季节性现象与环境的周期性变化之间的相互关系的科学。主要通过观测和记录一年中植物的生长荣枯，动物的迁徙繁殖和环境的变化等，比较其时空分布的差异，探索动植物发育和活动过程的周期性规律及其对周围环境条件的依赖关系，进而分析气候的变化规律及其对动植物的影响。它是介于生物学和气象学之间的边缘学科。物候学的两个主要规律是：物候现象是一年一度的循环，以及物候以气候为核心有规律的变化。中国最早的物候记载，见于公元前一千年以前的《诗经·幽风·七月》，以及其后的《夏小正》、《吕氏春秋·十二纪》、《淮南子·时则训》、《逸周书·时训解》和《礼记·月令》等。

物候学的主要规律在《内经》尤其运气理论中得到了比较完整地体现。首先，《内经》认为物候现象有年度循环的规律。《素问·六节藏象论》指出："终期之日，周而复始，时立气布，如环无端，候亦同法。"候，即指物候。即物候变化受气候年度变化影响，具有年度循环的规律并进一步指出计算年度循环的方法，即"立端于始，表正于中，推余于终，而天度毕矣。"《素问·六微旨大论》亦云："移光定位，正立而待之"，指出要使用圭表来进行精确计算。进而指出年度循环是建立在四时二十四气和七十二候的基础之上的。认为一年当中由于阴阳相互盛衰的变化，使自然界产生四时、二十四气和七十二候的物候现象，这种物候观察以年为单位周而复始。

其次，认为自然环境变化有一定规律存在，但是实际的物候现象并不一定准时出现。由于物候是以气候为转移的，并不完全随着时日而改变，因此，应该根据实际气候变化观测物候变化，指出："天地阴阳者，不以数推，以象之谓也"（《素问·五运行大论》）。《素问·至真要大论》中也概括性地指出："胜复之动，时有常呼？气有要呼？岐伯曰：时有常位，而气无要也。"即节气是固定的，物候却是可以波动的。

运气学认为地势高低，物候有异；地域南北东西，物候有别，并运用阴阳之气盛衰的理论加以论述。如《素问·五常政大论》指出："天不足西北，左寒而右凉；地不满东南，右热而左温"，"是以地有高下，气有温凉，高者气寒，下者气热"。《素问·六元正纪大论》

云："春气西行，夏气北行，秋气东行，冬气南行"，"至高之地，冬气常在；至下之地，春气常存"等，均指出了由于地势高低之异，地域南北东西之别，其阴阳寒热之气盛衰均不同，气候物候有明显差异。

二、气候物候病候的整体恒动观

运气学在论述各年度气运物候变化时，始终以整体恒动观为指导思想。认为物候变化以气候变化为前提，气候变化以天地阴阳之气的相互盛衰为基础。即天地、四时、六气、天人、万物是一个完整的统一整体，并且这个整体是处在不断的运动变化之中的，它们之间都是相互影响、相互作用、密切关联的，不同年份，其运、气、物候、病候均不同。突出了气候物候病候一体观，从时间和空间的统一整体上考察和研究三者所遵循的同一自然规律。即天地阴阳盛衰使气候发生春夏秋冬、寒热温凉的四时变化，四时气候变化则又使物候，如植物的生长枯荣、动物的生息往来等随之发生变化。人亦是自然界生物之一，同样对人体健康和疾病都有相应的影响。即气运有太过不及、胜复郁发等变化，气候物候病候也会随之发生相应变化。《素问·气交变大论》、《素问·六元正纪大论》详细论述了各太过不及之年六气司天在泉的气候物候变化，以及人体因气候物候异常变化所致的病变，如《素问·气交变大论》云："岁土不及，风乃大行……民病飧泄霍乱，体重腹痛……复则收政严峻，名木苍雕，胸胁暴痛，下引少腹，善太息"，诸多认识均体现了《内经》的整体恒动观思想。

三、五星变化与物候现象

五星，指木、火、土、金、水五大行星。《内经》认为气候物候变化的原因除受五运、六气地势高低、地域东西南北等因素影响外，还与五星变化关系密切。《素问·气交变大论》中记载了古人通过长期观测发现的五星运行的规律及其对地面的影响，说明了运气学中的五星运行规律有其古代天文学基础。

《素问·气交变大论》论述五运太过不及年份的气候变化和物候表现时，特别注明各年份木火土金水五星晦明亮度及色泽变化，并专门论述了五星运动的特点，即"徐"、"疾"、"顺"、"留"、"守"，指明了五星复杂的运行轨迹。近年来，有关学者从天文学角度研究《内经》，认为其中的一些记载是古代天文史料的一部分。《内经》时期已经认识到行星的视运动有"徐"、"疾"、"顺"、"留"、"守"的运动变化规律和"以道留久，逆守而小"、"以道而去，去而速来，曲而过之"以及"久留而环，或离或附"3种运行轨迹。这些古天文学知识在《汉书·天文志》、《隋书·天文志》上也有类似记载。现代天文学认为行星的这些复杂视运动，以及"高而远则小，下而近则大"，"大则喜怒迩，小则祸福远"的对地面不同程度的影响是由于行星、地球在围绕太阳运行时各自运动速度不同以及相对位置发生变化造成的。行星运行的速度快慢、相对位置的变化，尤其是其运行与地球距离的远近都会对地球的引力有很大影响，都会使地球气候发生不同程度的异常变化，从而使自然物候发生相应变化，可以说，五星是地球发生异常气候物候变化的因素之一。

五星应五运是运气学中的重要问题。地球生物圈的气候物候变化与太阳、月亮、五星，以及地球本身的运行变化都有密切的关系。运气学认为气候变化与五星相关，不同年份、不同气候情况下，五行星的位置与亮度变化都有区别。这种气候物候变化与空间、时间紧密相联系的观点，其正确性是毋庸置疑的。这种从太阳系宏观角度研究气候变化给自然带来的物候变化及各种变化的观点及方法，对于研究大自然生态平衡也具有重要意义。

四、运气变化与物候现象

（一）岁运与物候

运气学特别注重不同年份的物候表现，并以此探求物候变化规律。《内经》详细地论述了五运太过不及、淫郁胜复、六气司天在泉、运气相合而出现的复杂的气候变化，以及这些气候致使自然界出现的各种各样的物候现象，并通过这些物候现象便可了解气运的太过与不及。如《素问·气交变大论》在描述五运太过之年的物候现象时云："岁木太过，风气流行……岁火太过，炎暑流行……岁土太过，雨湿流行……岁金太过，燥气流行……岁水太过，寒气流行"，指出了木运太过之岁，风气流行，故天下云物飞动，地上草木摇动不宁，甚至草木倒偃摇落；火运太过之岁，水气来复，雨水寒霜降临，少阴君火，少阳相火司天，炎热如大火燔灼，出现水泉涸枯，万物干焦枯槁；土运太过之岁，又遇土旺之时，则可见泉水涌出，河水泛滥，干涸的沼泽之中长出鱼类，若木气来复，则风雨大作，堤坊崩溃；金运太过之岁，燥气流行，金气峻急，生发之气被削弱，草木生气收敛，青干凋谢；水运太过之岁，水胜土复则大雨骤降，湿气郁蒸，而天空中雾露迷蒙，若遇太阳寒水司天则雨雪冰霜不时下降。

（二）六气与物候生化

运气学在论述一年六气六步主时时，明确指出了六气敷布能促进万物出现不同的生化现象，如《素问·六元正纪大论》云："厥阴所至为生化，少阴所至为荣化，太阴所至为濡化，少阳所至为茂化，阳明所至为坚化，太阳所至为藏化，布政之常也"。即当厥阴之气所临时促进万物生发，少阴之气所临时促进万物荣华，太阴之气所临时促进万物滋润，少阳之气所临时促进万物茂盛，阳明之气所临时促进万物坚实、成熟，太阳之气所临时促使万物蛰藏。

运气学还明确指出了六气所至在正常情况下对动物生长繁殖能够产生不同的影响，如《素问·六元正纪大论》云："厥阴所至为毛化，少阴所至为羽化，太阴所至为倮化，少阳所至为羽化，阳明所至为介化，太阳所至为鳞化，德化之常也。"即厥阴之气所临则较适合毛虫化育，少阴之气所临则较适合羽虫化育，太阴之气所临则较适合倮虫化育，少阳之气所临则较适合羽虫化育，阳明之气所临则较适合介虫化育，太阳之气所临则较适合鳞虫化育。认为生物生化也是物候变化之一，气候变化直接影响着生物的生化。

五、人体变化与物候现象

（一）脉象变化与物候同步

《内经》认为人体脉象变化随着四时春温夏暖秋凉冬寒、春生夏长秋收冬藏的气候物候变化而呈现春弦、夏洪、秋毛、冬石的生理变化。如《素问·脉要精微论》中描述四季正常脉象时指出："春日浮，如鱼之游在波；夏日在肤，泛泛乎万物有余；秋日下肤，蛰虫将去；冬日在骨，蛰虫周密"，"四变之动，脉与之上下，以春应中规，夏应中矩，秋应中衡，冬应中权"。在《素问·玉机真脏论》中指出了不与正常物候时令相应的病脉，即根据脉之所动的异常情况，去测候病之所在。《素问·五运行大论》对运气与脉象的关系也作了专门论述，明确指出："先立其年，以知其气，左右应见"，"尺寸反者死，阴阳交者死"，认为脉象变化与自然气候相应，与物候同步。

（二）五运三纪的物候与病候

运气学详述了各岁运、岁气的物候及病候表现。认为病候表现与物候变化同步，并受气候变化的影响。《素问·五常政大论》、《素问·气交变大论》、《素问·六元正纪大论》等篇中详细论述了五运三纪（平气、太过、不及之岁）的物候与病候，《素问·至真要大论》及《素问·六元正纪大论》详述了六气司天在泉、胜复的物候变化与病候表现，并指出了不同岁运岁气之纪的药食五味之所宜，其内容十分丰富。

1. 平气之纪的物候与病候 平气，即平和之气，它出现在"运太过而被抑"或"运不及而得助"的年份。平气之岁，气候较平和，物候变化基本趋于正常，疾病流行较少，病情比较单纯。

《素问·五常政大论》指出了五运平气之岁的名称，即："木曰敷和，火曰升明，土曰备化，金曰审平，水曰静顺"。说明木气敷布调柔，火气上升光明，土气备具生化，金气平顺无妄，水气清静顺流，这就是五运各守其平的征象；并且详细归纳了这五个平气之岁的气候、物候、病候特点，以及其与自然界植物生长、人体脏器的相应关系，即"敷和之纪，木德周行，阳舒阴布，五化宣平，其气端，其性随，其用曲直，其化生荣，其类草木，其政发散，其候温和，其令风，其脏肝，肝其畏清，其主目……其养筋，其病里急支满……"指出木运平气之年，气化平正，阴阳敷布正常，运气调和，自然界气候较正常，生物生长变化也较正常，植物草木生长茂盛，气候温和，在脏腑中与肝相通应，其易病里急胀满。

2. 太过之纪的物候与病候 五运太过之纪，气化有余，本运之气偏盛，本气流行。《素问·五常政大论》不仅指出了五运太过之纪的名称是"木曰发生，火曰赫曦，土曰敦阜，金曰坚成，水曰流衍"，并对5个岁运太过之年的气候、物候及人体疾病的变化规律进行了详细论述。认为岁运太过之年，气候、物候变化较相应的时令来得早，本气偏盛；表现在人体脏腑疾病方面是由于气候、物候变化致使相应脏气受损，且发病较急暴，如《素问·六元正纪大论》所云："太过者暴，不及者徐，暴者为病甚，徐者为病持"。

《素问·气交变大论》论述了岁运太过之年的自然界气候、物候变化特点、人体受病脏腑及临床表现，总结出了气候物候病候变化的胜复变化规律。例如：木气偏胜，所胜受邪，所不胜来复（所胜之子来复）。胜，指胜气，复指复气。复气的轻重，由胜气的轻重情况来决定，即《素问·五常政大论》所谓"微者复微，甚者复甚"。

3. 不及之纪的物候与病候 五运不及之纪，本运气化不足，气候物候变化较相应的时令来得较晚，物候表现不能与季节相应。《素问·五常政大论》指出了五运不及之年的名称，即："木曰委和，火曰伏明，土曰卑监，金曰从革，水曰涸流"，详述了岁运不及之年的气候物候变化及人体疾病的相应变化规律。如《素问·五常政大论》云："委和之纪，是谓胜生，生气不政，化气乃扬，长气自平，收令乃早，凉雨时降，风云并兴，草木晚荣，苍干凋落……其动缩戾拘缓，其发惊骇，其脏肝……其病摇动注恐，从金化也。"指出木运不及之年气候物候现象均不正常，春行秋令，气化作用反常，应温反凉，应生反杀，植物未秀而早实，影响到人体则表现出痉挛拘急等肝病的症状。

在《素问·气交变大论》中也讨论了岁运不及之年的气候物候及人体发病规律及特点，并论述了不及之年气候、物候及病候都有胜复变化规律，即本气不及，所不胜来乘，所胜反侮（不及之子来复）等现象。

4. 运气郁发的物候与病候 郁发，即五运之气克制所胜之气，使所胜之气被郁，抑郁至极就会发作，出现被郁之气气化亢盛的气候物候及病候表现。如木运太过之年，风气偏胜就会出现土郁的气候物候现象，土被郁至极，就会因郁极而发，出现土郁之发的气候物候及病候表现。

《素问·六元正纪大论》专门讨论了郁发问题，认为郁发是自然界气候变化中的一种自稳调节现象。郁发的规律是郁积之极，就要暴发，即所谓"郁极乃发，待时而作也。"同时又指出自然气候变化很复杂，不能机械对待，即"政无恒也"，指出郁发没有定时。郁发虽无定时，但有先兆可知。《素问·六元正纪大论》的"有怫之应而后报也，皆观其极而乃发也"即是此意。该篇还详细描述了五运郁发之兆，若见"长川草偃，柔叶呈阴，松吟高山，虎啸岩岫"，则是木郁将发的先兆。若见"华发水凝，山川冰雪，焰阳午泽"的物候现象，则是火郁将发的先兆，若见"云横天山，浮游生灭"，则是土郁将发的先兆，若见"夜零白露，林莽声悽"，则是金郁将发的先兆，若见"太虚深玄，气犹麻散，微见而隐，色黑微黄"，则是水郁将发的先兆；均说明自然气化异常，在自然物候有先兆现象表现。

《素问·六元正纪大论》篇详细地描述了五郁之发时的气候物候及人体疾病的表现，并指出人体疾病的性质与郁发之气的性质基本一致。如描述土郁之发时，云："土郁之发，岩谷震惊，雷殷气交……洪水乃从，川流漫衍……故民病心腹胀，肠鸣而为数后，甚则心痛胁膜，呕吐霍乱，饮发注下，胕肿身重……以其四气"。指出土郁之发，雷雨大作，山谷震动，阴云密布，天昏地暗，山洪暴发，田地被淹，暴发过后气候正常，生物恢复正常生长。土郁之际，人体脾胃运化功能失常，因而出现脾胃运化功能失常的临床表现，如腹痛，胁肋胀满，恶心呕吐，上吐下泻，浮肿，身重等脾虚湿胜的表现。郁发的时间大约在四之气，即大暑以后、秋分以前约农历六月至八月这段时间。

此外，中医运气学理论中还记载了六气司天在泉的物候与病候、六气胜复的物候与病候等，对于临床分析病候、辨证论治，具有深刻的指导意义。

总之，《内经》运气理论中的医学物候学思想及其理论内容十分丰富。人是自然的一部分，与自然万物处于同一生态体系之中，故人体的生理病理变化是自然物候变化的一部分，其变化与自然物候变化同步。而自然气候、物候变化等因素直接影响着人体的生理病理变化。因此，研究《内经》中的物候学思想，对于探讨生命节律、总结发病规律、指导养生防病、研究医学模式等均有重要的指导意义。

第三节 中医运气学与地理学

中医运气理论涉及到丰富的医学地理学知识。医学地理学是研究人体生理、病理及治疗与地理环境之关系的一门科学。人与自然息息相关，人体受地理环境的直接或间接影响，可以表现出各种相应的生理、病理变化，因此，医者诊察疾病要"上知天文，下知地理，中知人事"（《素问·气交变大论》），强调医学不仅要研究社会因素与人体健康的关系，而且还要研究自然因素与人体健康的密切关系。

一、地理环境与气候

古代医家在长期医疗实践过程中认识到：不同的地理环境，可以导致气候、土壤、水质及生物种类的差异。运气学中比较详细地阐述了地理环境与气候的密切关系。

1. 五方地域与气候 东南西北中五方地域不同，气候及自然环境的各方面均有所不同。《素问·五运行大论》、《素问·阴阳应象大论》在"天人相应"整体观指导下，把六气、五行及五方相统一，精辟地论述了五方五位不同地理环境情况下的不同气候及其特点，"东方生风"、"南方生热"、"中央生湿"、"西方生燥"、"北方生寒"；"燥以干之，暑以蒸之，风以动之，湿以润之，寒以坚之，火以温之……燥胜则地干，暑胜则地热，风胜则地动，湿胜则地泥，寒胜则地裂，火胜则地固矣"（《素问·五运行大论》）。

《素问·异法方宜论》强调了气候与五方地理环境有关。篇中论述了五方地域不同，水土性质及气候类型等有所差异。"东方之域，天地之所始生也，鱼盐之地，海滨傍水"；"西方者，金玉之域，沙石之处，天地之所收引也，其民陵居而多风，水土刚强"；"北方者，天地所闭藏之域也，其地高陵居，风寒冰冽"；"南方者，天地所长养，阳之所盛处也，其地下，水土弱，雾露之所聚也"；"中央者，其地平以湿，天地所以生万物也众"。

2. 南北地势与气候 运气学认为，南北地势高低不同，气候也异。南北高下之地，之所以有寒热温凉的气候差异，主要是由于"阴阳之气，高下之理，太少之异也"（《素问·五常政大论》）的缘故。认为："东南方阳也，阳者其精降于下，故右热而左温。西北方阴也，阴者其精奉于上，故左寒而右凉。是以地有高下，气有温凉，高者气寒，下者气热"（《素问·五常政大论》）。说明西北方地势较高，阳气相对不足，阴气相对偏胜，气候偏于寒凉；东南方地势偏低，阳气相对有余，阴气相对不足，气候偏于温热。进一步认为，南北地域距离越近，气候差异越小；距离越远，气候差异越大；故曰："地之小大异也，小者小异，大者大异"（《素问·五常政大论》）。这种地势高低与气候温凉之间相关联的观点是古人对地域与自然气候变化关系实际观察的经验总结。《素问·六元正纪大论》的"至高之地，冬气常在，至下之地，春气常在"则是对这一规律认识的重申和再度肯定，王冰注此曰："高山之巅，盛夏冰雪，污下川泽，严冬草生，长在之义足明矣"。

由此可见，运气学运用阴阳五行理论，科学地阐释了由于地区方域不同、地势高下之异，形成不同的水土性质、气候类型的自然现象。认为无论是五方大范围的气候差异，还是一州之地小范围的气候差异，均因地势高下所致；任何地域的气候变化都是天地阴阳之气相互感召的结果；自然界所有生物的化生都同时受到天时及地理环境的影响。其观点提示了防治疾病应考虑实际地域与气候的差异。

《内经》关于地理与气候的论述，基本符合我国东南纬度低、气候温暖多湿，西北纬度高、气候寒凉多燥的特点。这些认识与现代地理、气候区划思想极为相似。当今时代，地势地貌、地质土壤、水质水温、气象要素等与人类健康的关系已成为现代医学地理学研究的重要课题。因此，运气学强调大生态环境平衡的观点对于现今防治疾病仍具有重要的现实意义。

二、地理环境与人体

《素问》运气七篇大论及散见于其他篇章中的医学地理学知识，不仅记载了地理环境与气候的关系，也论述了地理环境对人体健康及疾病的影响，对中医临床实践有重要的指导作用。

（一）地理环境与体质

不同的地理环境条件下，人体体质有显著差异。一般来说，北方人喜食麦面，南方人喜食大米；北方人怕热，南方人怕冷；北方人身材相对高大，南方人身材相对矮小。由于南北之人的体质差异，一旦南北易居，常常不能适应新的环境，与久居当地的人们相比，不仅会出现过于怕寒或怕热的现象，而且还会产生不服水土的某些病证。

人们的生活习惯、体质差异与地理环境密切相关。《素问·异法方宜论》记载东方之人"食鱼而嗜咸"、"皆黑色疏理"；西方之人"华食而脂肥"，"不衣而褐荐"；北方之人"乐野处而乳食"，多"脏寒"；南方之人"嗜酸而食胕"，"皆致理而赤色"；中央之人"食杂而不劳"，生活安逸，环境舒适，缺乏运动，均说明五方之人生活习惯及体质特点的形成直接受到地理环境、气候等因素的影响。《内经》关于地理气候条件与人体体质关系的论述，对我国人群体质状况地域性差异所作的评估，体现了"因地异质"的学术思想，是中医学确立"因人"、"因地"、"因时"制宜及"同病异治"治则的理论依据。

后世学者在此基础上进一步发挥，认识到地理环境与人的智慧德行也有密切关系，如元代虞裕在《谈选》中指出："太平之人仁，东方也；丹穴之人智，南方也；太蒙之人信，西方也；崆峒之人武，北方也。此四方地气形之不同也"。这种东人多仁、南人多智、西人多信、北人多武的记载，既是前人实际观察的结果，又是对《内经》"因地异质"思想的丰富和发展。

地理环境与寿命关系密切。运气学还论及了地理环境与寿命的密切关系，《素问·五常政大论》明确指出地域不同，寿夭有别；即使同一区域，地势的高低也是影响寿命的因素之一。如"东南方，阳也，阳者其精降于下……西北方，阴也，阴者其精奉于上……阴精所奉其人寿，阳精所降其人夭。"又云："一州之气，生化寿夭不同，其故何也？岐伯曰：高下之理，地势使然也……高者其气寿，下者其气夭。"可见，无论区域范围大小，人群寿命都依地势高低、气候寒温而存在着一定差异；产生这种差异现象的原因，在于"高者气寒"，"下者气热"，地势高者节气迟至，地势低者节气早到；地理环境不同，物候变化有迟早之异，人之寿命也随之有所差别。《素问·五常政大论》认为，东南地区天气温热，长寿者少；西北地区天气寒凉，长寿者众。因而，中医学养生思想首先强调顺应自然，积精敛阳。《内经》这一观点与客观实际大致相同，据现代有关研究报道，长寿老人以高寒地区多见，如我国西北的新疆和境外的高加索一带，素有"世界长寿区"的美誉。

（二）地理环境与发病

地方性疾病的发生与地势地质、生活环境及其形成的体质类型等因素有较为密切的联系。《吕氏春秋》记载了不同地区的水质差异，并指出："轻水所，多秃与瘿人；重水所，多尪与躄人；甘水所，多好与美人；辛水所，多疽与痤人；苦水所，多尪与伛人。"这些疾病的发生可能与患者饮水中所含矿物质的种类及其含量的多少有关。

《内经》对地理环境与人体发病关系的论述，主要涉及地方性常见疾病的发病特点及发生规律。《素问·五常政大论》根据我国东南地势低下、气候温热，西北地势高峻、气候寒凉的特点，提出"温热者疮"、"寒凉者胀"的地域多发病。《素问·异法方宜论》则强调地域环境不同，则易发生某些地区性疾病。如东方之人易患痈疡，西方之人其病生于内，北方之人脏寒生满病，南方之人易病挛痹，中央之人易病痿厥寒热等。

特异的地质环境不仅会引起地域性常见病、多发病，还会导致地域性疫病的发生与流行。《素问·刺法论》提出："天地迭移，三年化疫"，主要是由于"气交失易位，气交乃变，变易非常，即四时失序，万化不安，变民病也"，强调在气交失易位的情况下，气候反常，四时失序是疫疠发生的主要原因，但亦不排除地质环境不良，而蕴酿毒气、瘴气的重要作用。如《淮南子·地形训》载："嶂气多暗，风气多聋，林气多隆，木气多伛，岸下气多肿"等等。

后世医家受到《内经》"因地异病"思想的启示，对地理环境与发病的认识有进一步的发挥。清代医家吴有性在《温疫论》中认识到："西北高厚之地，风高气燥，湿证希有；南方卑湿之地，更遇久雨淋漓，时有感湿者。"虞裕在《谈选》中指出："西北之地，山广土厚，其俗所食黍麦粱肉，故其禀若壮，而多风痹之疾；东南之地，土薄水深，其俗所食粳稻鱼虾，故其禀受差弱，而多脾胃之病。"现代流行病学研究资料也表明，许多疾病与地理环境有关，如有与病区微量元素缺乏有关者，有与病区营养物质缺乏有关者，这方面的研究日益被现代医学所重视。

（三）地理与治疗

中医学根据不同地理环境的常见疾病情况，确立了多种预防和治疗措施。《素问·五常政大论》认为："治病者，必明天道地理"，只有遵循包括地理环境在内的自然规律，灵活变通地治疗疾病，才能取得如桴应鼓、如影随形的迅捷疗效。

运气学十分重视"因地制宜"的治疗原则。《素问·五常政大论》指出："西北之气散而寒之，东南之气收而温之，所谓同病异治也。"《素问·异法方宜论》则谓："一病而治各不同，皆愈"，文中从不同角度强调合理运用"因地制宜"治则的重要性。

至于《素问·异法方宜论》所载来自东方的砭石，西方的药物，北方的灸焫，南方的九针，中央的导引按跷等，则是我国古代劳动人民在同疾病作斗争的过程中，根据各地人们的体质及其地域性多发病的特点，创造出来的适宜于各种不同病证的具体治疗手段和医疗方法。

治疗用药方面，《素问·五常政大论》结合东南西北的地域气候特点，发现西北之地"气寒气凉"，人们多因寒邪外束而热郁于内，容易出现表寒里热证，在治疗原则上宜"散而寒之"，具体治疗方法就是用寒凉药物治其里热，用热水浸洗以散表寒，即"治以寒凉，行水渍之"。东南之地"气温气热"，人们多因阳气外泄而内生虚寒，治疗原则上宜"收而温之"，以防阳气外脱，具体治疗方法则用温热药物以治其里寒，固其表虚，即"治以温热，强其内守"。又根据"高者气寒"，"适寒凉者胀"的情况，总结出"下之则胀已"；根据"下者气热"，"之温热者疮"的情况，归纳了"汗之则疮已"的具体治疗方法。这些治疗及用药方法都是"因地制宜"治则的具体体现，对后世医家临床诊治疾病具有重要的指导作用。如徐大椿《医学源流论·五方异治论》指出："人禀天地之气以生，故其气体随地不同。西北之人，气深而厚，凡受风寒，难于透出，宜用疏通重剂；东南之人，气浮而薄，凡遇风寒，易于疏泄，宜用疏通轻剂。又西北地寒，当用温热之药，然或有邪蕴于中，而内反甚热，则用辛寒为宜；东南地温，当用清凉之品，然或有气随邪散，则易于亡阳，又当用辛温为宜。至交广之地，则汗出无度，亡阳尤易，附桂为常用之品。若中州之卑湿，山陕之高燥，皆当随地制宜。"其实质强调了应根据地理环境不同确立合理的治疗方法。

此外，临床治疗用药时还应考虑地理气候环境对中药药效的影响。中药大多来源于天然的植物和动物，受不同地区土壤、气候、日照、雨量等因素的影响，其生态及内含的物质成分具有明显的差异性，药理作用也因为产地不同而出现差异。《素问·至真要大论》提出"司岁备物"观点，认为采备主岁所化所生之药物，则因得天地精专之化而气全力厚。同样道理，采备适宜种植之地域环境生长的道地药材，也可得到气全力厚之效用，用于临床则能产生质同异等的效果。

总之，运气学从气候、体质、寿命、发病以及疾病的防治等多方面系统地阐述了地理环境对人体健康的影响，体现了中医学"天人相应"的整体观念，对于中医临床诊治疾病具有重要的指导意义。

第四节 中医运气学与历法

一、中国古代历法概述

中国是世界上最早发明历法的国家之一。据统计从黄帝历法到清朝末期启用西历（公历）始，中国历史上一共产生过 102 部历法，各部历法在具体内容和治历方法上既有承袭，也有变革，绵绵两千余年，改革不息，令人叹为观止。这些历法中有的曾经对中国文化与文明产生过重大影响，比如夏历、商历、周历、西汉太初历、隋唐大衍历和皇极历等，这些历法不但对养生、中医学、思想学术、天文、数学等曾起到过重大作用，而且它的出现对中国经济、文化的发展有积极的影响。

中国的历法与纪年，一般采用阴阳干支三合历。上古时期，根据不同的农业牧业生产情况需要，分别产生过太阳历法和太阴历法。农历作为中国传统历法，最早源自何时无从考究，据出土的甲骨文和古代中国典籍记载，现时阴阳合一的历法规则一般认为源自殷商时期。农历，中国传统历法之一，也被称为"阴历"、"殷历"、"古历"、"黄历"、"夏历"和"旧历"等。农历属于阴阳历并用，一方面以月球绕地球运行一周为一"月"，平均月长度等于"朔望月"，这一点与阴历原则相同，所以也叫"阴历"；另一方面设置"闰月"，以使每年的平均长度尽可能接近回归年，同时设置二十四节气以反映季节的变化特征，因此，农历集阴、阳两历的特点于一身，也被称为"阴阳历"。虽然历史上存在过千差万别的历法，但就其基本原理来分不外乎三种：即太阴历（阴历）、太阳历（阳历）和阴阳历。

历法是因于生产和生活的需要而根据天象标记时间的一种方法，在《内经》中称之为"气数"，即地面接受日光辐射的周期性变化。这个"数"来自实际测量与观察的记录。在《素问·六节藏象论》中有如下的记载："立端于始，表正于中，推余于终，而天度毕矣"；"天度者，所以制日月之行也；气数者，所以纪化生之用也"。明确指出历法应以日月星辰的运行为依据，反映天地阴阳之气消长的律数，可用以表示生命运动的节律。可见，中国古代历法的主要研究内容是日、月及五大行星的运动规律。

《内经》全书贯穿着人与天地日月"并行一数"的思想，《内经》出于养生和治疗的需要，按照自然界运动变化与人类生命活动关系密切的观点，自然地注意人体与时令气候的关系，因此，对季节的迁徙、气候的变异颇为重视，历法就是先贤对天象及自然规律长期观察的科学结晶。人们可根据历法把握时令气候变化对养生治疗的影响，因时制宜地采取适当的预防与治疗措施。《内经》中记载的历法主要为太阳历和阴阳合历。

（一）太阳历

太阳历把太阳周天视运动均匀地划分为若干等分，以标志时令。《内经》中的太阳历有两种形式，即二十四气历和九宫八风历。

1. 二十四气历 《素问·六节藏象论》中云："五日谓之候，三候谓之气，六气谓之时，四时谓之岁"，"时立气布，如环无端"。六气为一季，四季即二十四气。二十四气历通行于我国古代，起源于黄河流域，几千年来成了中国各地农事活动的主要依据，至今仍在农业生产中起一定的作用。二十四气历并非医家所独用，它的全部名称首见于《淮南子·天文训》，《吕氏春秋》、《礼记·月令》及《淮南子·时则训》等记载了春月为春阳布发生之令，夏月为夏气扬蕃秀之令，秋月为秋气正收敛之令，冬月为冬气正养藏之令，反映了春生夏长、秋收冬藏的自然规律。同样，《素问·四气调神大论》也倡导四季养生方法，以维护人与自然的和谐而保持健康。这些观点乃是古代历法知识与医学相结合的成果。有学者研究认为该历即是秦汉之际的颛顼历，因此，可以推断，最晚到战国时代，二十四气的历法已经成熟了。

二十四气源于十二次，即把太阳周天视运动轨道均分为十二段，以之为太阳历的十二个月。而后古人又把十二次一分为二，就形成了二十四气。二十四气可分为节气和中气两部分，太阳在每一次的初度为节气，到每一次的中间为中气，二十四气始于立春。例如：立春为正月节气，雨水为正月中气；惊蛰为二月节气，春分为二月中气等等。因为两个节气的时间大于一个朔望月的时间，所以可能出现一个月内只有一个节气或一个中气的情况。西汉《太初历》因而规定节气可以在上月的下半月或本月的上半月出现，而中气一定要在本月出现；如果遇到没有中气的月份，可以定为上月的闰月。这种置闰原则沿用了一千多年。它的计算方法最早是把一回归年等分为24份，每气平均长15日，谓之"平气"。由于北齐时代发现了太阳运动的不均匀性，各平气之间太阳所行天度并不相等。隋代天文学家刘焯提出以太阳在黄道上的实际位置来区分二十四气，谓"定气"；自清代时宪历才开始采用，现今我们所用的即是"定气"。按二十四节气划分时令，气候与物候的变化密切相符，用以表示生物一年之中的生化节律，该历有明显的优点，所以《内经》许多篇章中有关疾病的死生预后等内容常以节气来划分。

2. 九宫八风历　九宫八风历是一种鲜为人知的古历。在古代天文历法著作中很少被提及，但在《内经》中却占有显著地位。在《灵枢·九宫八风》中对此有详细的记载，云："太一常以冬至之日，居叶蛰之宫四十六日，明日居天留四十六日，明日居仓门四十六日，明日居阴洛四十五日，明日居天宫四十六日，明日居玄委四十六日，明日居仓果四十六日，明日居新洛四十五日，明日复居叶蛰之宫，曰冬至矣。太一日游，以冬至之日，居叶蛰之宫。数所在，日从一处，至九日，复返于一，常如是无已，终而复始"。即以一年的冬至、立春、春分、立夏、夏至、立秋、秋分、立冬8个节气把全年分为8个时段，每个时段太一居一个方向。冬至在北方，立春在东北，春分在东方，立夏在东南，夏至在南，立秋在西南，秋分在西，立冬在西北。太一游八宫而不入中宫，好比北极星端坐北极中宫不动，北斗七星围绕北极而转，斗柄在一年中分指不同方位。其中"太一"，又名"太乙"，即北极中大星。由于地球的公转，北极中大星每年环绕北天极运行一周，古代又称之"璇玑四游"。

九宫八风历是把北极星作为测定方位的中心，而以北斗星围绕其旋转作为指针，在每年中依次移行，将北极附近的天区划分为八宫，加上中央北天极，名之为九宫。九宫八风历把一回归年定为366日，自冬至日开始，将一年366日分配于八宫，规定北斗星每过一宫主45日或46日，以此将一年划分为八节。认为北斗星过宫的交节之际都有风雨相应，谓之八风。八风之来，如与北斗星所在天区方向一致，则为天地正气，主生、主长养万物；若与北斗星所在天区方向相反，则为冲后之虚风贼风，主杀、主害，有害于生物与人体。九宫八风历的要义，在于指导人们在北斗星过宫之际密切观测风向、判断天时的虚实顺逆，作为预防时令疾病和辨证论治的参考。

九宫八风历虽以北斗星过宫为历法依据，但间接地反映了太阳周年视运动的过程，所以也属于太阳历的范畴。它与二十四气历相比，回归年长度欠精确，节气划分也少，是更加古朴的一种太阳历，但在预测气候变化和疾病流行方面有一定意义，所以《内经》在漫长的成书及流传过程中依然将其纳入中医学的医用历法体系，从而将其沿用下来。

（二）阴阳合历

阴阳合历是兼顾太阳和月亮两种运动周期的历法。《内经》中也有两种：一种是中国古代的太阳回归年与朔望月即太阴年相结合的阴阳合历，又称为四分历。《素问·六节藏象论》云："日行一度，月行十三度而有奇焉，故大小月三百六十五日而成岁，积气余而盈闰矣。"即把一年 365 日，按月象分为 12 个月，大月 30 天，小月 29 天，一朔望月等于约 29.5 日，大小月共 354 或 355 天，而一个太阳回归年约 365.25 天，即约 365.25 日，两者相差 11 天还有余，容易造成历法的混乱。中国古代调整的办法是：每 19 个太阴年加上 7 个闰月使太阳回归年与太阴年几乎相等。因其兼有阴历月和回归年的双重性质，故属于阴阳合历，它是运气理论制定运气历的基础。另一个就是五运六气历，它也是阴阳合历，为医家所独创。它完整地记载于"七篇大论"中，全部历谱可用干支——五运阴阳系统推算出来。它揭示了日地月三体运动的最小相似周期为 60 年，其中嵌套着 5、6、10、12、30 年多种调制周期；阐明了六十甲子年中天度、气数、气候、物候、疾病及疾病防治的变化规律，从更广泛的时空角度反映了天地人之间的统一。由此可见，《素问》运气"七篇大论"中医家独创的五运六气历可谓是对阴阳合历的创造和发展。

二、五运六气历法系统

五运六气历法系统，记载于《内经·素问》的"七篇大论"中，《内经》中的五运六气是古代的医学气象历法。这个历法是用"五六相合"来编历，全部历谱可用干支——五运阴阳系统推算出来。其中"五运"是将一回归年约 365.25 日分为五步，每运各主约 73.05 日；"六气"是将一回归年分为六步，每步约主 60.875 日，用以推算自然界气候的变化规律及其对人体生命活动的影响，五运六气历法以古四分历作为制历根据。

（一）干支纪年

天干地支，原是古人用来记叙年、月、日、时的符号。年、月、日是历法的三要素，我国阴阳历中对此三要素的记录，从最早的"古六历"（即黄帝、颛顼、夏、殷、周、鲁六种历法的合称），到清朝的时宪历，所有历法都通用干支纪年。我国拥有世界上改革最频繁、且精确程度不断提高的历法，可以说历法是我国古代天文学的主要内容。干支是我国古代历法的骨干，干支不仅是记录年、月、日、时的符号，它本身也具有丰富和深刻的天文学意义。

（二）干支相合六十甲子

《素问·六微旨大论》云："天气始于甲，地气治于子，子甲相合，命曰岁立，谨候其时，气可与期。"说明甲子六十年是立岁期气的纲领，岁运之盈虚，气令之早晏，万物之生死荣枯，都可由此而推究。

干支甲子用于纪年，同时也用于纪月、纪日。

在运气历中，干支与阴阳五行相配的方法与一般配法不同。根据《内经》引证《太始天元册》的记载，说明十干化运是由观测天象——"五气经天"而来。根据五运六气历原理，这五种不同颜色的光代表地面上木、火、土、金、水五种物质特性，从其作用来看，不仅具有风、热、湿、燥、寒五种不同的气候特征，而且与同名的五星运行相关。它们在空间的流布有固定的位置和永久的影响，当与其方位相应的天干值年时，该年气候就呈现出对应的特异性变化，引起相关星象明亮度、颜色和运行轨道的改变，并对生存于天地气交之分的自然界万物和人体带来正常的和不正常的影响，引起虫、畜、谷、果繁育衰耗的变异和人体脏腑功能的生理病理改变。

《素问》运气"七篇大论"将气候、物候、病候的变化纳入"五运六气"系统，从整体上研究和考察它们之间的相互联系以及周期性的演变规律。

总之，《内经》中蕴藏着丰富的天文历法知识，这是我国古代劳动人民在长期的劳动生产实践中总结发明出来的，人们对宇宙的形成、对天体日月五星的观察、对天体运行规律的论述及对历法的认识，无不体现了我国古代劳动人民的智慧。《内经》中的天文历法体系，也是中医学科学精髓之所在。

目前，国外已经开始了"医学—生物学—太阳地球物理学—气象学"等一系列的相关研究。中医学相关学者应该发挥自身优势，深入挖掘和研究《黄帝内经》中的天文历法知识，深入理解其中所蕴涵的"天人合一"的意义，或从基础角度进行研究，寻求外界变化对生物体产生影响的物质基础。或从临床应用的角度进行研究，根据日月星辰的运动变化与人体生理病理的关系，从而推断出人体脏腑经络、气血阴阳的变化，推测可能发生的疾病谱，并采取相应的预防治疗措施，达到防病治病目的。在研究中，还应该积极借鉴现代天文学、物理学、地理学、物候学、气象学、分子生物学等多学科知识，这对于发展多学科交叉渗透，以及发展现代天文学、生命科学等无疑也是一种促进。因此，深入开展多学科协作研究，不仅对于《内经》的研究具有重大意义；而且对于天文学、古天文学、气象学史研究和中国古代文化的研究都有很大的现实意义；即便对于现代科学也不无启迪。

复习思考题

1. 简述运气理论形成的古天文学背景。
2. 运气学中所涉及的古气象学内容有哪些？
3. 简述运气学中的气象医学思想。
4. 中国古代的历法大约有哪几种？《内经》中记载的历法主要有哪两种？
5. 何谓"阴阳合历"？
6. 试述"五运六气历"的概念，"五运六气历"是属于古代的哪种历法？
7. 何谓"九宫八风历"？其意义是什么？

附篇一
运气理论的现代研究

　　中医运气学是《内经》的重要组成部分，近年来，随着医学科学模式的转变，人体生命与自然的密切关系愈来愈引起有关学者的重视，许多学者从不同的角度，对《内经》运气学理论进行多方面研究，取得了一定的成绩。现从收集到的众多研究运气学的学术论文中，选取 150 余篇，从运气学起源研究、理论研究、临床研究、回顾调查性研究、多学科研究、实验研究、运气学与 SARS、禽流感关系研究等 7 个方面进行分类概述。

一、中医运气学的起源研究

　　对运气学的产生和起源问题的争论，自宋·林亿认为"七篇大论"是唐·王冰将《阴阳大论》一书的内容补入《内经》后，至今一直未有停止过。有人认为是王冰补入，有人认为起源于汉魏之后，也有人认为产生于中唐等。张登本[①]认为：运气学说形成于东汉，其整体内容最早见之于现存的《素问》"七篇大论"之中，据现存资料而言，王冰是发掘并传承运气之学的第一人。廖育群[②]根据东汉天文机构的人员组成中含有医生这一线索及整个社会文化背景，认为运气学说的产生是东汉中后期。常存库等[③]人认为运气学说产生于唐以前，流行于宋以后，宋代理学的求理学风为运气学说提供了思想条件和新的哲学论证。王树芬[④]否定了认为七篇非《素问》原文的看法，否认了七篇是后世所撰说，从正面论述了"运气七篇"是《素问》所失之卷的理由。王树芬[⑤]还认为最早论述气候与疾病的是古代医家，系统讨论气运产生及综合考察气运、疾病的是《内经》。黄柳泉[⑥]从自然科学角度论述了《内经》，尤其是运气七篇的形成与古代自然科学有密切关系，其理论依据是采用当时最先进的科学，如天文、历法、气候等大量科学资料与数据，都被《内经》引用到主要的理论中去。李学勤[⑦]认为：运气七篇与《内经》其他部分有颇为密切的关系，认为七篇大论在王冰以前便存在于《素问》中，没有证据表明其原为《阴阳大论》，并指出，七篇大论在思想上，带有纬学影响的鲜明痕迹。孟庆云[⑧]认为：五运六气是中国古代的灾害预测学。中国古

①张登本. 王冰与中医运气学，河南中医学院学报，2004，10

②廖育群. 素问"七篇大论"运气不同推算方式之分析［J］. 中华医史杂志，1994，24（2）

③常存库，等. 运气学说的流行与理学［J］. 中医药学报，1990，1

④王树芬. 运气七篇考辩［J］. 中华医史杂志，1987，17（4）

⑤王树芬. 运气学说起源考察［J］. 中医药学报，1989，3

⑥黄柳泉. 试论《内经》的自然科学基础［J］，新中医，1986，18（4）

⑦李学勤.《素问》七篇大论的文献学研究［J］，燕京学报，1996，2

⑧孟庆云. 五运六气：中国古代灾害预测学［J］，中国中医基础医学杂志，2005，11（2）

代灾害的频发与历代有关预测理论的积累，产生了灾害预测学——五运六气。

二、中医运气学的理论文献研究

近年来，对运气学进行理论文献研究的著述较多。任应秋[①]归纳总结了自《内经》以后历代医家对运气学说的评价、贡献及应用，认为运气学说是结合医学来探讨气象运动规律的一门科学，具有一定的实践意义和科学价值，应该用现代科学手段对"医学—生物学—太阳地球物理学—气象学"进行详细的同步观察与研究。王孝先等[②]认为张仲景在《伤寒论》中全面继承和发展了《内经》的运气学说，结合外感热病的实际情况，创立了《伤寒论》气化学说，经伤寒学家张志聪、张令韶、陈修园、黄元御、陆九芝等共同努力使其学说更加完整。杨毓隽[③]认为刘温舒是将《内经》运气学说运用于临床医学的实践者。北宋末年运气学说盛隆，刘温舒功不可没，他启发影响了金元明清许多医家。万碧芳[④]探讨了刘完素对《内经》运气理论的发挥和应用，分析了其"亢害承制"的学术思想。盛国荣[⑤]对陈修园《灵素集注节要》中运气部分的内容及注释进行了研究，认为其注文节要集注、深入浅出、返博为约、启发后学、影响甚广。杨威等[⑥]认为明·杜文燮《药鉴》虽以药名书，贯穿着以五运六气学说（运气）为纲的医疗思维模式，指出百病根源，运气为先；百病生于气（六气），生死决于运（五运）；治病六气为本、五运为标；运用药物气味顺逆而达脏腑补泻之效。周丽雅等[⑦]对于吴鞠通学术成就进行研究，发现《温病条辨》的寒疫论、补秋燥胜气论、寒湿论等篇章均有运气变化对疾病影响的阐述，可见吴氏对运气理论的重视。认为运气变化对疾病的影响是现今值得发掘和研究的重要内容。苏颖等[⑧]对余师愚《疫疹一得》论疫特色进行了研究，认为余师愚对运气理论阐述透彻，如六气为司天之步、南政北政、药之主宰等，余氏提出了运气为疫疹之因，运气变衍为火毒的重要观点。岳冬辉等[⑨]发现《伤寒温疫条辨》在卷一中，首先提出治病须知运气，指出在治疗温疫类疾病时应根据该年气运选择治疗方法。汪德云[⑩]证明了人体胎儿形成期某年某运决定出生后易患某病的病理定位律的客观存在，认为该领域研究对探讨生命的起源、疾病的发生以及优生等有研究价值和意义。靳九成等[⑪]在汪氏研究的基础上，提出了："胚胎发育期值岁运气病理定位表"，在实际应用中，发现在常岁，医院就诊人群预测符合率可达90%以上，社会自然人群预测的符合率在

①任应秋. 历代医家对运气学说的评价及近代研究［J］. 北京中医学院院报，1983，1

②王孝先，等. 张仲景对《内经》运气学说的继承和发展［J］. 中医药学刊，2004，22（2）

③杨毓隽. 刘温舒对运气学说的贡献［J］. 浙江中医杂志，1994，29（10）

④万碧芳. 刘完素"亢害承制"理论探析［J］. 湖北中医杂志，1987，4

⑤盛国荣. 从《灵素集注节要》看陈修园对运气理论的认识［J］. 福建中医药，1985，16（1）

⑥杨威，等. 杜文燮《药鉴》的学术思想探析［J］. 中国中医基础医学杂志，2006，12（3）

⑦周丽雅，等. 吴鞠通学术成就探析［J］. 中国中医基础医学杂志，2007，13（2）

⑧苏颖，等. 余师愚《疫疹一得》论疫特色［J］. 上海中医药杂志，2006，40（3）

⑨岳冬辉，等. 《伤寒温疫条辨》诊治温疫的特点［J］. 吉林中医药，2006，26（3）

⑩汪德云. 子午流注在人体病理定位中的意义［J］. 中医药学报，1983，3

⑪靳九成，等. 胎历值岁运气综合病理定位预测研究［J］. 湖南中医杂志，1999，15（6）

50%左右；在非常岁，医院就诊人群预测符合率为94.7%，社会自然人群预测的符合率达91.8%。李锡安[1]将推算结果和推算方法编成六十花甲运气简表，并作出分析，给运用者提供了一个简捷便利的工具。柯资能等[2]研究了五运六气中关于干支纪年的问题提出秦颛顼历以亥为岁首而年名减一位，说明其基础正是连续到现在的干支纪年，太初元年"岁在丙子"是依颛顼历以公元前105年12月冬至为基准的年，而"岁在丁丑"则是太初改历后以公元前104年12月冬至为基准的年。至于《史记》中"年名焉逢摄提格"（甲寅）的问题，是司马迁采用了太阴纪年的缘故。干支纪年并不起源于岁星纪年，因而"岁星超辰"问题与纪年干支无关，这样就化解了五运六气学说中两个被人认为的致命矛盾。王庆其[3]探讨了运气七篇的学术思想，认为七篇大论的基本精神是将气候、物候、病候置于时间和空间的整体上加以考察和研究，三者遵循着同一自然规律。从人与自然的相互关系中来把握人体的生理病理活动规律，对当今以六气十二支划分南北政具有不确定的随意性，只有将五运与六气相结合，才对临床有指导价值。晏向阳[4]通过对运气南北政的探讨指出单运气南北政脉不应的本质内容。五运主运在地球上表现为厄尔尼诺现象的波动，五运客运在天空中表现为五大行星综合影响的起伏。研究了六气比五运多一个数的问题。晏向阳[5]在六减五原理的基础上，对脉不应、反其诊、左右同等疑难问题进行了重新认识。提出反其诊不是覆其手诊之，而是当在反政中求之，左右同不是指左右手的脉象相同，而是指左右间气与司天在泉的不应脉位相同。张瑞麟[6]对六淫内容的演变及六季划分问题进行了探讨，认为宋·陈无择根据《素问·至真要大论》正式提出"六淫"这个名词，并应用于中医病因病机诊断及治疗，还认为一年平分为六季，是在《素问·六节藏象论》。周学胜[7]对运气学说的气机气化相关论进行了探讨，认为气机气化是中医学中气理论内容的主要组成部分，但两者内涵又有区别。刘晓庄[8]对《内经》气化学说运用现代科学语言提出了新的理论，认为气化是精气化生万物的激发因素；气化是人体生命运动的普遍属性等。胡建平[9]指出"气化"是中国传统科学中的核心思想，也是中医的核心理论，是描述脏腑组织如何发挥其功能特点的重要依据。根据人体各部的气化特点，以三阴三阳为标准将人体划分为各有特点而又紧密联系的六大系统，并引入运气和标本中气学说可以分析阐述各系统的气化（功能和特点）。谷万里[10]进一步对中医学特别是中国传统文化的剖析，发现"气"是中医学与中国传统文化的交汇点。指出应

①李锡安．五运六气简表及浅析1-8［J］．甘肃中医学院学报，1989，1-6.1990，7（1-2）

②柯资能，等．中国中医基础医学杂志［J］．2005，11（6）

③王庆其．《素问》运气七篇学术思想探讨［J］．上海中医药杂志，1994，12

④晏向阳．运气南北政再探［J］．江西中医学院学报，2005，17（1）

⑤晏向阳．运气南北政三探［J］．江西中医学院学报，2006，18（1）

⑥张瑞麟．关于六淫内容的演变及六季划分问题探讨［J］．河南中医，1993，13（3）

⑦周学胜．气机气化相关论［J］．中医研究，1994，7（4）

⑧刘晓庄．中医气化学说新探［J］．江西中医药，1994，25（2）

⑨胡建平．论中医理论的系统化及气化学说的作用［J］．中国中医基础医学杂志，2005，11（2）

⑩谷万里．论"气"是中医学与中国传统文化的交汇点［J］．山东中医药大学学报，1997，21（2）

全面地继承和发展中医学术思想。彭增福①探讨了运气学说对子午流注学说形成的影响，认为现行的纳支法是受运气式纳支法的启发而来，并提出纳甲法的形成可能与运气学说有关。张灿玾②对《灵枢·九宫八风》篇的"太一"、"九宫"、"八卦"、"八风"等进行了概念分析，认为与古代天文学、气象学、历法学等有密切关系。而黄自元③则认为《灵枢·九宫八风》篇与古代占星术有关。其根据是 1977 年在汉墓中发现了两具古占盘，其中的一具是太乙九宫占盘，其形与《灵枢·九宫八风》篇的九宫图酷似，揭示了《灵枢·九宫八风》篇内容的占星术性质。张登本④系统综述了 1949～1989 年国内对运气学说的研究概况，提出了运气学说研究的初步设想。张登本⑤还认为应对运气学说进行专题深入研究。孟庆云⑥从医学、自然科学角度，探讨了运气学说对中医学的贡献及其局限性。也有学者⑦⑧根据运气理论分别推论肾、肝在主运、客运、六气司天在泉以及运气胜复等情况下的发病状况，例举了依据运气治疗的验案。林琳⑨探讨了中国古代官制文化对《内经》运气学说的影响。苏颖⑩认为运气相合理论应当包括运气同化和运气异化两个方面，这样才能全面反映《内经》运气理论内容及思想，才能全面分析气候变化规律及疾病流行规律。苏颖⑪对明代医家张介宾在中医运气学方面的贡献进行了研究。发现张介宾不仅精于医术，而且精通象数、易理、天文、气象、星纬之学。张介宾是运用天文历法解释运气疑难，并且重视物候现象及气候物候疾病三者的关系发现张氏从河图洛书入手研究医易同源关系，制图 58 幅，图文互释。苏颖⑫认为《内经》众多的运气治疗原则及具体治法是以整体观念为指导，根据岁运太少、六气司天、在泉及其胜复，地域东西南北不同所致不同气候、物候、病候情况而确立的，体现了中医治疗疾病的原则性和灵活性。苏颖⑬根据《素问·六元正纪大论》总结出了客运五步，太少相生规律。纠正了以往推求方法容易出现的错误。薛辉等⑭在总结运气学说五年研究状况时，发现在预测气象变化和推测某年疾病的大致流行情况方面尚有一定价值；发现目前运气学说推理演绎性研究较多，实践性的实证研究则相对较少，应该加强运气学说的科学实证性的研究，加强运气学说同其他多学科间的交叉研究。傅景华⑮研究了运气之道与温疬

①彭增福. 试论运气学说对子午流注学说形成的影响［J］. 湖南中医学院学报, 1990, 10（2）

②张灿玾. 浅谈对《九宫八风》篇的认识［J］. 山西中医, 1985, 1（1）

③黄自元. 从西汉占盘看《灵枢·九宫八风》的占星术性质［J］. 上海中医药杂志, 1989, 2

④张登本. 运气学说研究的现状及展望［J］. 陕西中医学院学报, 1989, 12（1）

⑤张登本. 《内经》研究的回顾及设想［J］. 陕西中医学院学报, 1997, 20（2）

⑥孟庆云. 论《内经》运气学说对中医理论的贡献及其局限性［J］. 河南中医, 1981, 5

⑦王更生, 等. 略论运气学说与肾病辨治［J］. 湖北中医学院学报, 2001, 3（1）.

⑧李家庚. 略论运气学说与肝病辨治［J］. 中西医结合肝病杂志, 2001, 11（6）

⑨林琳. 中国古代官制文化对《内经》运气学说的影响［J］. 辽宁中医杂志, 2002, 29（6）

⑩苏颖. 《内经》运气相合理论及其意义探析［J］. 长春中医学院学报, 2003, 19（3）

⑪苏颖. 张介宾研究中医运气学的特点［J］. 吉林中医药, 2003, 23（10）

⑫苏颖, 等. 《内经》运气治则探析［J］. 长春中医学院学报, 2002, 18（3）

⑬苏颖. 运气学说客运五步太少相生问题商讨［J］. 中国中医基础医学杂志, 2001, 7（2）

⑭薛辉, 等. 运气学说研究进展［J］. 中医文献杂志, 2006, 2

⑮傅景华. 运气之道与温疬之化［J］. 亚太传统医药, 2006, 3

之化，认为运气是天地人和通的大道，而不是古代朴素的气象学。运气之道囊括空间结构、空间运变、空间数序、空间态势、空间效应，乃至宇宙生成、地质演变、生物进化、天文历法、气象物候……现代物理学所谓波粒二象，以及信息、能量、物质的演化亦在其中，指出五运六气就是地日空间运变的节律性周期。

三、中医运气学的临床研究

运气理论是在临床实践中总结出来的，历代医家应用运气理论指导临床预防、诊治，不仅取得了较好的疗效，验证了运气学理论的科学性和正确性，而且在理论和临床上又多有发挥，推动了中医学的发展。

近年来，有关学者从不同角度对运气学说的临床应用进行了研究，论述较多。在预防方面，郑国柄[1]认为运用《内经》四时八节理论，随气候变化调整治法，指导临床预防和治疗，效果较显著。瞿岳云[2]认为《内经》防治学思想包括法时养生防病、法运气节律而治、法四时阴阳而治、法昼夜节律而治。在发病方面，程士德[3]认为五运六气与发病不仅关系密切，而且情况非常复杂，有一般规律，也有特殊情况。雷瑷琳等[4]对心肌梗死发病时间及运气变化进行了探讨，其结果表明急性心肌梗死不同证型发病时间存在一定规律，并与运气变化有着密切关系。尉平平[5]探讨了抑郁症季节性发作，指出抑郁症季节性发作提示了情志活动的季节问题，对诊断和预防抑郁症起到了积极的作用。汪德云[6]阐述了运气与临床病因、病机、病证、治则、方剂组成、药物归经等方面的密切关系。对运气理论临床运用验案报道，主要有肝病、痹痛、胃脘痛、肺病、胆结石[7]、肺脓疡、口腔炎、膀胱炎、哮喘、胆囊炎[8]，以及在儿科方面的应用[9]。樊黔江[10]提出运气学说研究的重点不是季节性疾病，而是气候性疾病，即气候突变所致疾病。运用《内经》时间医学思想及理论指导临床实践的报道也较多，如：应用按时取穴法、择时服药法[11]，临床疗效显著。在时令与用药方面，毛水泉[12]认为一要用寒远寒、用热远热，二要顺四时之气，三要春夏养阳、秋冬养阴，四是不正之气要变通。周萍等[13]探索了运用"时间治疗"疑难杂证的治则。具体方法是选择在一昼夜或一年阴阳消长节律中病情起伏明显的病证，进行"时间治疗"。疗效优于一般治法。在具

①郑国柄. 四时八节对疾病的防治 [J]. 山西中医，1992，8 (2)

②瞿岳云.《内经》时间防治学述要 [J]. 湖南中医学院学报，1990，10 (2)

③程士德. 略论运气学说与发病的关系 [J]. 湖北中医杂志，1981，2

④雷瑷琳，等. 浅探心肌梗死发病时间与运气变化的关系 [J]. 陕西中医，2007，28 (2)

⑤尉平平. 抑郁症季节性发作的中医探讨 [J]. 中医药学刊，2006，24 (9)

⑥汪德云. 运气学说与临床之间的关系 [J]. 陕西中医学院学报，1985，8 (3)

⑦贾美华. "火郁发之"临床拾零 [J]. 黑龙江中医药，1986，2

⑧汪德云. 运气学说临床运用验案选介 [J]. 四川中医，1990，8 (8)

⑨汪德云. 运气学说在儿科的运用 [J]. 湖北中医杂志，1984，5

⑩樊黔江. 运气与季节相关性及其与发病的关系 [J]. 中国中医基础医学杂志，2006，12 (10)

⑪何子强. 中医时间治疗学的临床应用近况 [J]. 国医论坛，1992，7 (3)

⑫毛水泉. 试论时令与用药的关系 [J]. 黑龙江中医药，1990，2

⑬周萍，等. 运用时间治疗实验录 [J]. 湘南学院学报（自然科学版），2004，6 (2)

体服药时间上，安培祯①强调要"顺天之时，而病可与期"，介绍了数十例病例，采用因时制宜，按人体阴阳气血节律性的不同变化，择时择法给药与常规法给药相比较，前者疗效卓著。在《内经》天人相应观与死亡关系探讨方面，王永涓②通过大量事实证明了死亡的病种与时辰月份、季节、年运有密切关系。在补阳法的临床应用方面，吴越人③专门在 1980 年 2 月 16 日日全食时，对人体及动物体进行了观测，证实人身中的阳气与天上的太阳有一定的关系，所观察到的病人所出现的症状都可用阳气虚衰或阳气受到干扰来解释，应用升阳、温阳、通阳、养阳、潜阳法疗效显著。在治则方面，杨威等④提出以岁运太过不及同病异治、以六气胜复因时治宜、以干支纪日、纪辰把握最佳治疗时间、以生辰运气特征治病求本等运气学治则。

四、中医运气学的回顾性调查研究

对运气学进行气象、临床的回顾性调查研究，推算气候变化规律，印证运气学说的正确性与科学性，也是近年来研究运气学说实用价值的一个重要手段与方法。近年来许多学者从各地的气象资料中进行分析，发现北京⑤、天津⑥、沈阳⑦、吉林（双辽）⑧、杭州⑨、蚌埠⑩、成都⑪、郑州⑫、福建⑬、包头⑭地区近 20 年或 30 年的气候变化与运气学说推测结果基本一致，或基本相符，相符率在 70% 左右。其中郑州符合率 96.6%～100%。田文⑮将烟台地区 1978 年至 1980 年 3 年的气候资料与中运、司天、在泉、间气等进行对照，其符合率在 90% 以上。张年顺⑯以《中国近五百年旱涝分布图集》一书为依据，分析了 1470～1979 年总时限 510 年全国各地的旱涝气候，对运气学说进行验证。但其结果是，符合率最高的是昆明 50.6%，而不是郑州、西安。分析其原因似乎与正常气候年数的多少密切相关，并认

①安培祯. 中医时间医学服药法应用探讨 [J]. 吉林中医药，1994，3

②王永涓. 《内经》天人相应观与死亡关系刍议 [J]. 吉林中医药，1995，6

③吴越人. 从日食谈阳气 [J]. 上海中医药杂志，1980，5

④杨威，等. 运气治则分析与举隅 [J]. 中国中医基础医学杂志，2005，11（3）

⑤阎乐知. 用现代气象学验证五运六气学说的价值 [J]. 北京中医学院学报，1984，5

⑥赵嘉俊. 运气太过不及与天津气候的印证 [J]. 浙江中医杂志，1981，16（3）

⑦封秋菊. 怎样认识五运六气 [J]. 辽宁中医，1979，3

⑧丁文. 从二十年气候变化看五运六气的实用价值 [J]. 吉林中医药，1980，1

⑨陈友芝. 运气学说与杭州气候 [J]. 浙江中医杂志，1980，15（5）

⑩林乾良. 有关中医气象学的研究进展 [J]. 福建中医药，1981，12（5）

⑪王渭川. 运气学说概要 [J]. 新中医，1981，4

⑫刘玉芝. 郑州地区 30 年气象要素资料对运气学说的验证 [J]. 河南中医，1985，2

⑬郭镜智. 五运六气与福建异常气候 [J]. 福建中医药，1982，13（2）

⑭李保双，等. 包头地区十五年气象、部分流行病与运气学说之关系探讨 [J]. 中医研究，1998，11（6）

⑮田文，等. 脑血管猝发意外与运气学说的关系 [J]. 山东中医学院学报，1984，8（1）

⑯张年顺. 中国近五百年旱涝气候对运气学说的验证 [J]. 北京中医学院学报，1986，9（1）

为要对五运六气学说作出最后评价，似乎为时尚早。陈璧羡①对近1200年里发生的263频次疫病的再研究表明：干支纪年的不同年份，疫病发生的机率不尽相同。丁壬木运年、戊癸火运年、丙辛水运年和丑未之岁疫病发生的机率较高；"火"是疫病的根本动因。2005～2009年将是连续5年的气候灾害期；2024年前后全球气候将迈入一个长达380年的寒冷期，艾滋病等温疫将随之逐渐销声匿迹。张年顺②统计了近1200年的疫病流行情况，得出了疫病流行与干支纪年无必然联系的结论。有学者从更大的时间跨度上来分析气候资料对运气价值的验证，如张剑宇等③分析了山西省35个县2320年气候资料对运气学说的价值进行验证，结果是运气学说不能用来推断山西省实际气候变化情况，对运气学说的实用价值还不能做出肯定的结论。张年顺④通过对河南省在三千年异常气候资料对运气学说价值的验证的研究，结果是各项指标符合率均很低。认为以五运六气理论推测河南气候变化是不适宜的，进而又分析了为什么有的研究者能得到50%以上甚至100%的符合率的各种原因，最后认为目前要对五运六气理论做出恰当评价，为时尚早。石可镂⑤以《汉书》中记载的灾害性天气的性质及发生的年月，同《素问》运气学说的有关论述相对照，计算其符合率高达86%以上。认为运气学说的科学性是不容否定的。但若在计算时，把平气之年去掉，则灾害性天气的符合率就要大幅度下降，这就从另一侧面暴露了运气学说的缺陷。李文海等⑥从古今气象变化规律的重大差异、研究方法失当、运气学说本身的缺陷三方面进行了剖析，认为运气学说对未来气象变化的预测不具有科学意义上的实用价值。刘玉芝等⑦对300例肝火上炎型眩晕患者出生时相运气特征的研究显示，该类患者出生时相年干以丁、壬为多，属中运风木之年；年支以寅、申、巳、亥为多。并认为出生时相的运气特征，实际上反映了当时的日月地球五大行星等星系的相对位置关系，即当时的宇宙环境特征，在人的生命节律上打下了深刻的烙印，必然影响人的生理、病理。王奕功等⑧运用运气学说探讨了近百年世界范围内大流感暴发的某些规律。发现在天符、太乙天符年里，流感发病可能比较频繁、迅速、严重甚至危及生命，并预测1998年暴发流感的机率较大。岳冬辉等⑨⑩在对《温疫论》、《伤寒温疫条辨》、《疫疹一得》、《温病条辨》四部书防治温疫的药物和方剂进行整理、分析过程中发现

①陈璧羡. 对《近1200年疫病流行与干支纪年的相关性研究》的再研究［J］. 中国医药学报，2004，19（11）

②张年顺. 近1200年疫病流行与干支纪年的相关性研究［J］. 中国医药学报，2004，19（3）

③张剑宇，等. 山西省二千年异常气候资料对运气价值的验证［J］. 中医药研究，1990，4

④张年顺. 河南省三千年异常气候资料对运气学说价值的验证［J］. 河南中医，1985，6

⑤石可镂. 从西汉的灾害性天气看五运六气学说的科学性［J］. 北京中医学院学报，1986，9（1）

⑥李文海. 运气学说研究之回顾［J］. 北京中医学院学报，1992，15（3）

⑦刘玉芝，等. 300例肝火上炎型眩晕患者出生时相运气特征研究［J］. 河南中医药学刊，1998，13（4）

⑧王奕功，等. 运气学说预测全球性流感大流行初探［J］. 湖南中医杂志，1999，15（4）

⑨岳冬辉，等. 古代医著中防治温疫药物的使用规律分析［J］. 陕西中医学院学报，2006，29（3）

⑩岳冬辉，等. 古代医著中防治温疫药物的使用规律分析［J］. 中医药学刊，2006，24（7）

温病学家均重视运气与发病、治疗的关系。程彦杰等①采用北京地区双月值（六步）平均气候资料与自然监测人群连续 2 年中风发病资料作相关分析。发现无论出血性中风还是缺血性中风的发病均存在明显的季节分布特征，高气压、低气压和低气温条件，尤其是这些因素的剧烈变化与人群中风发病季节性增高关系密切。王树芬②利用《中国古代重大自然灾害和异常年表总集》所提供的数据，对奇寒、酷暑、暴雨久雨、大旱、风灾等 6 种特征明显的古代自然灾害所对应的干支分布做统计学处理，并以之与运气干支所代表的气候因素相比较，以观察运气格局的科学性。发现自然灾害的发生在干支分布上有一定规律性，即某种自然灾害好发于某个或某几个干支。这种现象表明，天干地支似与气象因素风、寒、暑、湿等有某种内在联系，从而启示人们：运气学说中的"天干化运"、"地支化气"并非凭空编排，很可能是对更为古老、更为久远的自然灾害记录的总结分析中得出来的，值得进一步研究。赵辉③认为运气平气的各种推算方法都是由果循因的可能性解释，现代气象学认为我国夏季受北太平洋亚热带高压控制，冬季受西伯利亚冷高压控制，这与司天、在泉之气各影响半年气候有相似之处。因此，在特定的地域、特定的时间仔细观察相应气团是否应时而至是决定本年气候变化的太过、不及与平气的关键。程彦杰等④探讨了运气产生与适合的疆域问题，认为五运六气正是对古代中国大陆自然地理气候的反映性描述，是中国古代先民生存智慧的反映，其适合的地区为南岭以北的中东部地区，将之限于黄河中下游地区比较局限，而认为其广泛适用于全球的观点是站不住脚的。徐建华⑤对连云港（新浦）台 1954～1983 年气象资料分析，结果排除平气之年，即非平气之年的符合率较高，最低 85.8%，最高达 100%，基本符合率为 90.1%，运气学说对于连云港只有测定异常气候方面有实际意义。汪寿鹏⑥收集了 6 年来治疗病毒性肝炎疗效显著的病历资料，从流行季节、辨证分型与血清 ALT 单项指标等方面进行分析研究，结果表明秋、夏两季是本病流行发病率较高季节，湿热蕴蒸型多发于秋季，湿邪困脾型多发于夏季，肝血瘀阻型以冬季偏高。研究结果还提示季节性气候与病毒性肝炎的证型及 ALT 指标有一定相关性，表明中医的湿热、毒邪与 ALT 的变化相关。谌洁⑦对首都钢铁公司总医院 8 年间 487 例中风病人发病情况与季节、气候变化的关系进行探讨，结果发现中风发病与四时气候变化有关，尤与风寒气候变化有密切关系。出血性中风多

---

①程彦杰，等. 北京地区 70 万自然监测人群中风发病率的季节波动与六时段气候因子相关关系的研究 [J]. 北京中医药大学学报，2000，23（2）

②王树芬. 从古代自然灾害史料中探讨运气格局的科学性 [J]. 中国中医基础医学杂志，2006，12（6）

③赵辉. 平气之年推算方法及其意义 [J]. 安徽中医学院学报，2000，19（6）

④程彦杰，等. 五运六气产生与适合的疆域问题 [J]. 北京中医药大学学报，2000，23（1）

⑤徐建华. 运气学说的现代气象验证初探——连云港（新浦）台 1954-1983 年气象资料分析 [J]. 北京中医，2001，20（3）

⑥汪寿鹏. 季节性气候变化对病毒性肝炎发病证型及 ALT 指标的影响 [J]. 湖北中医杂志，2002，24（3）

⑦谌洁. 从 487 例中风病探讨中风发病与风寒气候的关系 [J]. 山东中医杂志，2002，21（5）

在冬春季发病，缺血性中风多在秋冬季发病，均与风寒气候变化有关。刘言训等①对山东省27年钩端螺旋体病发病情况进行统计，结果表明各年度发病高峰日期主要在7月中旬至9月中旬，尤其在8月中旬发病例数更集中。这与7、8月份正是山东地区的多雨季节密切相关。刘变英②、刘海涛③通过对当地脑出血病例按一年四季进行分析，结果显示春季、冬季发病率高。蔡世同等④通过对广西168例高血压病住院病例与相应时期气象资料分析，结果表明：高血压病发病高峰在冷暖交替频繁、气象要素变化大的春季和秋季，雨前高温低压的闷热天气和转至降温升压的时段是高血压病的多发段，特别是气压、气温变化较大时应预防高血压病不良并发症的发生。苏颖等⑤对长春地区气候特征及常见流行病发病的四时规律进行了研究，总结出了痢疾、流脑、乙脑、麻疹、百日咳、肝炎、甲肝、乙肝11种病的50年高发月份和季节。认为长春地区流行性疾病与气候、季节有着密切关系，其发病机理及高发病年份有待于进一步研究。苏颖等⑥认为今后研究运气学说的方向和亟待解决的问题是：运气学说气候变化规律的自然科学基础与现代气象学的相关性，以及气候变化导致疾病发病的机理。

五、中医运气学的多学科研究

杨力⑦指出：医学与多种学科相统一是运气学说的立论前提。近年来，多学科研究《内经》已成趋势，中医界、哲学界、自然科学、社会科学、思维科学的有识之士，从各自学科角度，对《内经》从哲学、信息理论、系统论、天文历法、医学气象、物候、时间生物医学、分子生物学等方面进行研究。在运气学说的多学科研究方面，多集中在历法、气象、物候、时间医学等方面。

在《内经》的历法研究方面：孟庆云⑧认为《内经》中的五运六气是古代的医学气象历法。这个历法是用"五六相合"来编历，从历法学角度看，它属于阳历历法系统。郑军⑨认为干支纪年方法是用《易经》无量纲的数学模型研究月地日运动的具体应用。它反映了一个完整周期的60种三体位相关系，天干主要表达的是日月（日地）关系，地支主要表达的是月地关系。五运六气学说则是以这一宇宙环境为根据，对天象、气象、地象、人象周期变

---

①刘言训，等. 圆形分布法在钩端螺旋体病季节性发病规律的应用［J］. 河南预防医学杂志，1999，10（6）

②刘变英. 从头颅CT检查结果分析脑卒中发病规律及对策［J］. 实用医技杂志，2002，9（2）

③刘海涛. 552例南宁市常住人口脑出血发病规律探讨［J］. 湖北民族学院学报·医学版，2002，19（4）

④蔡世同，等. 高血压病与气象关系探讨［J］. 气象，20（4）

⑤苏颖，等. 长春地区气候特征及常见流行病发病的四时规律［J］. 长春中医学院学报，2004，20（1）

⑥苏颖，等. 中医运气学与现代气象学理论相关性研究概况［J］. 长春中医学院学报，2003，19（2）

⑦杨力. 中医运气学（第二版）［M］. 北京科学技术出版社，1999，9

⑧孟庆云. 五运六气：医学气象历法［J］. 吉林中医药，1984，4

⑨郑军. 干支纪年和五运六气来源的重新发现［J］. 中国医药学报，1988，3（1）

化进行预测的科学方法。付立勤[1]计算了冬至点为参考系的日地月三体运动最小相似周期为742.1个朔望月，即六十年约零三天，认为这就是天、地、气六十年准周期产生的主要机制。

李应钧[2]认为《夏小正》属十月太阳历，《内经》保留了十月太阳历中的科学成分。从五运六气学说中可以看到十月太阳历的科学的历法结构。刘传珍[3]进一步研究发现《太始天元册》的历法正是继承于十月太阳历，而《素问·五运行大论》中转述了《太始天元册》的一段话，并用以说明五运，提出五气经天之说。作者认为在运气学说中有十月太阳历的遗迹。李敏等[4]发现《素问·天元纪大论》中的五季与五行均属十月历法系统，并且还认为把农历六月为长夏及长夏分主四季最后18日，是十分牵强、不合理的。十月历法系统属于一种纯太阳历。即每年360日，分五季10个月，每季72天，每月36日，10个月分别用十干表示。郝葆华[5]又从物候学、节气等方面再次说明了上古到"内经"时代的历法是纯太阳历。孟庆云[6]将《内经》中的历法进行归纳，认为《内经》记载的历法有3种：第一种是以一年为12个月，365.25天的阴阳合历；第二种是采用"大小月三百六十日成一岁"的六十干支历法（即太阳历）；第三种是《内经》特有的五运六气医学气象历法。其后，郝葆华等[7]通过对《内经》"六六为节，九九制会"的新释，更进一步证明了《内经》有的篇章如《素问·六节藏象论》中保留了上古将一年分为10个阳历月的太阳历。郑彝元[8]进一步对《素问·六节藏象论》进行研究，认为"正天度"用的是制日月之行的阴阳合历；"纪化生"用的是干支配合的三百六十日历法。三百六十日历法是根据太阳在黄道一周天360度来划分的，并且以干支配合来记录。还认为中国历法中的二十四节气、七十二候与五运六气都是在365日法的基础上产生的。关于改历对运气学说的影响，杨仕哲等[9]撰文认为：中国历代历法迭有变迁，在史籍中有具体内容记载的有100多种，加上约略提及的，则总数在200种以上，但是从汉代到明朝正式颁用的历法仅有49种，探讨改历的原因，不外乎历算与实际天象不合（81%）和政治思想的因素（19%）。中医运气学说与历法的运算有密切关系，而中国历代的改历，又以清初汤若望的变革最为特殊。选择此事件来探讨改历对运气学说的影响，会发现原本在天文学界争议最大的觜参顺序问题，对运气学说几乎是毫无影响，而其时刻制和节气的变革，只会让运气学说的历算更精确。郝葆华[10]在分析了西汉太初历制定中的年干支变化后认为，运气学说的推理工具——年干支，在汉时就有多种说法，在历史上历法

①付立勤. 干支纪年、五运六气与"太极"［J］. 天津中医学院学报，1984（2）

②李应钧.《内经》与《夏小正》及《十月太阳历》［J］. 中医药学报，1988，2

③刘传珍. 十月太阳历在《内经》中的遗迹［J］. 国医论坛，1989，3

④李敏，等. 五季初探［J］. 陕西中医函授，1994，3

⑤郝葆华. 中医理论中物候观念的特殊性及其研究意义［J］. 陕西中医学院学报，1992，15（1）

⑥孟庆云.《内经》的时空观［J］. 湖北中医杂志，1983，3

⑦郝葆华，等.《内经》"六六为节，九九制会"新释［J］. 陕西中医学院学报，1991，14（10）

⑧郑彝元. 从《内经》生命哲学看生命过程的时空模式［J］. 北京中医药大学学报，1997，20

⑨杨仕哲，等. 清初汤若望改历对运气学说的影响［J］. 中华医史杂志，2001，31（3）

⑩郝葆华. 西汉太初历制定中的年干支变化与中医运气学说［J］. 陕西中医学院学报，1999，22（3）

迭有变化，年的历元计法也有所不同，其中哪种方法符合运气学说的原意，需重新认真断定，干支和五运六气对应的规律是什么，也应慎重认真地研究。张承龙等①撰文认为，运气学说的推演工具干支历，其干支间的相互作用方式反映天文因子对地球的作用特点，天干之间的生克合，地支间的生克合，干支间的生克等作用关系动态反映了不同时空的宇宙天体，包括太阳、月球、太阳系五大行星等对地球的综合万有引力特征，才使地球保持了其运行轨道三要素在一定时期的相对稳定和在更大时间单位内的周期性变化规律。在干支历反映的宇宙天体对地球的作用，赤道坐标系是以天干为物化符号的，黄道坐标系是以地支为物化符号的。赤道坐标系主要反映整个宇宙（包括银河系）对地球的万有引力的影响，黄道坐标系主要反映了太阳系、银河系对地球的万有引力的影响，那么干支历记录的地球年月日时则综合反映了整个宇宙对地球的时空作用。因此其认为中医基础理论组成的重要部分运气学说应该是系统论研究中医的一个重要的切入点。

在《内经》的医学气象学与医学物候学研究方面：夏廉博等②从人与自然环境、气象与生理活动、气象与病理活动、气象与治疗用药等方面论述中医学中的医学气象学思想。张德二③则在人与自然界的关系、《内经》对气候及气候变化的论述等方面讨论了《内经》中的若干气象学问题，指出运气学说及古代医疗气象学是《内经》论及古代气象学问题的很重要的组成部分。孙兴④根据《内经》对自然界的认识和天人相应的整体观念，结合有关运气学说的自然规律，阐述了《内经》的气象医学现象。阎自力⑤认为《素问·六元正纪大论》中关于五郁的论述较系统地提出了一套医学气象学理论。陈全功⑥认为在《内经》的生物气象学理论中，蕴藏着丰富的很值得现代生物气象学深入发掘的"六气胜复"理论。现代气象学研究提出的"温室效应"可以说类似《内经》的六气之胜，"阳伞效应"类似《内经》的六气之复。但是"温室效应"、"阳伞效应"都只是描述了气候变化的现象和过程，远没有达到《内经》论述气象气候变化规律的最高境界。张爱青等⑦以《内经》理论为依据，阐述了气象对人体生理功能和病理变化的影响以及气象与诊断治疗的关系。汪正宜⑧探讨了"六淫学说"与医疗气象学的关系，阐述了天气（六气）变化、季节变化对人体的影响，气候影响人体的途径以及六淫的实质。刘玉芝⑨从气象和流行病角度证实了运气学说中所包含的丰富的气象医学理论的科学性和实用性，指出了了解掌握气候变化与疾病发生流行的同步

---

①张承龙，等. 系统研究运气学说可推动中医理论的创新与发展［J］. 中国中医基础医学杂志，2006，12（7）

②夏廉博，等. 祖国医学与医学气象学［J］. 上海中医药杂志，1980，4

③张德二.《内经》中的若干气象学问题［J］. 江苏中医杂志，1980，1（2）

④孙兴.《内经》的气象医学观［J］. 中医药信息，1991，8（6）

⑤阎自力.《内经》五郁与医学气象学［J］. 山东中医杂志，1991，10（3）

⑥陈全功.《内经》六气胜复的生物气象学理论与"温室效应"、"阳伞效应"［J］. 云南中医杂志，1993，14（4）

⑦张爱青，等.《内经》与气象医学［J］. 邯郸医学高等专科学校学报，1999，12（5）

⑧汪正宜. 浅述祖国医学"六淫"与医学气象学［J］. 湖北中医杂志，2002，24（5）

⑨刘玉芝. "五运六气"与气象医学［J］. 气候与环境研究，1999，4（1）

关系及规律对防治传染性疾病有重大的指导作用。

在物候学研究方面：唐农①从现代物候学的观点出发，认为一定时间内由昼夜长短变化引起的生物内部生理状态相应的一定改变是物候变化的重要决定因素，亦是运气学说中"主气"的物候学基础。郝葆华等②认为在中医药文献中，物候学定律很多都得到了反映，尤其在《内经》中，这些定律反映的更为完整。史鸿章③认为人们很早就发现气候变化可以影响人的行为和情绪，并通过影响人的生理功能来影响人们的精神状态。苏晶等④通过精神分裂症的临床研究和1991、1992年两年度北京地区地面气象资料的统计分析，认为人的精神活动与自然界的四时阴阳消长变化相一致。苏颖⑤从五运三纪的物候与病候、六气司天在泉的物候与病候两方面，对运气七篇中的医学物候学思想进行了系统疏理，认为人体脏腑生理病理有着与物候现象一致的生物体特性，病候表现与物候表现同步，物候与病候均受五运六气周期气候变化节律的影响，是随气候变化而变化的。这种思想对于研究生命节律、总结发病规律、指导临床养生防病及治疗均有重要的指导意义。苏颖⑥从现代物候学角度，通过对《内经》有关物候学思想的研究与分析，发现《内经》不仅较完整地体现了物候学定律，突出了整体恒动观思想，注重五运六气之岁的物候现象，并且把物候与天象变化密切相联系，尤其突出的是把物候变化与人体生理病理相联系。

在运气学的生物节律研究方面：张剑宇⑦通过对1128例住院病人的死亡时间，用电子计算机进行了统计学分析，结果表明：五脏病的死亡时间与运气学说有密切的关系，与年月日时有相适应的节律性，从而揭示了五脏病死亡脏腑定位律。刘济跃⑧发现阴阳五行是日月五星与生命和人体周期节律变化的高度概括。五行理论和运气学说的"上应五星"与木火土金水五大行星之间有对应关系。现代医学的发展可借鉴五运六气时间医学模式，以尽快地完善起来。在探讨生命节律与气候变化及时间节律的研究方面，田仁⑨、陈心智⑩从生理方面探讨了人体的日月节律。王洪图⑪从病证变化与时辰等方面对时辰与脏腑的经脉关系进行了研究。

在运气节律与太阳黑子研究方面：赵明锐⑫认为由于地球和太阳相对位置的改变，引起电离层和地磁发生有规律的日节律变化，由于电离层电子浓度有白天强夜晚弱的变化，使人体阳气随之有白天旺盛、夜晚衰弱的变化。电离层的种种变化是由于太阳辐射的改变而发生

①唐农. 试论运气学说中"主气"的物候学基础与辨证意义 ［J］. 湖南中医学院学报，1995，15（3）

②郝葆华，等. 物候学定律在《内经》中的反映 ［J］. 陕西中医学院学报，1990，13（1）

③史鸿章. 气象与精神病的关系 ［J］. 国外医学（精神分册），1979，6

④苏晶，等. 关于《内经》"时藏阴阳"理论的研究 ［J］. 中医杂志，1995，36（1）

⑤苏颖. 《内经》医学物候学思想研究 ［J］. 长春中医学院学报，2002，18（1），18（2）

⑥苏颖. 《内经》物候学思想研究 ［J］. 中国中医基础医学杂志，2001，7（10）

⑦张剑宇. 运气学说中的时间病理节律 ［J］. 山西中医，1990，6（1）

⑧刘济跃. 论五运六气对现代时间医学发展的指导作用 ［J］. 山东中医药大学学报，1997，21（1）

⑨田仁. 人的出生与月亮相位关系初探 ［J］. 南京中医学院学报，1987，3

⑩陈心智. 中风死亡与月亮圆缺 ［J］. 吉林中医药，1987，6

⑪王洪图. 时辰与脏腑经脉关系探讨 ［J］. 中国医药学报，1988，3（2）

⑫赵明锐. 人体阴阳与太阳辐射初探 ［J］. 中医药研究，1988，6

的。赵明锐[①]进一步认为太阳黑子的活动与中医学的岁火太过的理论有一定的关系，值得进一步研究。覃保霖[②]通过对古今物候现象与太阳黑子活动研究认为，太阳黑子最多年常为物候特迟年份，太阳黑子活动存在着 11~12 年小周期和 62~250 年的长周期现象。黄惠杰[③]认为岁火太过不及与古代记载的黑子分布情况吻合。太阳活动是人类某些疾病流行和骤发的重要生态因素。张悌[④]又进一步论述了太阳黑子 11 年周期与运气学说的干支节律相吻合，阐述了二者有内在一致性的客观原因和根据，证明了运气学说的客观性和科学内涵。

在运气学与现代分子生物学研究方面：马淑然等[⑤]的"肾应冬"调控机制的分子生物学实验研究中，采用大鼠松果体摘除模型。运用原位杂交技术，探讨了在冬至、夏至 SD 雄性大鼠睾丸 c-fos 和 c-jun 的 mRNA 的变化规律。证明了"肾应冬"在生殖方面的调控机制是通过对肾所藏的生殖之精的两种调控成分即促进生殖之精的物质和抑制生殖之精的物质而起作用的。说明中医"肾应冬"是具有客观物质基础的。揭示了中医"以时测脏"的正确性和科学性。王米渠等[⑥]结合现代分子生物学研究，从运气跨入基因研究的转轴、气候运气疾病与基因、适应性易感性等基因组示意、寒暑气候的适应性 4 个方面初步探讨了运气学说的分子基础，认为人类确实有一套适应气候寒热、季节寒暑、温度高低等因子变化的易感性基因，直接相关的如适应性、冷敏感、耐热抗体、耐热抗原、应激控制、易变等；还有间接相关的易感细菌、易感病毒、中毒易患性等；在极度寒热条件下，有反应为寒热病的百余个基因组，它们与气象的寒热因子大多相关。近年报道气象与气候条件对疾病的影响，多与人体易感、易患及抗原等基因相关，这与中国古代观察到的不同气象变化（每 60 年为一周期）中的相同年所可能诱发的疾病证候有一定相似。个体在五运六气中发病不同，可能与适应（防御）性、敏感性、传染易感性等基因组相关，也与中毒易患性及抗微生物侵染性组合等基因有关。

六、中医运气学的实验研究

对《内经》理论进行实验研究，也是研究《内经》的手段之一。近 10 年来，有学者从这方面着手研究，取得了一定的成绩。郭霞珍[⑦]的昼夜阴阳消长节律的实验研究，证明了《内经》所论人体阳气在一日里具有昼夜阴阳消长同步的自然盛衰节律，揭示了《内经》人体阳气昼夜消长节律的科学内涵。张六通[⑧]关于外感湿邪致病机理的研究，提出了外湿的科学内涵是季节气候环境、生物致病因子及机体反应性相结合的综合概念。此项研究深化了对

①赵明锐. 探索"岁火太过"与太阳黑子 [J]. 上海中医药学杂志，1981，11

②覃保霖.《内经》运气论新探 [J]. 河南中医，1983，2

③黄惠杰. 岁火太过不及与古今太阳黑子高低值年的频数分布 [J]. 中医药信息，1985，4

④张悌. 太阳黑子 11 年周期对运气学说之科学内涵的印证 [J]. 长春中医学院学报，1989，5（1）

⑤马淑然，等."肾应冬"调控机制的分子生物学实验研究 [J]. 中国中医基础医学杂志，2001，7

⑥王米渠，等. 运气与寒暑的基因研究切入 [J]. 甘肃中医学院学报，2002，19（4）

⑦郭霞珍. 有关昼夜阴阳消长节律的实验研究 [J]. 中国医药学报，1990，5（3）

⑧张六通. 关于外感湿邪致病机理的研究 [J]. 湖北中医学院学报，1999，1（1）

外湿致病机理的认识，使之提高到一个新的水平。徐砚通等①的"时脏相应"生理机制的实验研究，从生物信号转导角度，探讨了肾与冬时相通相应的神经内分泌和细胞信息转导的物质基础，从而阐述《内经》中脏与时相应归类脏腑机能的科学性。卢全生等②中医"肾应冬"的实验研究，从肾主生殖出发，以松果体为切入点，观察了冬夏季节变化对 SD 雄性大鼠血清睾酮（T）、黄体生成素（LH）、卵泡刺激素（FSH）的影响，初步探索了肾与冬相应的生理机制。卢全生等③还在实验中从肾的生殖功能出发，进一步探索了生殖季节性变化的生理机制。罗卫芳等④通过观察雄性金黄地鼠在生理状态下性腺功能相关指标的四季变化，从"肾主生殖"的角度探索《内经》所论"肾通于冬气"的内涵。马淑然等⑤在中医"肾应冬"生理机制与褪黑素关系的实验研究中进一步证明了肾应冬的生理机制是具有分子生物学基础的。

七、中医运气学与 SARS、禽流感关系的研究

SARS 是 2003 年春季的一种新型急性烈性传染病，属中医温病学中的温疫范畴。而对于温疫的发生规律，早在《内经》论运气的篇章中就有详细论述。邓铁涛⑥认为应重视《内经》中的运气学说，可以认为它是战胜"非典"的理论依据。张玉栋等⑦认为五运有盛衰即"太过"和"不及"，六气偏盛衰则变六淫，"六淫"和"太过"、"不及"即阴阳失衡，以此测流行病，十应七八，类似当今的概率论、模糊数学和经验公式，可惜到目前为止，对这一国粹的发掘还远远不够，应用甚少。2002 年末至 2003 年春夏在我国流行的非典型肺炎病人症状相似，传染力强，确属温病范畴。其根据《素问·六元正纪大论》之"丑未之岁，二之气，温疫大行，远近咸若。子午之岁，五之气，其病温"分析了非典型肺炎的发病与运气学说有密切关系。许家松⑧认为"非典"属于中医"温病"范畴。并指出温疫的发生及流行与自然气候的反常变化密切相关。这些理论在《内经》中有相关阐述。梁华龙⑨根据《内经》中的有关论述，依据非典的传播规律、发病和症状特征，将非典认为是伏气温病。白贵敦等⑩从 2001～2003 年运气气候特点来分析 SARS 病毒的变异成因，认为客气的周期是6 年，每隔 6 年就会出现一次在泉相火的暖冬气候和一次主、客君火加临。暖冬的异常气候条件使病毒变异并携带"火"的生物信息。这一规律可以解释流感 5～6 年或 10～12 年会有

---

①徐砚通，等. "时藏相应"生理机制实验研究［J］. 中国中医基础医学杂志，2001，7（5）

②卢全生，等. 中医"肾应冬"的实验研究［J］. 北京中医药大学学报，2001，24（2）

③卢全生，等. 季节与生殖相关性实验研究［J］. 北京中医药大学学报，2003，26（1）

④罗卫芳，等. 从金黄地鼠性腺功能的四季变化探索肾通于冬气的内涵［J］. 中国中西医结合杂志，2001，21（6）

⑤马淑然，等. 中医"肾应冬"生理机制与褪黑素关系的实验研究［J］. 北京中医药大学学报，2002，25（2）

⑥邓铁涛. 论中医诊治非典. 中国中医药报［N］，2003.05.01

⑦张玉栋，等. 非典型肺炎的流行和"运气"学说. 长春中医学院学报［J］. 2004，20（4）

⑧许家松. 温故启新话·非典. 中国中医药报［N］，2003.05.12

⑨梁华龙. 从中医学角度探讨非典. 中国中医药报［N］，2003.05.19

⑩白贵敦，等. 从运气学说看 SARS 的流行趋势［J］. 中国中医药信息杂志，2003，10（7）

一次全球大流行。陈凤芝等①在分析了温病 SARS 的发生、发展特点后，根据《素问·六元正纪大论》中对温病的发生规律的论述，从运气学说角度阐述了温病在不同年份、不同季节、不同气候条件下发生、发展规律及其防治方法。毛绍芳等②根据运气学说认为 2002 年岁次壬午，木运太过，少阴君火司天，阳明燥金在泉，冬季出现了应寒反暖的"暖冬"气象。2003 年岁次癸未，火运不及，太阴湿土司天，太阳寒水在泉，春季出现了应暖反寒的"倒春寒"气象，使人体处在"寒包火"的异常生理状态之下，在主运主气恰逢厥阴风木当令之时，风、寒、湿、毒（变种冠状病毒）共同侵犯阳热伏邪充斥的人体，决定了"SARS"起病急骤、病势凶猛、传变迅速的发病特点。SARS 病毒，若离开风、寒、湿三气作为载体，其单独不足以让人发病，因此，当少阴君火主令，或者说在炎热的夏季，"SARS"的蔓延趋势，自然会如强弩之末，无源之水。余瑾等③分析了非典型肺炎的流行和临床特点，从"天人相应"的角度出发，应用中医五运六气学说分析了 2003 年非典型肺炎流行的时空运化背景和特点。认为五运六气的气候变化造成了非典型肺炎形成和流行的特殊外在环境与宿主内在环境。外环境火运不足，寒湿偏盛，疠气萌生；内环境阳气不足，抵抗力不足，外邪乘虚而入，导致非典的发生和流行；提出防治非典型肺炎的针对性措施和初步时间预测。顾植山④从运气的角度分析了 SARS 的病因病机，认为庚辰年刚柔失守产生的"燥"和"热"是伏气，故初起即见内热肺燥征象，发病急暴；癸未年的升降失常及二之气的"寒雨数至"造成的"寒"和"湿"则是时气，由疫毒时气引动伏气，燥、热郁于内，寒、湿淫于外，伏气和时气的交互作用，导致了 SARS 内燥外湿、内热外寒的病机证候特征，SARS 早期即出现极度乏力是伏燥伤肺的重要指征。可见，运气学说对疫病的病机证候分析及治则具有重要指导意义。刘杰⑤运用其研制的中医运气学说电脑应用系统及中医运气学说系统工程的研究成果，并结合历史与现代临床资料，对 SARS 进行了 2003 年天候、气候、物候、病候、证候相关性分析，认为该病属于中医传染性热病之时气疫毒范畴，并对治疗法则、预防法则、气味用药法则等涉及中医药防治中的几个重大基础理论问题提出个人认识，强调要正本清源，进一步加强和深化中医运气学说的科学研究，发挥中医药这一独特优势，为控制 SARS 作出应有的贡献。顾植山⑥认为运气学说对中医药辨治"非典"有重要启示。并指出疫病的发生，虽然不能单纯用运气因素来解释，但古人观察到，疫病的出现与运气周期有着一定的联系，并且，不同的疫病往往具有不同的运气特性，而相同运气的不同疫病，在证候病机上又具有一定的相似性。2003 年发生的"非典"，比较清晰地显示了五运六气对疫病的影响。通过对《素问·遗篇》中"三年化疫"、"刚柔失守"理论的研究，分析了 2001、2002、2003 年气候观察与"金疫"（肺性疫病）发生的关系，并分析了"非典"

①陈凤芝，等.《内经》运气理论与温病 SARS 辨识［J］. 中医药学刊，2004，22（7）

②毛绍芳，等. 运气与非典型肺炎［J］. 辽宁中医杂志，2004，31（4）

③余瑾，等. 非典型肺炎流行的中医五运六气分析和预防保健措施探讨［J］. 中国中医基础医学杂志，2003，9（12）

④顾植山. 伏燥论——对 SARS 病机的五运六气分析［J］. 中国中医基础医学杂志，2005，11（2）

⑤刘杰. 中医运气学说与 SARS 的相关性认识［J］. 中国医药学报，2004，19（3）

⑥顾植山. 运气学说对中医药辨治非典的启示［J］. 中国五运六气学说研讨会论文集，2004. 08

的证候与病机，认为运气理论对临床治疗"非典"有重要指导意义。张焱①认为运用中医运气学说，便可对 SARS 类疾病的疫情，作出科学的预测。这充分体现出中医学"治未病"的预防思想，突显出中医学的高明之处，也使人们开始反思运气学说极其珍贵的实用价值。陈曦等②通过对 2003 年 SARS 病例的统计分析，发现气象条件与 SARS 证候产生密切相关，对北京、广州两地 SARS 患者初诊证候进行对比统计分析，发现两地患者初诊证候有所差异，五运证候分布不同，北京资料显示：燥金类 > 热火类 > 寒水类 > 湿土类 > 风木类；广州资料显示：热火类 > 湿土类 > 燥金类 > 寒水类 > 风木类；证明了运气学说对于 SARS 病机解释的合理性。古继红等③分析了广州地区 SARS 流行期间的气候特征，并对 SARS 患者证候与运气的关系按五运分类方法进行统计，发现气象因素与 SARS 的流行密切相关，发病高峰集中在 2～5 月，证候以热火类多见，表明五运六气学说能够为 SARS 的发病和流行趋势提供较正确的时间预测。刘敏雯等④初步探讨了严重急性呼吸综合征（SARS）的发病特点及与中医时间和运气学说的关系，为该病病机研究提供线索。其结合广州市 2003 年 1～4 月收治的103 例 SARS 病例，运用中医传统辨证方法及"运气学说"，初步阐明 SARS 的某些发病特点。建议将 SARS 的中医病名定为"传染性非典型肺炎疫病"。其发病极可能与气候异常相关。其运气特点有二：一为在阳热之火夹风运基础上的太阳寒水主气被阳明燥金客气扰动为病；二是在火运不及的基础上，太阴湿土被厥阴风木所扰动发病；"湿热蕴毒（火）并易夹瘀"贯穿于整个疾病动态演变过程之中。总结出根据 SARS 的中医证候特征及其演变规律，提倡中西医结合个体化治疗。尹正等⑤认为运气学说对于 2003 年"非典"发展趋势的成功预测，充分说明中医经典理论可以正确反映自然规律和正确指导实践，具有很强的科学性和实用性，中医运气学说可以用于临床疾病的预测、治疗以及每年可能发生的重大疫病和自然灾害的预测。吴奇⑥认为医学理论的发展必须与哲学相结合，才可能有生命力，也是中医学历经几千年不衰的重要原因。中医学和古代先贤留下的《内经》五运六气学说和温病学说，对 SARS 的分析治疗作出了不可磨灭的贡献。建议在中医今后科教研过程中，要结合中国古代哲学等多种学科，结合高等数学、统计学、气象科学、地球科学、天文学、电脑三维多维模拟实验，多层面、多角度地进行综合研究。关于运气学与禽流感关系的研究，近年来亦有部分学者关注此事，如傅景华⑦撰文认为凡遇客火加临，易成温疠流行之化，人患禽流感属温疠，中医完全能够应对。

---

①张焱. 从 SARS 的流行反思中医运气学说的实用价值［J］. 中国五运六气学说研讨会论文集，2004.
08

②陈曦，等. 从气象角度探讨 SARS 证候与五运六气的关系［J］. 中国五运六气学说研讨会论文集，2004. 08

③古继红，等. SARS 证候运气分类与气象关系分析［J］. 中国五运六气学说研讨会论文集，2004. 08

④刘敏雯，等. 103 例 SARS 患者发病的中医时间和运气学说特点［J］. 中国中西医结合急救杂志，2003，10（4）

⑤尹正，等. 中医运气学说与 2006 年疫情浅析［J］. 亚太传统医药，2006，（8）

⑥吴奇. SARS——五运六气与中医科教研走向的哲学思考［J］. 天津中医药，2005，22（2）

⑦傅景华. 运气之道与温疠之化［J］. 亚太传统医药，2006，（3）

总之，中医运气学以古代朴素唯物辩证法、整体恒动观为指导思想，以古代自然科学为基础，产生于自然变化对人体影响的实践观察中。它首创医学气象历法，从系统整体角度研究自然气候变化规律、自然变化与人体的关系。通过对 20 年来运气研究文献资料的整理和分析，我们认为，在今后的研究中应该运用系统整体恒动的认识方法，取其合理内涵。首先，要继续研究天干地支的天文学基础及运气理论的自然科学基础。其次，要深入研究气候变化对人体生理病理影响的机理，以及与中医诊治的密切关系，尤其对流行病、传染病的预测与防治提供相关依据和资料。同时，还需要结合现代天文、气象学等方面的知识，准确的认识气候变化的规律，设计多学科长远的科学研究计划，进行大范围、多地区、较长时间多学科的认真研究，以深入挖掘运气学说的科学内涵，总结现代气候变化规律与人体疾病及治疗规律，以进一步更好地指导临床防病治病。另外，在运用运气学说理论指导临床时，必须结合患者本身的状况、所处的生活环境及地域特点等因素，细心综合分析，进行准确辨证后处方用药，只有这样才能将运气学说用来防病治病的精髓彻底发挥出来。

思考题

1. 试述运气学多学科研究的成就。
2. 运气学与 SARS、禽流感等疫病关系的研究对于今后防治疫病有何重要的指导意义？

附篇二 原文导读

一、《素问》运气七篇

天元纪大论篇第六十六

黄帝问曰：天有五行，御①五位，以生寒暑燥湿风，人有五脏，化五气，以生喜怒思忧恐，论言五运相袭②而皆治之，终期之日，周而复始，余已知之矣，愿闻其与三阴三阳之候奈何合之？鬼臾区稽首再拜对曰：昭乎哉问也。夫五运阴阳者，天地之道也，万物之纲纪，变化之父母，生杀之本始，神明之府也，可不通乎！故物生谓之化③，物极谓之变④，阴阳不测谓之神⑤，神用无方谓之圣⑥。夫变化之为用也，在天为玄⑦，在人为道，在地为化，化生五味，道生智，玄生神。神在天为风，在地为木，在天为热，在地为火，在天为湿，在地为土，在天为燥，在地为金，在天为寒，在地为水，故在天为气，在地成形，形气相感而化生万物矣。然天地者，万物之上下也；左右者，阴阳之道路也；水火者，阴阳之征兆也；金木者，生成之终始⑧也。气有多少，形有盛衰，上下相召而损益彰矣。

帝曰：愿闻五运之主时也何如？鬼臾区曰：五气运行，各终期日，非独主时也。帝曰：请闻其所谓也。鬼臾区曰：臣积考《太始天元册》⑨文曰：太虚⑩寥廓，肇基化元，万物资始，五运终天，布气真灵，揔统坤元，九星⑪悬朗，七曜⑫周旋，曰阴曰阳，曰柔曰刚，幽显既位，寒暑弛张，生生化化，品物咸章。臣斯十世，此之谓也。

---

①御：临御。有驾驭、统属之意。

②五运相袭：五运相互承袭，循环不已。

③物生谓之化：自然事物的产生及物候现象的出现，要经历由无到有的变化过程，这个过程称为化。突变谓之化。

④物极谓之变：事物发展到极点，由渐变所致。渐变谓之变。

⑤阴阳不测谓之神：指自然界阴阳变化极其复杂，难以全面掌握。

⑥神用无方谓之圣：能够掌握阴阳变化规律，并灵活运用，谓之圣人。

⑦玄：远也。天道玄运，变化无穷。

⑧金木者，生成之终始：金木代表生长收藏的终结与开始。木，代表"生"。金，代表"成"。

⑨《太始天元册》：古代天文学著作。现已亡佚。

⑩太虚：太空、宇宙。

⑪九星：谓天蓬、天芮、天冲、天辅、天禽、天心、天任、天柱、天英。

⑫七曜：又称"七政"，一般指日、月、五星，亦即日、月、金星、木星、水星、火星、土星。

帝曰：善。何谓气有多少，形有盛衰？鬼臾区曰：阴阳之气各有多少，故曰三阴三阳也。形有盛衰，谓五行之治，各有太过不及也。故其始也，有余而往，不足随之，不足而往，有余从之，知迎知随，气可与期。应天为天符[①]，承岁为岁直[②]，三合[③]为治。

帝曰：上下[④]相召奈何？鬼臾区曰：寒暑燥湿风火，天之阴阳也，三阴三阳上奉之。木火土金水火，地之阴阳也，生长化收藏下应之。天以阳生阴长，地以阳杀阴藏。天有阴阳，地亦有阴阳。木火土金水火，地之阴阳也，生长化收藏。故阳中有阴，阴中有阳。所以欲知天地之阴阳者，应天之气，动而不息，故五岁而右迁，应地之气，静而守位，故六期而环会，动静相召，上下相临，阴阳相错，而变由生也。

帝曰：上下周纪，其有数乎？鬼臾区曰：天以六为节，地以五为制。周天气者，六期为一备；终地纪者，五岁为一周。君火以明，相火以位。五六相合而七百二十气[⑤]，为一纪，凡三十岁；千四百四十气，凡六十岁，而为一周，不及太过，斯皆见矣。

帝曰：夫子之言，上终天气，下毕地纪，可谓悉矣。余愿闻而藏之，上以治民，下以治身，使百姓昭著，上下和亲，德泽下流，子孙无忧，传之后世，无有终时，可得闻乎？鬼臾区曰：至数之机，迫迮以微[⑥]，其来可见，其往可追，敬之者昌，慢之者亡，无道行私，必得夭殃，谨奉天道，请言真要。帝曰：善言始者，必会于终，善言近者，必知其远，是则至数极而道不惑，所谓明矣。愿夫子推而次之，令有条理，简而不匮，久而不绝，易用难忘，为之纲纪，至数之要，愿尽闻之。鬼臾区曰：昭乎哉问！明乎哉道！如鼓之应桴，响之应声也。臣闻之，甲己之岁，土运统之[⑦]；乙庚之岁，金运统之；丙辛之岁，水运统之；丁壬之岁，木运统之；戊癸之岁，火运统之。

帝曰：其于三阴三阳，合之奈何？鬼臾区曰：子午之岁，上见少阴[⑧]；丑未之岁，上见太阴；寅申之岁，上见少阳；卯酉之岁，上见阳明；辰戌之岁，上见太阳；巳亥之岁，上见厥阴。少阴所谓标也，厥阴所谓终也[⑨]。厥阴之上，风气主之[⑩]；少阴之上，热气主之；太阴之上，湿气主之；少阳之上，相火主之；阳明之上，燥气主之；太阳之上，寒气主之。所谓本也，是谓六元[⑪]。帝曰：光乎哉道！明乎哉论！请著之玉版，藏之金匮，署曰《天元纪》。

---

①天符：岁运与司天之气五行属性相符的年份。
②岁直：岁运与年支五行方位、五行属性相同的年份，又称岁会。
③三合：岁运、司天之气、年支的五行属性皆相同的年份，这样的年份称太乙天符。
④上下：上，指天之六气；下，指地之五行。
⑤气：指节气。
⑥迫迮以微：指天地之气数、精微切近。
⑦甲己之岁，土运统之：年干逢甲、己之年，岁运属土运。
⑧子午之岁，上见少阴：年支逢子、午之年，司天之气为少阴君火。上，指司天之气。
⑨少阴所谓标也，厥阴所谓终也：张介宾注曰："标，首也；终，尽也。六十年阴阳之序，始于子午，故少阴为标，尽于巳亥，故厥阴为终。"
⑩厥阴之上，风气主之：厥阴之气由风气所主。三阴三阳为标；六气为本，主持三阴三阳。
⑪六元：指六气。六气由天元一气所化，一分为六，故称谓六元。

五运行大论篇第六十七

黄帝坐明堂，始正天纲①，临观八极②，考建五常③，请天师而问之曰：论言天地之动静，神明为之纪，阴阳之升降，寒暑彰其兆。余闻五运之数于夫子，夫子之所言，正五气之各主岁尔，首甲定运，余因论之。鬼臾区曰：土主甲己④，金主乙庚，水主丙辛，木主丁壬，火主戊癸。子午之上，少阴主之⑤；丑未之上，太阴主之；寅申之上，少阳主之；卯酉之上，阳明主之；辰戌之上，太阳主之；巳亥之上，厥阴主之。不合阴阳，其故何也？岐伯曰：是明道也，此天地之阴阳也。夫数之可数者，人中之阴阳也，然所合，数之可得者也。夫阴阳者，数之可十，推之可百，数之可千，推之可万。天地阴阳者，不以数推以象之谓也⑥。

帝曰：愿闻其所始也。岐伯曰：昭乎哉问也！臣览《太始天元册》文，丹天之气经于牛女戊分，黅天之气经于心尾己分，苍天之气经于危室柳鬼，素天之气经于亢氐昴毕，玄天之气经于张翼娄胃。所谓戊己分者，奎壁角轸，则天地之门户⑦也。夫候之所始，道之所生⑧，不可不通也。

帝曰：善。论言天地者，万物之上下，左右者，阴阳之道路，未知其所谓也。岐伯曰：所谓上下者，岁上下见阴阳之所在也。左右者，诸上见厥阴⑨，左少阴右太阳⑩；见少阴，左太阴右厥阴；见太阴，左少阳右少阴；见少阳，左阳明右太阴；见阳明，左太阳右少阳；见太阳，左厥阴右阳明。所谓面北而命其位，言其见也。

帝曰：何谓下？岐伯曰：厥阴在上则少阳在下⑪，左阳明右太阴⑫；少阴在上则阳明在下，左太阳右少阳；太阴在上则太阳在下，左厥阴右阳明；少阳在上则厥阴在下，左少阴右太阳；阳明在上则少阴在下，左太阴右厥阴；太阳在上则太阴在下，左少阳右少阴。所谓面南而命其位，言其见也。上下相遘，寒暑相临，气相得则和，不相得则病。帝曰：气相得而

①天纲：天文历法之纲领。

②八极：地之八方，即东、南、西、北、东南、西南、东北、西北。

③五常：五行气运之规律。

④土主甲己：年干为甲、己之岁，岁运属土。

⑤子午之上，少阴主之：年支为子、午之岁，司天之气为少阴君火。

⑥天地阴阳者，不以数推以象之谓也：天地阴阳的变化规律，不能以数类推，应该运用观察自然客观现象的方法来研究。

⑦天地之门户：太阳之视运动，位于奎壁二宿时，正值由春入夏之时，称为天门；位于角轸二宿时，正值由秋入冬之时，称为地户；古人称奎壁角轸为天地之门户。张介宾注曰："自奎壁而南，日就阳道，故曰天门；角轸而北，日就阴道，故曰地户。"

⑧候之所始，道之所生：指自然界变化规律来自对自然界各种物候现象的观察与总结。候，物候。道，规律。

⑨上见厥阴：指巳、亥年司天之气为厥阴风木。

⑩左少阴右太阳：面北而立，司天的左间气为少阴君火，右间气为太阳寒水。

⑪厥阴在上则少阳在下：厥阴风木司天，则少阳相火在泉。

⑫左阳明右太阴：面南而立，则在泉之气的左间气为阳明燥金，右间气为太阴湿土。

病者何也？岐伯曰：以下临上，不当位也。

帝曰：动静何如？岐伯曰：上者右行，下者左行①，左右周天，余而复会也。帝曰：余闻鬼臾区曰：应地者静。今夫子乃言下者左行，不知其所谓也，愿闻何以生之乎？岐伯曰：天地动静，五行迁复，虽鬼臾区其上候而已，犹不能遍明。夫变化之用，天垂象，地成形，七曜纬虚，五行丽②地。地者，所以载生成之形类也。虚者，所以列应天之精气也。形精之动，犹根本之与枝叶也，仰观其象，虽远可知也。帝曰：地之为下否乎？岐伯曰：地为人之下，太虚之中者也。帝曰：冯③乎？岐伯曰：大气举之也。燥以干之，暑以蒸之，风以动之，湿以润之，寒以坚之，火以温之。故风寒在下，燥热在上，湿气在中，火游行其间，寒暑六入，故令虚而生化也。故燥胜则地干，暑胜则地热，风胜则地动，湿胜则地泥，寒胜则地裂，火胜则地固矣。

帝曰：天地之气，何以候之？岐伯曰：天地之气，胜复之作，不形于诊也。《脉法》曰：天地之变，无以脉诊。此之谓也。帝曰：间气何如？岐伯曰：随气所在，期于左右④。帝曰：期之奈何？岐伯曰：从其气则和，违其气则病，不当其位者病，迭移其位者病，失守其位者危，尺寸反者死，阴阳交⑤者死。先立其年，以知其气，左右应见，然后乃可以言死生之逆顺。

帝曰：寒暑燥湿风火，在人合之奈何？其于万物何以生化？岐伯曰：东方生风，风生木，木生酸，酸生肝，肝生筋，筋生心。其在天为玄，在人为道，在地为化。化生五味，道生智，玄生神，化生气。神在天为风，在地为木，在体为筋，在气为柔，在脏为肝。其性为暄⑥，其德为和，其用为动，其色为苍，其化为荣，其虫⑦毛，其政为散，其令宣发，其变摧拉，其眚⑧为陨，其味为酸，其志为怒。怒伤肝，悲胜怒；风伤肝，燥胜风；酸伤筋，辛胜酸。

南方生热，热生火，火生苦，苦生心，心生血，血生脾。其在天为热，在地为火，在体为脉，在气为息，在脏为心。其性为暑，其德为显，其用为躁，其色为赤，其化为茂，其虫羽，其政为明，其令郁蒸，其变炎烁，其眚燔爇⑨，其味为苦，其志为喜。喜伤心，恐胜喜；热伤气，寒胜热；苦伤气，咸胜苦。

中央生湿，湿生土，土生甘，甘生脾，脾生肉，肉生肺。其在天为湿，在地为土，在体

---

①上者右行，下者左行：张介宾注曰："上者右行，言天气右旋，自东而西以降于地，下者左行，言地气左转，自西而东以升于天。"此以面南而立之位置而言。

②丽：附着。

③冯：通"凭"。凭借，依靠之义。

④左右：指左右手之脉搏。

⑤阴阳交：王冰注曰："交，谓岁当阴，在右脉反见左；岁当阳，在左脉反见右。左右交见，是谓交。"

⑥暄：温暖。

⑦虫：泛指动物。

⑧眚：音shěng，过失之意，此指灾害。

⑨燔（fán 凡）爇（ruò 若）：燔，焚烧；爇，烧。

为肉，在气为充，在脏为脾。其性静兼，其德为濡，其用为化，其色为黄，其化为盈，其虫倮①，其政为谧，其令云雨，其变动注，其眚淫溃，其味为甘，其志为思。思伤脾，怒胜思；湿伤肉，风胜湿；甘伤脾，酸胜甘。

西方生燥，燥生金，金生辛，辛生肺，肺生皮毛，皮毛生肾。其在天为燥，在地为金，在体为皮毛，在气为成，在脏为肺，其性为凉，其德为清，其用为固，其色为白，其化为敛，其虫介，其政为劲，其令雾露，其变肃杀，其眚苍落，其味为辛，其志为忧。忧伤肺，喜胜忧；热伤皮毛，寒胜热；辛伤皮毛，苦胜辛。

北方生寒，寒生水，水生咸，咸生肾，肾生骨髓，髓生肝。其在天为寒，在地为水，在体为骨，在气为坚，在脏为肾。其性为凛，其德为寒，其用为□②，其色为黑，其化为肃，其虫鳞，其政为静，其令□□③，其变凝冽，其眚冰雹，其味为咸，其志为恐。恐伤肾，思胜恐；寒伤血，燥胜寒；咸伤血，甘胜咸。五气更立，各有所先，非其位则邪，当其位则正④。

帝曰：病生之变何如？岐伯曰：气相得则微，不相得则甚。帝曰：主岁何如？岐伯曰：气有余，则制己所胜而侮所不胜；其不及，则己所不胜侮而乘之，己所胜轻而侮之。侮反受邪，侮而受邪，寡于畏也。帝曰：善。

六微旨大论篇第六十八

黄帝问曰：呜呼远哉！天之道也，如迎浮云，若视深渊，视深渊尚可测，迎浮云莫知其极。夫子数言谨奉天道，余闻而藏之，心私异之，不知其所谓也。愿夫子溢志尽言其事，令终不灭，久而不绝，天之道可得闻乎？岐伯稽首再拜对曰：明乎哉问天之道也！此因⑤天之序，盛衰之时也。

帝曰：愿闻天道六六之节盛衰何也？岐伯曰：上下有位，左右有纪⑥。故少阳之右，阳明治之；阳明之右，太阳治之；太阳之右，厥阴治之；厥阴之右，少阴治之；少阴之右，太阴治之；太阴之右，少阳治之。此所谓气之标⑦，盖南面而待也。故曰：因天之序，盛衰之时，移光定位⑧，正立而待之。此之谓也。少阳之上，火气治之，中⑨见厥阴；阳明之上，

---

①倮：音义同"裸"。倮虫，对无毛无鳞甲类动物的统称。

②□：阙文。张介宾补充为"其用为藏"。

③□□：阙文。张介宾补为"闭塞"。

④非其位则邪，当其位则正：风热湿燥寒五方之气，若其至与时令相反，则为邪气；若其至与时令相合则为四时正气。

⑤因：顺应，依据。

⑥上下有位，左右有纪：六气上下左右运行有一定规律。

⑦气之标：气，指六气。三阴三阳为六气之标。

⑧移光定位：古人运用圭表观察日光照射标竿所成影长短的周期性变化规律。

⑨中：指中气，即中见之气。中气为与本气相关或相反的气，少阳火的中气为厥阴风，阳明燥的中气为太阴湿，太阳寒的中气为少阴热；厥阴风的中气为少阳火，少阴热的中气为太阳寒，太阴湿的中气为阳明燥。

燥气治之，中见太阴；太阳之上，寒气治之，中见少阴；厥阴之上，风气治之，中见少阳；少阴之上，热气治之，中见太阳；太阴之上，湿气治之，中见阳明。所谓本也，本之下，中之见也，见之下，气之标也，本标不同，气应异象。

帝曰：其有至而至，有至而不至，有至而太过，何也？岐伯曰：至而至者和；至而不至，来气不及也；未至而至，来气有余也。帝曰：至而不至，未至而至如何？岐伯曰：应则顺，否则逆，逆则变生，变则病。帝曰：善。请言其应。岐伯曰：物生其应也，气脉其应也。

帝曰：善。愿闻地理之应六节气位何如？岐伯曰：显明①之右，君火之位也；君火之右，退行一步，相火治之；复行一步，土气治之；复行一步，金气治之；复行一步，水气治之；复行一步，木气治之；复行一步，君火治。相火之下，水气承之；水位之下，土气承之；土位之下，风气承之；风位之下，金气承之；金位之下，火气承之；君火之下，阴精承之。帝曰：何也？岐伯曰：亢则害，承乃制，制则生化②，外列盛衰，害则败乱，生化大病。

帝曰：盛衰何如？岐伯曰：非其位则邪，当其位则正，邪则变甚，正则微。帝曰：何谓当位？岐伯曰：木运临卯③，火运临午，土运临四季，金运临酉，水运临子，所谓岁会，气之平也。帝曰：非位何如？岐伯曰：岁不与会也。帝曰：土运之岁，上见太阴④；火运之岁，上见少阳、少阴；金运之岁，上见阳明；木运之岁，上见厥阴；水运之岁，上见太阳，奈何？岐伯曰：天之与会也。故《天元册》曰天符。天符岁会何如？岐伯曰：太一天符之会也。

帝曰：其贵贱何如？岐伯曰：天符为执法，岁位为行令，太一天符为贵人⑤。帝曰：邪之中也奈何？岐伯曰：中执法者，其病速而危；中行令者，其病徐而持；中贵人者，其病暴而死。帝曰：位之易也何如？岐伯曰：君位臣则顺，臣位君则逆。逆则其病近，其害速；顺则其病远，其害微。所谓二火也。

帝曰：善。愿闻其步何如？岐伯曰：所谓步者，六十度而有奇⑥，故二十四步积盈百刻而成日也。

帝曰：六气应五行之变何如？岐伯曰：位有终治，气有初中⑦，上下不同，求之亦异也。帝曰：求之奈何？岐伯曰：天气治于甲，地气始于子，子甲相合，命曰岁立，谨候其

---

①显明：张介宾注曰："显明者，日出之所，卯正之中，天地平分之处也"。此指春分节。

②亢则害，承乃制，制则生化：亢，亢盛。承，承袭。制，制约。指六气变化过亢便为灾害，要有相承袭之气来制约，有制约才有正常生化。

③木运临卯：木运之岁（丁、壬年），若逢年支为卯的年份，则为岁会年。以下类推。

④土运之岁，上见太阴：土运之岁，逢司天之气为太阴湿土的年份，为天符年。以下类推。

⑤天符为执法，岁位为行令，太一天符为贵人：张介宾注曰："执法者位于上，犹执政也；行令者位乎下，犹诸司也；贵人者统乎上下，犹君主也。"

⑥奇：余数。此指八十七刻半。

⑦位有终始，气有初中：六气六步主时有一定的时段与位置，每一气又分前后两个时段，前半时段为初，后半时段为中。

时，气可与期。帝曰：愿闻其岁，六气始终，早晏何如？岐伯曰：明乎哉问也！甲子之岁，初之气，天数始于水下一刻①，终于八十七刻半；二之气，始于八十七刻六分，终于七十五刻；三之气，始于七十六刻，终于六十二刻半；四之气，始于六十二刻六分，终于五十刻；五之气，始于五十一刻，终于三十七刻半；六之气，始于三十七刻六分，终于二十五刻。所谓初六，天之数也。乙丑岁，初之气，天数始于二十六刻，终于一十二刻半；二之气，始于一十二刻六分，终于水下百刻；三之气，始于一刻，终于八十七刻半；四之气，始于八十七刻六分，终于七十五刻；五之气，始于七十六刻，终于六十二刻半；六之气，始于六十二刻六分，终于五十刻。所谓六二，天之数也。丙寅岁，初之气，天数始于五十一刻，终于三十七刻半；二之气，始于三十七刻六分，终于二十五刻；三之气，始于二十六刻，终于一十二刻半；四之气，始于一十二刻六分，终于水下百刻；五之气，始于一刻，终于八十七刻半；六之气，始于八十七刻六分，终于七十五刻。所谓六三，天之数也。丁卯岁，初之气，天数始于七十六刻，终于六十二刻半；二之气，始于六十二刻六分，终于五十刻；三之气，始于五十一刻，终于三十七刻半；四之气，始于三十七刻六分，终于二十五刻；五之气，始于二十六刻，终于一十二刻半；六之气，始于一十二刻六分，终于水下百刻。所谓六四，天之数也。次戊辰岁，初之气，复始于一刻，常如是无已，周而复始。

帝曰：愿闻其岁候何如？岐伯曰：悉乎哉问也！日行一周，天气始于一刻，日行再周，天气始于二十六刻，日行三周，天气始于五十一刻，日行四周，天气始于七十六刻，日行五周，天气复始于一刻，所谓一纪也。是故寅午戌岁气会同②，卯未亥岁气会同，辰申子岁气会同，巳酉丑岁气会同，终而复始。

帝曰：愿闻其用③也。岐伯曰：言天者求之本④，言地者求之位⑤，言人者求之气交⑥。帝曰：何谓气交？岐伯曰：上下之位，气交之中，人之居也。故曰：天枢⑦之上，天气主之；天枢之下，地气主之；气交之分，人气从之，万物由之。此之谓也。

帝曰：何谓初中？岐伯曰：初凡三十度而有奇，中气同法。帝曰：初中何也？岐伯曰：所以分天地也。帝曰：愿卒闻之。岐伯曰：初者地气也，中者天气也。帝曰：其升降何如？岐伯曰：气之升降，天地之更用也。帝曰：愿闻其用何如？岐伯曰：升已而降，降者谓天；降已而升，升者谓地。天气下降，气流于地；地气上升，气腾于天。故高下相召⑧，升降相因⑨，而变作矣。

---

①水下一刻：刻，指古人计时方法之一——漏下百刻法。一刻约等于今之14.4分钟。甲子年初之气始于大寒节的水下一刻，即寅初初刻。

②寅午戌岁气会同：年支逢寅、午、戌之年，六气六步的交司时刻相同。气会，指六气交司时刻。

③用：指六气的作用。

④本：指六元。即风热湿火燥寒六气，六气属天，故为天气之本。

⑤位：地之六步，即木、火、火、土、金、水。主管时气之六位，属于地，故为地之位。

⑥气交：指天地之间。天气下降，地气上升，升降相因，人及自然万物生存于气交之中。

⑦天枢：张介宾注云："枢，枢机也，居阴阳升降之中，是为天枢。"指天地气交之分。

⑧相召：相互感召。

⑨相因：互为因果。

帝曰：善。寒湿相遘，燥热相临，风火相值，其有间乎？岐伯曰：气有胜复，胜复之作，有德有化，有用有变，变则邪气居之。帝曰：何谓邪乎？岐伯曰：夫物之生从于化①，物之极由乎变②，变化之相薄，成败之所由也。故气有往复，用有迟速③，四者之有，而化而变，风之来也。帝曰：迟速往复，风所由生，而化而变，故因盛衰之变耳。成败倚伏游乎中何也？岐伯曰：成败倚伏生乎动，动而不已，则变作矣。帝曰：有期乎？岐伯曰：不生不化，静之期也。帝曰：不生化乎？岐伯曰：出入废则神机化灭，升降息则气立孤危。故非出入，则无以生长壮老已；非升降，则无以生长化收藏。是以升降出入，无器不有。故器者生化之宇，器散则分之，生化息矣。故无不出入，无不升降。化有小大，期有近远，四者之有，而贵常守，反常则灾害至矣。故曰：无形无患。此之谓也。帝曰：善。有不生不化乎？岐伯曰：悉乎哉问也！与道合同，唯真人也。帝曰：善。

气交变大论篇第六十九

黄帝问曰：五运更治，上应天期，阴阳往复，寒暑迎随，真邪相薄，内外分离，六经波荡，五气倾移，太过不及，专胜兼并④，愿言其始，而有常名，可得闻乎？岐伯稽首再拜对曰：昭乎哉问也！是明道也。此上帝所贵，先师传之，臣虽不敏，往闻其旨。

帝曰：余闻得其人不教，是谓失道，传非其人，慢泄天宝。余诚菲德，未足以受至道；然而众子哀其不终，愿夫子保于无穷，流于无极，余司其事，则而行之奈何？岐伯曰：请遂言之也。《上经》⑤曰：夫道者，上知天文，下知地理，中知人事，可以长久。此之谓也。帝曰：何谓也？岐伯曰：本，气位也。位天者，天文也。位地者，地理也。通于人气之变化者，人事也。故太过者先天，不及者后天，所谓治化而人应之也。

帝曰：五运之化，太过何如？岐伯曰：岁木太过，风气流行，脾土受邪。民病飧泄食减，体重烦冤，肠鸣腹支满，上应岁星⑥。甚则忽忽善怒，眩冒巅疾。

化气不政，生气独治⑦，云物飞动，草木不宁，甚而摇落，反胁痛而吐甚，冲阳⑧绝者死不治，上应太白星⑨。

岁火太过，炎暑流行，肺金受邪。民病疟，少气咳喘，血溢血泄注下，嗌燥耳聋，中热

---

①物之生从于化：事物的新生，由化而来。

②物之极由乎变：事物发展到极点，是逐渐变化而成。

③迟速：快慢，此指太过与不及。

④专胜兼并：专胜，指太过，一气独胜，侵犯它气。兼并，指不及，一气独衰，被二气吞并，指被它气乘侮。

⑤《上经》：古书名。

⑥岁星：即木星。

⑦化气不政，生气独治：化气，指土气；生气，指木气。岁木太过，自然界木盛土衰，化气不能行令，木气独治。

⑧冲阳：穴位名，属足阳明胃经。位于足跗上，第二、三蹠骨间。

⑨太白星：即金星。

肩背热，上应荧惑星①。甚则胸中痛，胁支满胁痛，膺背肩胛间痛，两臂内痛，身热骨痛而为浸淫。收气不行，长气独明，雨水霜寒，上应辰星②。上临少阴少阳，火燔焫，水泉涸，物焦槁，病反谵妄狂越，咳喘息鸣，下甚血溢泄不已，太渊③绝者死不治，上应荧惑星。

岁土太过，雨湿流行，肾水受邪。民病腹痛，清厥意不乐，体重烦冤，上应镇星④。甚则肌肉萎，足痿不收，行善瘛，脚下痛，饮发中满食减，四支不举。变⑤生得位，藏气伏，化气独治之，泉涌河衍，涸泽生鱼，风雨大至，土崩溃，鳞见于陆，病腹满溏泄肠鸣，反下甚而太溪⑥绝者死不治，上应岁星。

岁金太过，燥气流行，肝木受邪。民病两胁下少腹痛，目赤痛眦疡，耳无所闻。肃杀而甚，则体重烦冤，胸痛引背，两胁满且痛引少腹，上应太白星。甚则喘咳逆气，肩背痛，尻阴股膝髀腨胻足皆病，上应荧惑星。收气峻，生气下，草木敛，苍干雕陨，病反暴痛，胠胁不可反侧，咳逆甚而血溢，太冲⑦绝者死不治，上应太白星。

岁水太过，寒气流行，邪害心火。民病身热烦心躁悸，阴厥上下中寒，谵妄心痛，寒气早至，上应辰星。甚则腹大胫肿，喘咳，寝汗出憎风，大雨至，埃雾朦郁，上应镇星。上临太阳，则雨冰雪，霜不时降，湿气变物，病反腹满肠鸣，溏泄食不化，渴而妄冒，神门⑧绝者死不治，上应荧惑、辰星。

帝曰：善。其不及何如？岐伯曰：悉乎哉问也！岁木不及，燥乃大行，生气失应，草木晚荣，肃杀而甚，则刚木辟著⑨，柔萎苍干，上应太白星，民病中清，胠胁痛，少腹痛，肠鸣溏泄，凉雨时至，上应太白星，其谷苍。上临阳明，生气失政，草木再荣，化气乃急，上应太白、镇星，其主苍早⑩。复⑪则炎暑流火，湿性燥，柔脆草木焦槁，下体再生，华实齐化⑫，病寒热疮疡疿胗痈痤，上应荧惑、太白，其谷白坚。白露早降，收杀气行，寒雨害物，虫食甘黄，脾土受邪，赤气后化，心气晚治，上胜肺金，白气乃屈，其谷不成，咳而鼽，上应荧惑、太白星。

岁火不及，寒乃大行，长政不用，物荣而下，凝惨⑬而甚，则阳气不化，乃折荣美，上应辰星，民病胸中痛，胁支满，两胁痛，膺背肩胛间及两臂内痛，郁冒朦昧，心痛暴瘖，胸

---

①荧惑星：即火星。

②辰星：即水星。

③太渊：穴位名，属手太阴肺经。位于腕掌侧横纹桡侧桡动脉桡侧凹陷中。

④镇星：即土星。

⑤变：指灾变或病变。

⑥太溪：穴位名，属足少阴肾经。位于足内踝后，跟骨上动脉凹陷中。

⑦太冲：穴位名，属足厥阴肝经。位于足大趾本节后二寸，即足背部当第一跖骨间隙之中点处。

⑧神门：穴位名，属手少阴心经。位于锐骨之后，尺侧腕屈肌腱桡侧之凹陷处。

⑨刚木辟著：坚硬的树木因燥甚而明显干裂。

⑩苍早：指草木过早凋谢。

⑪复：指复气，即制约太过之气的气。复，有报复之义，子为其母来复。金气抑木，火为木之子，"炎暑流火"为复气，制约太过之金气。

⑫华实齐化：华，同花。指开花与结果现象同时出现。

⑬凝惨：形容因严寒而致凝滞萧条的自然景象。

腹大，胁下与腰背相引而痛，甚则屈不能伸，髋髀如别，上应荧惑、辰星，其谷丹。复则埃郁，大雨且至，黑气乃辱，病鹜溏腹满，食饮不下，寒中肠鸣，泄注腹痛，暴挛痿痹，足不任身，上应镇星、辰星，玄谷不成。

岁土不及，风乃大行，化气不令，草木茂荣，飘扬而甚，秀而不实，上应岁星，民病飧泄霍乱，体重腹痛，筋骨繇复，肌肉瞤酸，善怒，脏气举事，蛰虫早附，咸病寒中，上应岁星、镇星，其谷龄。复则收政严峻，名木苍雕，胸胁暴痛，下引少腹，善大息，虫食甘黄，气客于脾，龄谷乃减，民食少失味，苍谷乃损，上应太白、岁星。上临厥阴，流水不冰，蛰虫来见，脏气不用，白乃不复，上应岁星，民乃康。

岁金不及，炎火乃行，生气乃用，长气专胜，庶物以茂，燥烁以行，上应荧惑星，民病肩背瞀重，鼽嚏血便注下，收气乃后，上应太白星，其谷坚芒。复则寒雨暴至，乃零冰雹霜雪杀物，阴厥且格，阳反上行，头脑户痛，延及囟顶发热，上应辰星，丹谷不成，民病口疮，甚则心痛。

岁水不及，湿乃大行，长气反用，其化乃速，暑雨数至，上应镇星，民病腹满身重，濡泄寒疡流水，腰股痛发，腘腨股膝不便，烦冤足痿清厥，脚下痛，甚则跗肿，脏气不政，肾气不衡，上应辰星，其谷秬。上临太阴，则大寒数举，蛰虫早藏，地积坚冰，阳光不治，民病寒疾于下，甚则腹满浮肿，上应镇星，其主龄谷。复则大风暴发，草偃木零，生长不鲜，面色时变，筋骨并辟，肉瞤瘛，目视𥄎𥄎，物疎璺①，肌肉胗发，气并膈中，痛于心腹，黄气乃损，其谷不登，上应岁星。

帝曰：善。愿闻其时也。岐伯曰：悉哉问也！木不及，春有鸣条律畅之化，则秋有雾露清凉之政，春有惨凄残贼之胜，则夏有炎暑燔烁之复，其眚②东，其脏肝，其病内舍胠胁，外在关节。

火不及，夏有炳明光显之化，则冬有严肃霜寒之政，夏有惨凄凝冽之胜，则不时有埃昏大雨之复，其眚南，其脏心，其病内舍膺胁，外在经络。

土不及，四维有埃云润泽之化，则春有鸣条鼓拆之政，四维发振拉飘腾之变，则秋有肃杀霖霪③之复，其眚四维，其脏脾，其病内舍心腹，外在肌肉四支。

金不及，夏有光显郁蒸之令，则冬有严凝整肃之应，夏有炎烁燔燎之变，则秋有冰雹霜雪之复，其眚西，其藏肺，其病内舍膺胁肩背，外在皮毛。

水不及，四维有湍润埃云之化，则不时有和风生发之应，四维发埃昏骤注之变，则不时有飘荡振拉之复，其眚北，其藏肾，其病内舍腰脊骨髓，外在溪谷踹膝。

夫五运之政，犹权衡也，高者抑之，下者举之，化者应之，变者复之，此生长化成收藏之理，气之常也，失常则天地四塞矣。故曰：天地之动静，神明为之纪，阴阳之往复，寒暑彰其兆。此之谓也。

帝曰：夫子之言五气之变，四时之应，可谓悉矣。夫气之动乱，触遇而作，发无常会，

①疎璺：指物体被大风吹得干裂。疎，通也。璺，音 wèn，指破裂。
②眚（shěng，音省）：义同损，灾害之意。
③霖霪：淫雨成灾。

卒然灾合，何以期之？岐伯曰：夫气之动变，固不常在，而德化政令灾变，不同其候也。帝曰：何谓也？岐伯曰：东方生风，风生木，其德敷和，其化生荣，其政舒启，其令风，其变振发，其灾散落。南方生热，热生火，其德彰显，其化蕃茂，其政明曜，其令热，其变销烁，其灾燔爇。中央生湿，湿生土，其德溽蒸，其化丰备，其政安静，其令湿，其变骤注，其灾霖溃。西方生燥，燥生金，其德清洁，其化紧敛，其政劲切，其令燥，其变肃杀，其灾苍陨。北方生寒，寒生水，其德凄沧，其化清谧，其政凝肃，其令寒，其变凓冽，其灾冰雪霜雹。是以察其动也，有德有化，有政有令，有变有灾，而物由之，而人应之也。

帝曰：夫子之言岁候，其不及太过，而上应五星。今夫德化政令，灾眚变易，非常而有也，卒然而动，其亦为之变乎。岐伯曰：承天而行之，故无妄动，无不应也。卒然而动者，气之交变也，其不应焉。故曰：应常不应卒。此之谓也。

帝曰：其应奈何？岐伯曰：各从其气化也。

帝曰：其行之徐疾逆顺何如？岐伯曰：以道留久，逆守而小，是谓省下①。以道而去，去而速来，曲而过之，是谓省遗过②也。久留而环，或离或附，是谓议灾与其德也。应近则小，应远则大。芒而大倍常之一③，其化甚；大常之二，其眚即发也。小常之一，其化减；小常之二，是谓临视，省下之过与其德也。德者福之，过者伐之。是以象之见也，高而远则小，下而近则大，故大则喜怒迩④，小则祸福远。岁运太过，则运星北越，运气相得，则各行以道。故岁运太过，畏星⑤失色而兼其母⑥，不及，则色兼其所不胜。肖者瞿瞿，莫知其妙，闵闵之当，孰者为良，妄行无征，示畏侯王。帝曰：其灾应何如？岐伯曰：亦各从其化也，故时至有盛衰，凌犯有逆顺，留守有多少，形见有善恶，宿属有胜负，征应有吉凶矣。帝曰：其善恶何谓也？岐伯曰：有喜有怒，有忧有丧，有泽有燥，此象之常也，必谨察之。帝曰：六者高下异乎？岐伯曰：象见高下，其应一也，故人亦应之。

帝曰：善。其德化政令之动静损益皆何如？岐伯曰：夫德化政令灾变，不能相加⑦也。胜复盛衰，不能相多⑧也。往来小大，不能相过⑨也。用之升降，不能相无⑩也。各从其动而复之耳。帝曰：其病生何如？岐伯曰：德化者气之祥，政令者气之章，变易者复之纪，灾眚者伤之始，气相胜者和，不相胜者病，重感于邪则甚也。帝曰：善。所谓精光之论，大圣之业，宣明大道，通于无穷，究于无极也。余闻之，善言天者，必应于人，善言古者，必验于

---

①省下：王冰注曰："谓察天下人君之有德有过者也。"

②省遗过：吴崑注曰："谓所省者有不尽、今复省之，是省其所遗罪过也。"

③芒而大倍常之一：五星的光芒比正常所见大一倍。

④迩：音ěr，近也。

⑤畏星：指被克的星。如木运太过，则土星即是畏星。

⑥其母：此指畏星之母。例如：土星为畏星，火星便是其母。

⑦不能相加：王冰注曰："天地动静，阴阳往复，以德报德，以化报化，政令灾眚及动复亦然，故曰不能相加。"

⑧不能相多：王冰注曰："胜盛复盛，胜微复微，不能以盛报微，以化报变，故曰不能想多也。"

⑨不能相过：张介宾注曰："胜复大小，气数相同，故不能相过也。"

⑩不能相无：张志聪注曰："天地阴阳之气，升已而降，降已而升，寒往则暑来，暑往则寒来，故曰不能相无也。"

今，善言气者，必彰于物，善言应者，同天地之化，善言化言变者，通神明之理，非夫子孰能言至道欤！乃择良兆而藏之灵室，每旦读之，命曰《气交变》，非斋戒不敢发，慎传也。

五常政大论篇第七十

黄帝问曰：太虚寥廓，五运回薄，衰盛不同，损益相从，愿闻平气①何如而名？何如而纪也？岐伯对曰：昭乎哉问也！木曰敷和，火曰升明，土曰备化，金曰审平，水曰静顺。

帝曰：其不及奈何？岐伯曰：木曰委和，火曰伏明，土曰卑监，金曰从革，水曰涸流。帝曰：太过何谓？岐伯曰：木曰发生，火曰赫曦，土曰敦阜，金曰坚成，水曰流衍。

帝曰：三气②之纪，愿闻其候。岐伯曰：悉乎哉问也！敷和之纪，木德周行，阳舒阴布，五化宣平，其气端，其性随，其用曲直，其化生荣，其类草木，其政发散，其候温和，其令风，其藏肝，肝其畏清，其主目，其谷麻，其果李，其实核，其应春，其虫毛，其畜犬，其色苍，其养筋，其病里急支满，其味酸，其音角，其物中坚，其数八。

升明之纪，正阳而治，德施周普，五化均衡，其气高，其性速，其用燔灼，其化蕃茂，其类火，其政明曜，其候炎暑，其令热，其藏心，心其畏寒，其主舌，其谷麦，其果杏，其实络，其应夏，其虫羽，其畜马，其色赤，其养血，其病瞤瘛③，其味苦，其音徵，其物脉，其数七。

备化之纪，气协天休，德流四政，五化齐修，其气平，其性顺，其用高下，其化丰满，其类土，其政安静，其候溽蒸④，其令湿，其藏脾，脾其畏风，其主口，其谷稷，其果枣，其实肉，其应长夏，其虫倮，其畜牛，其色黄，其养肉，其病否，其味甘，其音宫，其物肤，其数五。

审平之纪，收而不争，杀而无犯，五化宣明，其气洁，其性刚，其用散落，其化坚敛，其类金，其政劲肃，其候清切，其令燥，其藏肺，肺其畏热，其主鼻，其谷稻，其果桃，其实壳，其应秋，其虫介，其畜鸡，其色白，其养皮毛，其病咳，其味辛，其音商，其物外坚，其数九。

静顺之纪，藏而勿害，治而善下，五化咸整，其气明，其性下，其用沃衍，其化凝坚，其类水，其政流演，其候凝肃，其令寒，其藏肾，肾其畏湿，其主二阴，其谷豆，其果栗，其实濡，其应冬，其虫鳞，其畜彘，其色黑，其养骨髓，其病厥，其味咸，其音羽，其物濡，其数六。故生而勿杀，长而勿罚，化而勿制，收而勿害，藏而勿抑，是谓平气。

委和之纪，是谓胜生，生气不政，化气乃扬，长气自平，收令乃早，凉雨时降，风云并兴，草木晚荣，苍干雕落，物秀而实，肤肉内充，其气敛，其用聚，其动缅戾拘缓，其发惊骇，其藏肝，其果枣李，其实核壳，其谷稷稻，其味酸辛，其色白苍，其畜犬鸡，其虫毛介，其主雾露凄沧，其声角商，其病摇动注恐，从金化也，少角与判商同，上角与正角同，

---

① 平气：平和之气。即气候不衰不盛、无损无益。
② 三气：指平气、不及、太过。
③ 瞤瘛：筋脉肌肉瘈动。
④ 溽蒸：湿热交结。

上商与正商同，其病支废痈肿疮疡，其甘虫，邪伤肝也，上宫与正宫同，萧飅肃杀则炎赫沸腾，眚于三①，所谓复也，其主飞蠹蛆雉，乃为雷霆。

伏明之纪，是谓胜长，长气不宣，藏气反布，收气自政，化令乃衡②，寒清数举，暑令乃薄，承化物生，生而不长，成实而稚，遇化已老，阳气屈伏，蛰虫早藏，其气郁，其用暴，其动彰伏变易，其发痛，其藏心，其果栗桃，其实络濡，其谷豆稻，其味苦咸，其色玄丹，其畜马彘，其虫羽鳞，其主冰雪霜寒，其声徵羽，其病昏惑悲忘，从水化也，少徵与少羽同，上商与正商同，邪伤心也，凝惨凛冽则暴雨霖霍，眚于九，其主骤注雷霆震惊，沉霒淫雨。

卑监之纪，是谓减化，化气不令，生政独彰，长气整，雨乃愆，收气平，风寒并兴，草木荣美，秀而不实，成而粃③也，其气散，其用静定，其动疡涌分溃痈肿，其发濡滞，其藏脾，其果李栗，其实濡核，其谷豆麻，其味酸甘，其色苍黄，其畜牛犬，其虫倮毛，其主飘怒振发，其声宫角，其病留满否塞，从木化也，少宫与少角同，上宫与正宫同，上角与正角同，其病飧泄，邪伤脾也，振拉飘扬则苍干散落，其眚四维，其主败折虎狼，清气乃用，生政乃辱。

从革之纪，是谓折收，收气乃后，生气乃扬，长化合德，火政乃宣，庶类④以蕃，其气扬，其用躁切，其动铿禁瞀厥，其发咳喘，其藏肺，其果李杏，其实壳络，其谷麻麦，其味苦辛，其色白丹，其畜鸡羊，其虫介羽，其主明曜炎烁，其声商徵，其病嚏咳鼽衄，从火化也，少商与少徵同，上商与正商同，上角与正角同，邪伤肺也，炎光赫烈则冰雪霜雹，眚于七，其主鳞伏彘鼠，岁气早至，乃生大寒。

涸流之纪，是谓反阳⑤，藏令不举，化气乃昌，长气宣布，蛰虫不藏，土润水泉减，草木条茂，荣秀满盛，其气滞，其用渗泄，其动坚止，其发燥槁，其藏肾，其果枣杏，其实濡肉，其谷黍稷，其味甘咸，其色黅玄，其畜彘牛，其虫鳞倮，其主埃郁昏翳，其声羽宫，其病痿厥坚下，从土化也，少羽与少宫同，上宫与正宫同，其病癃闷，邪伤肾也，埃昏骤雨则振拉摧拔，眚于一，其主毛显狐狢，变化不藏。故乘危而行，不速而至，暴虐无德，灾反及之，微者复微，甚者复甚⑥，气之常也。

发生之纪，是谓启㪿⑦，土疏泄，苍气达，阳和布化，阴气乃随，生气淳化，万物以荣，其化生，其气美，其政散，其令条舒，其动掉眩巅疾，其德鸣靡启㘯，其变振拉摧拔，其谷麻稻，其畜鸡犬，其果李桃，其色青黄白，其味酸甘辛，其象春，其经足厥阴少阳，其

---

①眚于三：眚，指灾害。三，代表东方和春季。此指木运不及之年，对自然气候及物候的损害主要表现在春季。木运不及，金气来乘春行秋令，应生不生。

②衡：平定之意。

③粃："秕"的异体字，指中空不饱满的谷粒。

④庶类：指万物。

⑤反阳：水运不及，火不畏水，火之长气反见宣布。

⑥微者复微，甚者复甚：微、甚，指胜气或复气的表现程度。意为偏胜之气表现不明显，复气表现也较轻微；偏胜之气表现剧烈，制约胜气的复气表现亦剧烈。这是自然气候变化的一种自稳调节现象。

⑦启㪿：㪿，古"陈"字。指春季万物发生、陈旧布新之象。

藏肝脾，其虫毛介，其物中坚外坚，其病怒，太角与上商同，上徵则其气逆，其病吐利，不务其德则收气复，秋气劲切，甚则肃杀，清气大至，草木雕零，邪乃伤肝。

赫曦之纪，是谓蕃茂，阴气内化，阳气外荣，炎暑施化，物得以昌，其化长，其气高，其政动，其令鸣显，其动炎灼妄扰，其德暄暑郁蒸，其变炎烈沸腾，其谷麦豆，其畜羊彘，其果杏栗，其色赤白玄，其味苦辛咸，其象夏，其经手少阴太阳，手厥阴少阳，其藏心肺，其虫羽鳞，其物脉濡，其病笑疟疮疡血流狂妄目赤，上羽与正徵同，其收齐，其病痓，上徵而收气后也，暴烈其政，藏气乃复，时见凝惨，甚则雨水霜雹切寒，邪伤心也。

敦阜之纪，是谓广化，厚德清静，顺长以盈，至阴内实，物化充成，烟埃朦郁①，见于厚土，大雨时行，湿气乃用，燥政乃辟，其化圆，其气丰，其政静，其令周备，其动濡积并稸，其德柔润重淖，其变震惊飘骤崩溃，其谷稷麻，其畜牛犬，其果枣李，其色黅玄苍，其味甘咸酸，其象长夏，其经足太阴阳明，其藏脾肾，其虫倮毛，其物肌核，其病腹满四支不举，大风迅至，邪伤脾也。

坚成之纪，是谓收引，天气洁，地气明，阳气随，阴治化，燥行其政，物以司成，收气繁布，化洽不终，其化成，其气削，其政肃，其令锐切，其动暴折疡疰②，其德雾露萧飏，其变肃杀雕零，其谷稻黍，其畜鸡马，其果桃杏，其色白青丹，其味辛酸苦，其象秋，其经手太阴阳明，其藏肺肝，其虫介羽，其物壳络，其病喘喝胸凭仰息，上徵与正商同，其生齐，其病咳，政暴变则名木不荣，柔脆焦首，长气斯救，大火流，炎烁且至，蔓将槁，邪伤肺也。

流衍之纪，是谓封藏，寒司物化，天地严凝，藏政以布，长令不扬，其化凛，其气坚，其政谧③，其令流注，其动漂泄沃涌，其德凝惨寒雾，其变冰雪霜雹，其谷豆稷，其畜彘牛，其果栗枣，其色黑丹黅，其味咸苦甘，其象冬，其经足少阴太阳，其藏肾心，其虫鳞倮，其物濡满，其病胀，上羽而长气不化也。政过则化气大举，而埃昏气交，大雨时降，邪伤肾也。故曰：不恒其德，则所胜来复，政恒其理，则所胜同化。此之谓也。

帝曰：天不足西北④，左寒而右凉⑤，地不满东南⑥，右热而左温⑦，其故何也？岐伯曰：阴阳之气，高下之理，太少之异也。东南方，阳也，阳者其精降于下，故右热而左温。西北方，阴也，阴者其精奉于上，故左寒而右凉。是以地有高下，气有温凉，高者气寒，下者气热，故适寒凉者胀，之温热者疮，下之则胀已，汗之则疮已，此凑理开闭之常，太少之异耳。帝曰：其于寿夭何如？岐伯曰：阴精所奉⑧其人寿，阳精所降⑨其人夭。帝曰：善。

---

①烟埃朦郁：指土湿之气偏盛，烟雨苍茫的自然景象。

②疡疰：指皮肤疾患。

③谧：平静之义。指冬季动物蛰藏，植物不长，一派平静之自然景象。

④天不足西北：指从地势而言，西北方阳气不足，阴气偏盛。

⑤左寒而右凉：指面向东南方位，则左为北，右为西；其气候特点是北方寒而西方凉。

⑥地不满东南：指从地势而言，东南方阴气不足，阳气偏盛。

⑦右热而左温：指面向东南方位，则左为东，右为南；其气候特点是东方温而南方热。

⑧阴精所奉：指西北寒凉地区。

⑨阳精所降：指东南温热地区。

其病也，治之奈何？岐伯曰：西北之气散而寒之，东南之气收而温之，所谓同病异治也。故曰：气寒气凉，治以寒凉，行水渍之。气温气热，治以温热，强其内守。必同其气，可使平也，假者反之①。帝曰：善。一州之气，生化寿夭不同，其故何也？岐伯曰：高下之理，地势使然也。崇高则阴气治之，污下则阳气治之，阳胜者先天，阴胜者后天，此地理之常，生化之道也。帝曰：其有寿夭乎？岐伯曰：高者其气寿，下者其气夭，地之小大异也，小者小异，大者大异。故治病者，必明天道地理，阴阳更胜，气之先后，人之寿夭，生化之期，乃可以知人之形气矣。

帝曰：善。其岁有不病，而藏气不应不用者何也？岐伯曰：天气制之，气有所从也。帝曰：愿卒闻之。岐伯曰：少阳司天，火气下临，肺气上从，白起金用②，草木眚，火见燔爇，革金且耗，大暑以行，咳嚏鼽衄鼻窒，曰疡，寒热胕肿。风行于地，尘沙飞扬，心痛胃脘痛，厥逆鬲不通，其主暴速。

阳明司天，燥气下临，肝气上从，苍起木用而立，土乃眚，凄沧数至，木伐草萎，胁痛目赤，掉振鼓栗，筋痿不能久立。暴热至，土乃暑，阳气郁发，小便变，寒热如疟，甚则心痛，火行于稿，流水不冰，蛰虫乃见。

太阳司天，寒气下临，心气上从，而火且明，丹起金乃眚，寒清时举，胜则水冰，火气高明，心热烦，嗌干善渴，鼽嚏，喜悲数欠，热气妄行，寒乃复，霜不时降，善忘，甚则心痛。土乃润，水丰衍，寒客至，沉阴化，湿气变物，水饮内稸，中满不食，皮痛肉苛，筋脉不利，甚则胕肿身后痛。

厥阴司天，风气下临，脾气上从，而土且隆，黄起③水乃眚，土用革，体重肌肉萎，食减口爽，风行太虚，云物摇动，目转耳鸣。火纵其暴，地乃暑，大热消烁，赤沃下④，蛰虫数见，流水不冰，其发机速。

少阴司天，热气下临，肺气上从，白起金用，草木眚，喘呕寒热，嚏鼽衄鼻窒，大暑流行，甚则疮疡燔灼，金烁石流⑤。地乃燥清，凄沧数至，胁痛善太息，肃杀行，草木变。

太阴司天，湿气下临，肾气上从，黑起水变，埃冒云雨，胸中不利，阴痿气大衰而不起不用。当其时反腰脽痛，动转不便也，厥逆。地乃藏阴，大寒且至，蛰虫早附，心下否痛，地裂冰坚，少腹痛，时害于食，乘金则止水增，味乃咸，行水减也。

帝曰：岁有胎孕不育，治之不全，何气使然？岐伯曰：六气五类⑥，有相胜制也，同者盛之，异者衰之，此天地之道，生化之常也。故厥阴司天，毛虫静，羽虫育，介虫不成；在泉，毛虫育，倮虫耗，羽虫不育。少阴司天，羽虫静，介虫育，毛虫不成；在泉，羽虫育，介虫耗不育。太阴司天，倮虫静，鳞虫育，羽虫不成；在泉，倮虫育，鳞虫不成。少阳司天，羽虫静，毛虫育，倮虫不成；在泉，羽虫育，介虫耗，毛虫不育。阳明司天，介虫静，

---

①假者反之：指出现假寒假热时，宜采用反治法。

②白起金用：白，指燥金之气。少阳相火司天，金受火郁、郁极乃发，燥金之气起而用事。

③黄起：指湿土之气起而用事。

④赤沃下：姚止庵注曰："谓血水下流也，二便血及赤带之属。"

⑤金烁石流：形容热势盛级，可溶化金石。

⑥五类：指毛、羽、倮、介、鳞五类动物。

羽虫育，介虫不成；在泉，介虫育，毛虫耗，羽虫不成。太阳司天，鳞虫静，倮虫育；在泉，鳞虫耗，倮虫不育。

诸乘所不成之运，则甚也。故气主有所制，岁立有所生，地气制己胜，天气制胜己，天制色，地制形，五类衰盛，各随其气之所宜也。故有胎孕不育，治之不全，此气之常也，所谓中根也。根于外者亦五，故生化之别，有五气五味五色五类五宜也。帝曰：何谓也？岐伯曰：根于中者，命曰神机，神去则机息。根于外者，命曰气立，气止则化绝。故各有制，各有胜，各有生，各有成。故曰：不知年之所加①，气之同异，不足以言生化。此之谓也。

帝曰：气始而生化，气散而有形，气布而蕃育，气终而象变，其致一也。然而五味所资，生化有薄厚，成熟有少多，终始不同，其故何也？岐伯曰：地气制之也，非天不生，地不长也。帝曰：愿闻其道。岐伯曰：寒热燥湿，不同其化也。故少阳在泉，寒毒不生，其味辛，其治苦酸，其谷苍丹。阳明在泉，湿毒不生，其味酸，其气湿，其治辛苦甘，其谷丹素。太阳在泉，热毒不生，其味苦，其治淡咸，其谷黅秬。厥阴在泉，清毒不生，其味甘，其治酸苦，其谷苍赤，其气专，其味正。少阴在泉，寒毒不生，其味辛，其治辛苦甘，其谷白丹。太阴在泉，燥毒不生，其味咸，其气热，其治甘咸，其谷黅秬②。化淳③则咸守，气专则辛化而俱治。

故曰：补上下者从之，治上下者逆之，以所在寒热盛衰而调之。故曰：上取下取，内取外取，以求其过。能④毒者以厚药，不胜毒者以薄药。此之谓也。气反者，病在上，取之下；病在下，取之上；病在中，傍取之。治热以寒，温而行之⑤；治寒以热，凉而行之；治温以清，冷而行之；治清以温，热而行之。故消之削之，吐之下之，补之泻之，久新同法。

帝曰：病在中而不实不坚，且聚且散，奈何？岐伯曰：悉乎哉问也！无积者求其藏，虚则补之，药以祛之，食以随之，行水渍之，和其中外，可使毕已。帝曰：有毒无毒，服有约乎？岐伯曰：病有久新，方有大小，有毒无毒，固宜常制矣。大毒⑥治病，十去其六，常毒治病，十去其七，小毒治病，十去其八，无毒治病，十去其九，谷肉果菜，食养尽之，无使过之，伤其正也。不尽，行复如法，必先岁气，无伐天和⑦，无盛盛，无虚虚⑧，而遗人天殃，无致邪，无失正⑨，绝人长命。

帝曰：其久病者，有气从不康，病去而瘠，奈何？岐伯曰：昭乎哉圣人之问也！化不可代⑩，时不可违。夫经络以通，血气以从，复其不足，与众齐同，养之和之，静以待时，谨

---

①年之所加：指各年份的五运六气客主加临的情况。

②秬：高世栻注曰："秬乃黑黍，水之谷也。"

③化淳：指太阴湿土气化淳厚。

④能（nài）：通耐。耐受。

⑤温而行之：指用温服的方法。

⑥大毒：指气味偏胜或毒性较大的药物。

⑦无伐天和：伐，消伐，损害。诊治疾病时，不要违背自然界气候变化规律及其与人体的密切关系。

⑧无盛盛，无虚虚：诊治时，不要使用令盛者更盛、虚者更虚的方法。

⑨无致邪，无失正：不要助邪气，不要损伤正气。

⑩化不可代：指自然界生长化收藏客观规律是不以人的主观意志而改变的。

守其气，无使倾移，其形乃彰，生气以长，命曰圣王。故大要曰：无代化，无违时，必养必和，待其来复。此之谓也。帝曰：善。

六元正纪大论篇第七十一

黄帝问曰：六化六变①，胜复淫治，甘苦辛咸酸淡先后，余知之矣。夫五运之化，或从五气，或逆天气，或从天气而逆地气，或从地气而逆天气，或相得，或不相得，余未能明其事。欲通天之纪，从地之理，和其运，调其化，使上下合德，无相夺伦，天地升降，不失其宜，五运宣行，勿乖其政，调之正味，从逆奈何？岐伯稽首再拜对曰：昭乎哉问也，此天地之纲纪，变化之渊源，非圣帝孰能穷其至理欤！臣虽不敏，请陈其道，令终不灭，久而不易。帝曰：愿夫子推而次之，从其类序，分其部主，别其宗司，昭其气数，明其正化，可得闻乎？岐伯曰：先立其年以明其气，金木水火土运行之数，寒暑燥湿风火临御之化，则天道可见，民气可调，阴阳卷舒，近而无惑，数之可数者，请遂言之。

帝曰：太阳之政奈何？岐伯曰：辰戌之纪也。

太阳② 太角③ 太阴④ 壬辰 壬戌 其运风，其化鸣紊启拆⑤，其变振拉摧拔，其病眩掉目瞑。

太角初正⑥ 少徵 太宫 少商 太羽终

太阳 太徵 太阴 戊辰 戊戌同正徵。其运热，其化暄暑郁燠，其变炎烈沸腾，其病热郁。

太徵 少宫 太商 少羽终⑦ 少角初⑧

太阳 太宫 太阴 甲辰岁会同天符 甲戌岁会同天符 其运阴埃，其化柔润重泽，其变震惊飘骤，其病湿下重。

太宫 少商 太羽终 太角初 少徵

太阳 太商 太阴 庚辰 庚戌 其运凉，其化雾露萧飚，其变肃杀雕零，其病燥背瞀胸满。

太商 少羽终 少角初 太徵 少宫

太阳 太羽 太阴 丙辰天符 丙戌天符。其运寒，其化凝惨凓冽，其变冰雪霜雹，其病大寒留于溪谷。

太羽终 太角初 少徵 太宫 少商

---

①六化六变：指六气的正常变化及异常变化。

②太阳：指司天之气为太阳寒水。

③太角：指岁运为木运太过。

④太阴：指在泉之气为太阴湿土。

⑤鸣紊启拆：张介宾注曰："鸣，风木声也。紊，繁盛也。启拆，萌芽发而地脉开也。"

⑥太角初正：太角，指客运的初运。初正，指主运的初运也是太角，该年客运五步的太过不及与主运五步的太过不及正合。

⑦少羽终：少羽，指客运的第四运是水运不及。终，指主运的终运为水运不及。

⑧少角初：少角，指客运的终运为木运不及。初，指主运的初运为木运不及。

凡此太阳司天之政，气化运行先天，天气肃，地气静，寒临太虚，阳气不令，水土合德，上应辰星镇星。其谷玄黅，其政肃，其令徐。寒政大举，泽无阳焰，则火发待时。少阳中治，时雨乃涯，止极雨散，还于太阴，云朝北极，湿化乃布，泽流万物，寒敷于上，雷动于下，寒湿之气，持于气交。民病寒湿，发肌肉萎，足痿不收，濡泻血溢。初之气，地气迁①，气乃大温，草乃早荣，民乃厉，温病乃作，身热头痛呕吐，肌腠疮疡。二之气，大凉反至，民乃惨，草乃遇寒，火气遂抑，民病气郁中满，寒乃始。三之气，天政布，寒气行，雨乃降。民病寒，反热中，痈疽注下，心热瞀闷，不治者死。四之气，风湿交争，风化为雨，乃长乃化乃成。民病大热少气，肌肉萎足痿，注下赤白。五之气，阳复化，草乃长乃化乃成，民乃舒。终之气，地气正，湿令行，阴凝太虚，埃昏郊野，民乃惨凄，寒风以至，反者孕乃死。故岁宜苦以燥之温之，必折其郁气，先资其化源，抑其运气，扶其不胜，无使暴过而生其疾，食岁谷以全其真，避虚邪以安其正。适气同异，多少制之，同寒湿者燥热化，异寒湿者燥湿化，故同者多之，异者少之，用寒远寒②，用凉远凉，用温远温，用热远热，食宜同法。有假者反常，反是者病，所谓时也。

帝曰：善。阳明之政奈何？岐伯曰：卯酉之纪也。

阳明　少角　少阴　清热胜复同，同正商。丁卯岁会　丁酉　其运风清热。

少角初正　太徵　少宫　太商　少羽终

阳明　少徵　少阴　寒雨胜复同，同正商。癸卯同岁会　癸酉同岁会　其运热寒雨。

少徵　太宫　少商　太羽终　太角初

阳明　少宫　少阴　风凉胜复同。己卯　己酉　其运雨风凉。

少宫　太商　少羽终　少角初　太徵

阳明　少商　少阴　热寒胜复同，同正商。乙卯天符　乙酉岁会，太一天符。其运凉热寒。

少商　太羽终　太角初　少徵　太宫

阳明　少羽　少阴　雨风胜复同，同少宫。辛卯　辛酉　其运寒雨风。

少羽终　少角初　太徵　少宫　太商

凡此阳明司天之政，气化运行后天，天气急，地气明，阳专其令，炎暑大行，物燥以坚，淳风乃治，风燥横运③，流于气交，多阳少阴，云趋雨府，湿化乃敷。燥极而泽，其谷白丹，间谷命太④者，其耗白甲品羽，金火合德，上应太白荧惑。其政切，其令暴，蛰虫乃见，流水不冰，民病咳嗌塞，寒热发，暴振溧癃闷，清先而劲，毛虫乃死，热后而暴，介虫乃殃，其发躁，胜复之作，扰而大乱，清热之气，持于气交。初之气，地气迁，阴始凝，气始肃，水乃冰，寒雨化。其病中热胀，面目浮肿，善眠，鼽衄嚏欠呕，小便黄赤，甚则淋。

---

①地气迁：指上一年的在泉之气迁易其位。

②用寒远寒：前一"寒"，指寒凉药物；后一"寒"，指寒凉季节或寒证。远，避开之义。即在寒凉季节或疾病属于寒证者，要禁用或慎用寒凉药物。

③风燥横运：风燥之气偏胜，流于气交。

④间谷命太：张介宾注曰："间谷，间气所化之谷也。命，天赋也。太，气之有余也。"即感司天在泉之左右间气而成熟的谷类。

二之气，阳乃布，民乃舒，物乃生荣。厉大至，民善暴死。三之气，天政布，凉乃行，燥热交合，燥极而泽，民病寒热。四之气，寒雨降。病暴仆，振栗谵妄，少气嗌干引饮，及为心痛痈肿疮疡疟寒之疾，骨痿血便。五之气，春令反行，草乃生荣，民气和。终之气，阳气布，候反温，蛰虫来见，流水不冰，民乃康平，其病温。故食岁谷以安其气，食间谷以去其邪，岁宜以咸以苦以辛，汗之清之散之，安其运气，无使受邪，折其郁气，资其化源。以寒热轻重少多其制，同热者多天化①，同清者多地化②，用凉远凉，用热远热，用寒远寒，用温远温，食宜同法。有假者反之，此其道也。反是者，乱天地之经，扰阴阳之纪也。

帝曰：善。少阳之政奈何？岐伯曰：寅申之纪也。

少阳　太角　厥阴　壬寅同天符　壬申同天符　其运风鼓，其化鸣紊启坼，其变振拉摧拔，其病掉眩支胁惊骇。

太角初正　少徵　太宫　少商　太羽终

少阳　太徵　厥阴　戊寅天符　戊申天符　其运暑，其化暄嚣郁燠③，其变炎烈沸腾，其病上热郁血溢血泄心痛。

太徵　少宫　太商　少羽终　少角初

少阳　太宫　厥阴　甲寅　甲申　其运阴雨，其化柔润重泽，其变震惊飘骤，其病体重胕肿痞饮。

太宫　少商　太羽终　太角初　少徵

少阳　太商　厥阴　庚寅　庚申　同正商　其运凉，其化雾露清切，其变肃杀雕零，其病肩背胸中。

太商　少羽终　少角初　太徵　少宫

少阳　太羽　厥阴　丙寅　丙申　其运寒肃，其化凝惨溧冽，其变冰雪霜雹，其病寒浮肿。

太羽终　太角初　少徵　太宫　少商

凡此少阳司天之政，气化运行先天，天气正，地气扰，风乃暴举，木偃沙飞④，炎火乃流，阴行阳化，雨乃时应，火木同德，上应荧惑岁星。其谷丹苍，其政严，其令扰。故风热参布，云物沸腾，太阴横流，寒乃时至，凉雨并起。民病寒中，外发疮疡，内为泄满。故圣人遇之，和而不争。往复之作，民病寒热疟泄，聋瞑呕吐，上怫肿色变。初之气，地气迁，风胜乃摇，寒乃去，候乃大温，草木早荣。寒来不杀，温病乃起，其病气怫于上，血溢目赤，咳逆头痛，血崩胁满，肤腠中疮。二之气，火反郁，白埃四起，云趋雨府，风不胜湿，雨乃零，民乃康。其病热郁于上，咳逆呕吐，疮发于中，胸嗌不利，头痛身热，昏愦脓疮。三之气，天政布，炎暑至，少阳临上，雨乃涯。民病热中，聋瞑血溢，脓疮咳呕，衄衄渴嚏欠，喉痹目赤，善暴死。四之气，凉乃至，炎暑间化，白露降，民气和平，其病满身重。五

---

①同热者多天化：指岁运与在泉之气同为热气，应多以清凉之气味药物调之。天化，指阳明燥金清凉之气。

②同清者多地化：指岁运与司天之气同为清凉气，应多以热性药物调节。地化，指在泉的火热之气。

③暄嚣郁燠：形容气候闷热之甚。

④木偃沙飞：形容风势之甚，树木吹倒，沙尘飞扬。

之气，阳乃去，寒乃来，雨乃降，气门乃闭，刚木早雕，民避寒邪，君子周密。终之气，地气正，风乃至，万物反生，霜雾以行。其病关闭不禁，心痛，阳气不藏而咳。抑其运气，赞所不胜，必折其郁气，先取化源，暴过不生①，苛疾不起。故岁宜咸辛宜酸，渗之泄之，渍之发之，观气寒温以调其过，同风热者多寒化，异风热者少寒化，用热远热，用温远温，用寒远寒，用凉远凉，食宜同法，此其道也。有假者反之，反是者病之阶也。

帝曰：善。太阴之政奈何？岐伯曰：丑未之纪也。

太阴　少角　太阳　清热胜复同，同正宫。丁丑　丁未　其运风清热。

少角初正　太徵　少宫　太商　少羽终

太阴　少徵　太阳　寒雨胜复同。癸丑　癸未　其运热寒雨。

少徵　太宫　少商　太羽终　太角

太阴　少宫　太阳　风清胜复同，同正宫。己丑太一天符　己未太一天符　其运雨风清。

少宫　太商　少羽终　少角初　太徵

太阴　少商　太阳　热寒胜复同。乙丑　乙未　其运凉热寒。

少商　太羽终　太角初　少徵　太宫

太阴　少羽　太阳　雨风胜复同，同正宫。辛丑同岁会　辛未同岁会　其运寒雨风。

少羽终　少角初　太徵　少宫　太商

凡此太阴司天之政，气化运行后天，阴专其政，阳气退辟，大风时起，天气下降，地气上腾，原野昏霜，白埃四起，云奔南极，寒雨数至，物成于差夏②。民病寒湿，腹满身膜愤胕肿，痞逆寒厥拘急。湿寒合德，黄黑埃昏，流行气交，上应镇星辰星。其政肃，其令寂，其谷黅玄。故阴凝于上，寒积于下，寒水胜火，则为冰雹，阳光不治，杀气乃行。故有余宜高，不及宜下，有余宜晚，不及宜早，土之利，气之化也，民气亦从之，间谷命其太也。初之气，地气迁，寒乃去，春气正，风乃来，生布万物以荣，民气条舒，风湿相薄，雨乃后。民病血溢，筋络拘强，关节不利，身重筋痿。二之气，大火正，物承化，民乃和，其病温厉大行，远近咸若，湿蒸相薄，雨乃时降。三之气，天政布，湿气降，地气腾，雨乃时降，寒乃随之。感于寒湿，则民病身重胕肿，胸腹满。四之气，畏火临，溽蒸化，地气腾，天气否隔，寒风晓暮，蒸热相薄，草木凝烟，湿化不流，则白露阴布，以成秋令。民病腠理热，血暴溢疟，心腹满热胪胀，甚则胕肿。五之气，惨令已行，寒露下，霜乃早降，草木黄落，寒气及体，君子周密，民病皮腠。终之气，寒大举，湿大化，霜乃积，阴乃凝，水坚冰，阳光不治。感于寒，则病人关节禁固，腰脽痛，寒湿推于气交而为疾也。必折其郁气，而取化源，益其岁气，无使邪胜，食岁谷以全其真，食间谷以保其精。故岁宜以苦燥之温之，甚者发之泄之。不发不泄，则湿气外溢，肉溃皮拆而水血交流。必赞其阳火，令御甚寒，从气异同，少多其判也，同寒者以热化，同湿者以燥化，异者少之，同者多之，用凉远凉，用寒远寒，用温远温，用热远热，食宜同法。假者反之，此其道也，反是者病也。

帝曰：善。少阴之政奈何？岐伯曰：子午之纪也。

---

①暴过不生：不会发生猝暴太过之气。

②差夏：指长夏与秋令相交之时。

少阴　太角　阳明　壬子　壬午　其运风鼓，其化鸣紊启拆，其变振拉摧拔，其病支满。

太角初正　少徵　太宫　少商　太羽终

少阴　太徵　阳明　戊子天符　戊午太一天符　其运炎暑，其化暄曜郁燠，其变炎烈沸腾，其病上热血溢。

太徵　少宫　太商　少羽终　少角初

少阴　太宫　阳明　甲子　甲午　其运阴雨，其化柔润时雨，其变震惊飘骤，其病中满身重。

太宫　少商　太羽终　太角初　少徵

少阴　太商　阳明　庚子同天符　庚午同天符　同正商　其运凉劲，其化雾露萧飔，其变肃杀雕零，其病下清。

太商　少羽终　少角初　太徵　少宫

少阴　太羽　阳明　丙子岁会　丙午　其运寒，其化凝惨凓冽，其变冰雪霜雹，其病寒下。

太羽终　太角初　少徵　太宫　少商

凡此少阴司天之政，气化运行先天，地气肃，天气明，寒交暑①，热加燥②，云驰雨府，湿化乃行，时雨乃降，金火合德，上应荧惑太白。其政明，其令切，其谷丹白。水火寒热持于气交而为病始也，热病生于上，清病生于下，寒热凌犯而争于中，民病咳喘，血溢血泄鼽嚏，目赤眦疡，寒厥入胃，心痛腰痛，腹大嗌干腫上。初之气，地气迁，燥将去，寒乃始，蛰复藏，水乃冰，霜复降，风乃至，阳气郁，民反周密，关节禁固，腰脽痛，炎暑将起，中外疮疡。二之气，阳气布，风乃行，春气以正，万物应荣，寒气时至，民乃和。其病淋，目瞑目赤，气郁于上而热。三之气，天政布，大火行，庶类番鲜，寒气时至。民病气厥心痛，寒热更作，咳喘目赤。四之气，溽暑至，大雨时行，寒热互至。民病寒热，嗌干黄瘅，鼽衄饮发。五之气，畏火临，暑反至，阳乃化，万物乃生乃长荣，民乃康，其病温。终之气，燥令行，余火内格③，腫于上，咳喘，甚则血溢。寒气数举，则霿雾翳，病生皮腠，内舍于胁，下连少腹而作寒中，地将易也。必抑其运气，资其岁胜，折其郁发，先取化源，无使暴过而生其病也。食岁谷以全真气，食间谷以辟虚邪。岁宜咸以耎之，而调其上，甚则以苦发之；以酸收之，而安其下，甚则以苦泄之。适气同异而多少之，同天气者以寒清化，同地气者以温热化，用热远热，用凉远凉，用温远温，用寒远寒，食宜同法。有假则反，此其道也，反是者病作矣。

帝曰：善。厥阴之政奈何？岐伯曰：巳亥之纪也。

厥阴　少角　少阳　清热胜复同，同正角。丁巳天符　丁亥天符　其运风清热。

少角初正　太徵　少宫　太商　少羽终

厥阴　少徵　少阳　寒雨胜复同。癸巳同岁会　癸亥同岁会　其运热寒雨。

---

①寒交暑：指上一年的终之气暑气交与这一年初之气的寒气。如马莳注曰："往岁巳亥终之客气少阳，今岁子午初之客气太阳，太阳寒交往岁少阳之暑，故曰寒交暑。"张介宾注曰："以下临上曰交。"

②热加燥：马莳注曰："今岁少阴在上而阳明在下，故曰热加燥。"张介宾注曰："以上临下曰加。"

③余火内格：火热之余邪未尽，郁滞于内不得发越。

少徵　太宫　少商　太羽终　太角初

厥阴　少宫　少阳　风清胜复同，同正角。己巳　己亥　其运雨风清。

少宫　太商　少羽终　少角初　太徵

厥阴　少商　少阳　热寒胜复同，同正角。乙巳　乙亥　其运凉热寒。

少商　太羽终　太角初　少徵　太宫

厥阴　少羽　少阳　雨风胜复同。辛巳　辛亥　其运寒雨风。

少羽终　少角初　太徵　少宫　太商

凡此厥阴司天之政，气化运行后天，诸同正岁①，气化运行同天②，天气扰，地气正，风生高远，炎热从之，云趋雨府，湿化乃行，风火同德，上应岁星荧惑。其政挠③，其令速，其谷苍丹，间谷言太者，其耗文角品羽。风燥火热，胜复更作，蛰虫来见，流水不冰，热病行于下，风病行于上，风燥胜复形于中。初之气，寒始肃，杀气方至，民病寒于右之下。二之气，寒不去，华雪水冰，杀气施化，霜乃降，名草上焦，寒雨数至，阳复化，民病热于中。三之气，天政布，风乃时举，民病泣出耳鸣掉眩。四之气，溽暑湿热相薄，争于左之上，民病黄瘅而为胕肿。五之气，燥湿更胜，沉阴乃布，寒气及体，风雨乃行。终之气，畏火司令，阳乃大化，蛰虫出见，流水不冰，地气大发，草乃生，人乃舒，其病温厉。必折其郁气，资其化源，赞其运气，无使邪胜。岁宜以辛调上，以咸调下，畏火之气，无妄犯之。用温远温，用热远热，用凉远凉，用寒远寒，食宜同法。有假反常，此之道也，反是者病。

帝曰：善。夫子之言可谓悉矣，然何以明其应乎？岐伯曰：昭乎哉问也！夫六气者，行有次，止有位④，故常以正月朔日⑤平旦视之，睹其位而知其所在矣。运有余，其至先，运不及，其至后，此天之道，气之常也。运非有余非不足，是谓正岁，其至当其时也。帝曰：胜复之气，其常在也，灾眚时至，候也奈何？岐伯曰：非气化者，是谓灾也。

帝曰：天地之数，终始奈何？岐伯曰：悉乎哉问也！是明道也。数之始，起于上而终于下⑥，岁半⑦之前，天气主之，岁半之后，地气主之，上下交互，气交主之，岁纪毕矣。故曰：位明气月可知乎，所谓气也。帝曰：余司其事，则而行之，不合其数何也？岐伯曰：气用有多少，化治有盛衰，衰盛多少，同其化也。帝曰：愿闻同化何如？岐伯曰：风温春化同，热曛昏火夏化同，胜与复同，燥清烟露秋化同，云雨昏暝埃长夏化同，寒气霜雪冰冬化同，此天地五运六气之化，更用盛衰之常也。

帝曰：五运行同天化者，命曰天符，余知之矣。愿闻同地化者何谓也？岐伯曰：太过而

---

①诸同正岁：指同各平气年的诸年份。正岁，指岁运不是太过，也不是不及的年份，即平气之年。

②同天：指气候物候变化与天时相一致。

③挠：指扰动、扰乱。

④行有次，止有位：指六气运行各有一定的次序与位置。

⑤正月朔日：农历正月初一。

⑥起于上而终于下：张介宾注曰："司天在前，在泉在后，司天主上，在泉主下，故起于上而终于下。"

⑦岁半：指一年的一半。大寒节至小暑末为岁之前半，即初之气至三之气所主的时段；大暑至小寒末为岁之后半，即四之气至终之气所主的时段。

同天化者三①，不及而同天化者亦三②，太过而同地化者三③，不及而同地化者亦三④，此凡二十四岁也。帝曰：愿闻其所谓也。岐伯曰：甲辰甲戌太宫下加太阴，壬寅壬申太角下加厥阴，庚子庚午太商下加阳明，如是者三。癸巳癸亥少徵下加少阳，辛丑辛未少羽下加太阳，癸卯癸酉少徵下加少阴，如是者三。戊子戊午太徵上临少阴，戊寅戊申太徵上临少阳，丙辰丙戌太羽上临太阳，如是者三。丁巳丁亥少角上临厥阴，乙卯乙酉少商上临阳明，己丑己未少宫上临太阴，如是者三。除此二十四岁，则不加不临也。帝曰：加者何谓？岐伯曰：太过而加同天符⑤，不及而加同岁会也⑥。帝曰：临者何谓？岐伯曰：太过不及，皆曰天符，而变行有多少，病形有微甚，生死有早晏耳。

帝曰：夫子言用寒远寒，用热远热，余未知其然也，愿闻何谓远？岐伯曰：热无犯热，寒无犯寒，从者和，逆者病，不可不敬畏而远之，所谓时兴六位也。帝曰：温凉何如？岐伯曰：司气以热，用热无犯，司气以寒，用寒无犯，司气以凉，用凉无犯，司气以温，用温无犯，间气同其主无犯，异其主则小犯之，是谓四畏，必谨察之。帝曰：善。其犯者何如？岐伯曰：天气反时，则可依时，及胜其主则可犯，以平为期，而不可过，是谓邪气反胜者。故曰：无失天信，无逆气宜，无翼其胜，无赞其复，是谓至治。

帝曰：善。五运气行主岁之纪，其有常数乎？岐伯曰：臣请次之。

甲子　甲午岁

上⑦少阴火　中⑧太宫土运　下⑨阳明金　热化二⑩，雨化五⑪，燥化四⑫，所谓正化日⑬也。其化上咸寒，中苦热，下酸热，所谓药食宜也。

乙丑　乙未岁

---

①太过而同天化者三：指甲子一周六十年中，太过之岁运的五行属性与同年司天之气的五行属性相同的年份有三组，即戊子、戊午，戊寅、戊申，丙辰、丙戌，共六年，属天符年。

②不及而同天化者亦三：指甲子一周六十年中，不及之岁运的五行属性与同年司天之气的五行属性相同的年份有三组，即丁巳、丁亥，乙卯、乙酉，己丑、己未，共六年，也属天符年。

③太过而同地化者三：指甲子一周六十年中，太过之岁运的五行属性与同年在泉之气的五行属性相同的年份，有三组，即甲辰、甲戌，壬寅、壬申，庚子、庚午，共六年，均属同天符年

④不及而同地化者亦三：指甲子一周六十年中，不及之岁运的五行属性与客气在泉的五行属性相同的年份，有三组，即癸巳、癸亥，辛丑、辛未，癸卯、癸酉，共六年，均属同岁会年。

⑤太过而加同天符：指太过之岁的五行属性与同年在泉之气的五行属性相同的年份，即同天符年。

⑥不及而加同岁会：指不及之岁的五行属性与同年在泉之气的五行属性相同的年份，即同岁会年。

⑦上：指司天之气。

⑧中：指岁运。

⑨下：指在泉之气。

⑩热化二：指甲子、甲午年司天之气为少阴君火，上半年气候偏热，万物感热而生。"二"，为火之生数，按河图居南方。

⑪雨化五：指甲子、甲午岁运为土运太过，土主湿，万物感雨湿之气而化生。"五"，为五行土之生数，按河图居中央。

⑫燥化四：指甲子、甲午年阳明燥金在泉，下半年偏凉偏燥，万物感而收而成。"四"，为五行金之生数，按河图居西方。

⑬正化日：王冰注曰："正气化也"。

上太阴土　中少商金运　下太阳水　热化寒化胜复同①，所谓邪气化日②也。灾七宫。湿化五，清化四，寒化六，所谓正化日也。其化上苦热，中酸和，下甘热，所谓药食宜也。

丙寅　丙申岁

上少阳相火　中太羽水运　下厥阴木　火化二，寒化六，风化三，所谓正化日也。其化上咸寒，中咸温，下辛温，所谓药食宜也。

丁卯岁会　丁酉岁

上阳明金　中少角木运　下少阴火　清化热化胜复同，所谓邪气化日也。灾三宫。燥化九，风化三，热化七，所谓正化日也。其化上苦小温，中辛和，下咸寒，所谓药食宜也。

戊辰　戊戌岁

上太阳水　中太徵火运　下太阴土　寒化六，热化七，湿化五，所谓正化日也。其化上苦温，中甘和，下甘温，所谓药食宜也。

己巳　己亥岁

上厥阴木　中少宫土运　下少阳相火　风化清化胜复同，所谓邪气化日也。灾五宫。风化三，湿化五，火化七，所谓正化日也。其化上辛凉，中甘和，下咸寒，所谓药食宜也。

庚午同天符　庚子岁同天符

上少阴火　中太商金运　下阳明金　热化七，清化九，燥化九，所谓正化日也。其化上咸寒，中辛温，下酸温，所谓药食宜也。

辛未同岁会　辛丑岁同岁会

上太阴土　中少羽水运　下太阳水　雨化风化胜复同，所谓邪气化日也。灾一宫。雨化五，寒化一，所谓正化日也。其化上苦热，中苦和，下苦热，所谓药食宜也。

壬申同天符　壬寅岁同天符

上少阳相火　中太角木运　下厥阴木　火化二，风化八，所谓正化日也。其化上咸寒，中酸和，下辛凉，所谓药食宜也。

癸酉同岁会　癸卯岁同岁会

上阳明金　中少徵火运　下少阴火　寒化雨化胜复同，所谓邪气化日也。灾九宫。燥化九，热化二，所谓正化日也。其化上苦小温，中咸温，下咸寒，所谓药食宜也。

甲戌岁会同天符　甲辰岁岁会同天符

上太阳水　中太宫土运　下太阴土　寒化六，湿化五，正化日也。其化上苦热，中苦温，下苦温，药食宜也。

乙亥　乙巳岁

上厥阴木，中少商金运，下少阳相火，热化寒化胜复同，邪气化日也。灾七宫。风化八，清化四，火化二，正化度也。其化上辛凉，中酸和，下咸寒，药食宜也。

---

①热化寒化胜复同：热化，指金运不及之年，火来乘金，在火热之气偏胜之时，寒气（即复气）又来制约火热之气，这年冬季又会出现气候偏冷之象。这是自然界自稳调节现象。复气的强弱依胜气的强弱而定，有一分胜气便有一分复气，故曰胜复同。

②邪气化日：胜复之气属反常的气候变化。

丙子岁会　丙午岁

上少阴火　中太羽水运　下阳明金　热化二，寒化六，清化四，正化度也。其化上咸寒，中咸热，下酸温，药食宜也。

丁丑　丁未岁

上太阴土　中少角木运　下太阳水　清化热化胜复同，邪气化度也。灾三宫。雨化五，风化三，寒化一，正化度也。其化上苦温，中辛温，下甘热，药食宜也。

戊寅　戊申岁天符

上少阳相火　中太徵火运　下厥阴木　火化七，风化三，正化度也。其化上咸寒，中甘和，下辛凉，药食宜也。

己卯　己酉岁

上阳明金　中少宫土运　下少阴火　风化清化胜复同，邪气化度也。灾五宫。清化九，雨化五，热化七，正化度也。其化上苦小温，中甘和，下咸寒，药食宜也。

庚辰　庚戌岁

上太阳水　中太商金运　下太阴土　寒化一，清化九，雨化五，正化度也。其化上苦热，中辛温，下甘热，药食宜也。

辛巳　辛亥岁

上厥阴木　中少羽水运　下少阳相火　雨化风化胜复同，邪气化度也。灾一宫。风化三，寒化一，火化七，正化度也。其化上辛凉，中苦和，下咸寒，药食宜也。

壬午　壬子岁

上少阴火　中太角木运　下阳明金　热化二，风化八，清化四，正化度也。其化上咸寒，中酸凉，下酸温，药食宜也。

癸未　癸丑岁

上太阴土　中少徵火运　下太阳水　寒化雨化胜复同，邪气化度也。灾九宫。雨化五，火化二，寒化一，正化度也。其化上苦温，中咸温，下甘热，药食宜也。

甲申　甲寅岁

上少阳相火　中太宫土运　下厥阴木　火化二，雨化五，风化八，正化度也。其化上咸寒，中咸和，下辛凉，药食宜也。

乙酉太一天符　乙卯岁天符

上阳明金　中少商金运　下少阴火　热化寒化胜复同，邪气化度也。灾七宫。燥化四，清化四，热化二，正化度也。其化上苦小温，中苦和，下咸寒，药食宜也。

丙戌天符　丙辰岁天符

上太阳水　中太羽水运　下太阴土　寒化六，雨化五，正化度也。其化上苦热，中咸温，下甘热，药食宜也。

丁亥天符　丁巳岁天符

上厥阴木　中少角木运　下少阳相火　清化热化胜复同，邪气化度也。灾三宫。风化三，火化七，正化度也。其化上辛凉，中辛和，下咸寒，药食宜也。

戊子天符　戊午岁太一天符

上少阴火　中太徵火运　下阳明金　热化七，清化九，正化度也。其化上咸寒，中甘寒，下酸温，药食宜也。

己丑太一天符　己未岁太一天符

上太阴土　中少宫土运　下太阳水　风化清化胜复同，邪气化度也。灾五宫。雨化五，寒化一，正化度也。其化上苦热，中甘和，下甘热，药食宜也。

庚寅　庚申岁

上少阳相火　中太商金运　下厥阴木　火化七，清化九，风化三，正化度也。其化上咸寒，中辛温，下辛凉，药食宜也。

辛卯　辛酉岁

上阳明金　中少羽水运　下少阴火　雨化风化胜复同，邪气化度也。灾一宫。清化九，寒化一，热化七，正化度也。其化上苦小温，中苦和，下咸寒，药食宜也。

壬辰　壬戌岁

上太阳水　中太角木运　下太阴土　寒化六，风化八，雨化五，正化度也。其化上苦温，中酸和，下甘温，药食宜也。

癸巳同岁会　癸亥同岁会

上厥阴木　中少徵火运　下少阳相火　寒化雨化胜复同，邪气化度也。灾九宫。风化八，火化二，正化度也。其化上辛凉，中咸和，下咸寒，药食宜也。

凡此定期之纪，胜复正化，皆有常数，不可不察。故知其要者，一言而终，不知其要，流散无穷，此之谓也。

帝曰：善。五运之气，亦复岁①乎？岐伯曰：郁极乃发，待时而作也。帝曰：请问其所谓也？岐伯曰：五常之气，太过不及，其发异也。帝曰：愿卒闻之。岐伯曰：太过者暴，不及者徐，暴者为病甚，徐者为病持。帝曰：太过不及，其数何如？岐伯曰：太过者其数成，不及者其数生，土常以生也。

帝曰：其发也何如？岐伯曰：土郁之发，岩谷震惊，雷殷气交，埃昏黄黑，化为白气，飘骤高深，击石飞空，洪水乃从，川流漫衍，田牧土驹②。化气乃敷，善为时雨，始生始长，始化始成。故民病心腹胀，肠鸣而为数后，甚则心痛胁膜，呕吐霍乱，饮发注下，胕肿身重。云奔雨府，霞拥朝阳，山泽埃昏，其乃发也，以其四气。云横天山，浮游生灭，怫之先兆③。

金郁之发，天洁地明，风清气切，大凉乃举，草树浮烟，燥气以行，霜雾数起，杀气来至，草木苍干，金乃有声。故民病咳逆，心胁满引少腹，善暴痛，不可反侧，嗌干面尘色恶。山泽焦枯，土凝霜卤，怫乃发也，其气五。夜零白露，林莽声悽，怫之兆也。

水郁之发，阳气乃辟④，阴气暴举，大寒乃至，川泽严凝，寒雾结为霜雪，甚则黄黑昏

---

①复岁：五运之复气。

②田牧土驹：王冰注曰："大水已去，石土危然，若群驹散牧于田野。"

③怫之先兆：怫，张介宾注曰："怫，郁也。"指上述为土郁之发的先兆。

④辟：通"避"。

翳，流行气交，乃为霜杀，水乃见祥。故民病寒客心痛，腰脽痛，大关节不利，屈伸不便，善厥逆，痞坚腹满。阳光不治，空积沉阴，白埃昏暝，而乃发也，其气二火前后。太虚深玄，气犹麻散，微见而隐，色黑微黄，怫之先兆也。

木郁之发，太虚埃昏，云物以扰，大风乃至，屋发折木，木有变。故民病胃脘当心而痛，上支两胁，鬲咽不通，食饮不下，甚则耳鸣眩转，目不识人，善暴僵仆。太虚苍埃，天山一色，或气浊色，黄黑郁若，横云不起雨，而乃发也，其气无常。长川草偃，柔叶呈阴，松吟高山，虎啸岩岫，怫之先兆也。

火郁之发，太虚肿翳，大明不彰，炎火行，大暑至，山泽燔燎，材木流津，广厦腾烟，土浮霜卤，止水乃减，蔓草焦黄，风行惑言，湿化乃后。故民病少气，疮疡痈肿，胁腹胸背，面首四支，䐜愤胕胀，疡痱呕逆，瘛疭骨痛，节乃有动，注下温疟，腹中暴痛，血溢流注，精液乃少，目赤心热，甚则瞀闷懊恢，善暴死。刻终①大温，汗濡玄府，其乃发也，其气四。动复则静，阳极反阴，湿令乃化乃成。华发水凝，山川冰雪，焰阳午泽，怫之先兆也。有怫之应而后报也，皆观其极而乃发也，木发无时，水随火也。谨候其时，病可与期，失时反岁，五气不行，生化收藏，政无恒也。

帝曰：水发而雹雪，土发而飘骤，木发而毁折，金发而清明，火发而曛昧，何气使然？岐伯曰：气有多少，发有微甚，微者当其气，甚者兼其下，徵其下气而见可知也。帝曰：善。五气之发，不当位者何也？岐伯曰：命其差。帝曰：差有数乎？岐伯曰：后皆三十度而有奇也。帝曰：气至而先后者何？岐伯曰：运太过则其至先，运不及则其至后，此候之常也。帝曰：当时而至者何也？岐伯曰：非太过非不及，则至当时，非是者眚也。

帝曰：善。气有非时而化者何也？岐伯曰：太过者当其时，不及者归其己胜也。帝曰：四时之气，至有早晏高下左右，其候何如？岐伯曰：行有逆顺，至有迟速，故太过者化先天，不及者化后天。帝曰：愿闻其行何谓也？岐伯曰：春气西行，夏气北行，秋气东行，冬气南行。故春气始于下，秋气始于上，夏气始于中，冬气始于标②。春气始于左，秋气始于右，冬气始于后③，夏气始于前④。此四时正化之常。故至高之地，冬气常在，至下之地，春气常在⑤，必谨察之。帝曰：善。

黄帝问曰：五运六气之应见，六化之正，六变之纪何如？岐伯对曰：夫六气正纪，有化有变，有胜有复，有用有病，不同其候，帝欲何乎？帝曰：愿尽闻之。岐伯曰：请遂言之。夫气之所至也，厥阴所至为和平，少阴所至为暄，太阴所至为埃溽，少阳所至为炎暑，阳明所至为清劲，太阳所至为寒雾，时化之常也。

---

①刻终：指每天时刻之终刻，一日时辰起于寅时，终于丑时。刻终，指丑时末，约凌晨二时许。

②标：张介宾注曰："万物盛长之表也。"

③后：面南而立，则左东右西，面南背北。后，指北。

④前：面南而立，则左东右西，面南背北。前，指南。

⑤至高之地，冬气常在；至下之地，春气常在：王冰注曰："高山之巅，盛夏冰雪；污下川津，严冬草生。常在之义足明矣。"

厥阴所至为风府为璺启①，少阴所至为火府为舒荣，太阴所至为雨府为员盈②，少阳所至为热府为行出，阳明所至为司杀府为庚苍，太阳所至为寒府为归藏，司化之常也。

厥阴所至为生为风摇，少阴所至为荣为形见，太阴所至为化为云雨，少阳所至为长为番鲜，阳明所至为收为雾露，太阳所至为藏为周密，气化之常也。

厥阴所至为风生，终为肃；少阴所至为热生，中为寒；太阴所至为湿生，终为注雨；少阳所至为火生，终为蒸溽；阳明所至为燥生，终为凉；太阳所至为寒生，中为温。德化之常也。

厥阴所至为毛化③，少阴所至为羽化，太阴所至为倮化，少阳所至为羽化，阳明所至为介化，太阳所至为鳞化，德化之常也。

厥阴所至为生化，少阴所至为荣化，太阴所至为濡化，少阳所至为茂化，阳明所至为坚化，太阳所至为藏化，布政之常也。

厥阴所至为飘怒，大凉，少阴所至为大暄，寒，太阴所至为雷霆骤注，烈风，少阳所至为飘风燔燎，霜凝，阳明所至为散落，温，太阳所至为寒雪冰雹白埃，气变之常也。

厥阴所至为挠动为迎随，少阴所至为高明焰为曛，太阴所至为沉阴为白埃为晦暝，少阳所至为光显为彤云为曛，阳明所至为烟埃为霜为劲切为凄鸣，太阳所至为刚固为坚芒为立，令行之常也。

厥阴所至为里急，少阴所至为疡胗身热，太阴所至为积饮否隔，少阳所至为嚏呕为疮疡，阳明所至为浮虚，太阳所至为屈伸不利，病之常也。

厥阴所至为支痛，少阴所至为惊惑恶寒战慄谵妄，太阴所至为稸满，少阳所至为惊躁瞀昧暴病，阳明所至为鼽尻阴股膝髀腨胻足病，太阳所至为腰痛，病之常也。

厥阴所至为缓戾④，少阴所至为悲妄衄蔑⑤，太阴所至为中满霍乱吐下，少阳所至为喉痹耳鸣呕涌，阳明所至为皴揭，太阳所至为寝汗痉，病之常也。

厥阴所至为胁痛呕泄，少阴所至为语笑，太阴所至为重胕肿，少阳所至为暴注眴瘛暴死，阳明所至为鼽嚏，太阳所至为流泄禁止，病之常也。

凡此十二变⑥者，报德以德，报化以化，报政以政，报令以令，气高则高，气下则下，气后则后，气前则前，气中则中，气外则外，位之常也。故风胜则动，热胜则肿，燥胜则干，寒胜则浮，湿胜则濡泄，甚则水闭胕肿，随气所在，以言其变耳。

帝曰：愿闻其用也。岐伯曰：夫六气之用，各归不胜而为化，故太阴雨化，施于太阳；太阳寒化，施于少阴；少阴热化，施于阳明；阳明燥化，施于厥阴；厥阴风化，施于太阴。

---

①璺启：指植物萌芽破土而出。

②员盈：张志聪注曰："员盈，周备也。"指植物生长充实成熟。

③毛化：指厥阴之气所至，适合毛虫的胎孕生长。下文的"羽"，泛指禽类鸟类动物。"倮"，泛指无毛无羽无介无鳞的动物。"介"，泛指带有甲壳的动物。"鳞"，泛指带有鳞甲的水生动物。

④缓戾：缓（ruǎn 软），筋脉短缩；戾（lì 利），身体屈曲。

⑤蔑（miè）：血污。

⑥十二变：指前述气候变化与疾病变化的时化之常、司化之常、气化之常、德化之常（二条）、布政之常、气变之常、令行之常、病之常（四条）的十二条经文。

各命其所在以微之也。帝曰：自得其位何如？岐伯曰：自得其位，常化也。帝曰：愿闻所在也。岐伯曰：命其位而方月①可知也。

帝曰：六位之气盈虚何如？岐伯曰：太少异也，太者之至徐而常，少者暴而亡。帝曰：天地之气，盈虚何如？岐伯曰：天气不足，地气随之，地气不足，天气从之，运居其中而常先也。恶所不胜，归所同和，随运归从而生其病也。故上胜则天气降而下，下胜则地气迁而上，多少而差其分，微者小差，甚者大差，甚则位易气交易，则大变生而病作矣。《大要》曰：甚纪五分，微纪七分，其差可见。此之谓也。

帝曰：善。论言热无犯热，寒无犯寒。余欲不远寒，不远热奈何？岐伯曰：悉乎哉问也！发表不远热，攻里不远寒。帝曰：不发不攻而犯寒犯热何如？岐伯曰：寒热内贼，其病益甚。帝曰：愿闻无病者何如？岐伯曰：无者生之，有者甚之。帝曰：生者何如？岐伯曰：不远热则热至②，不远寒则寒至，寒至则坚否腹满，痛急下利之病生矣，热至则身热，吐下霍乱，痈疽疮疡，瞀郁注下，瞤瘛肿胀，呕鼽衄头痛，骨节变肉痛，血溢血泄，淋闷之病生矣。帝曰：治之奈何？岐伯曰：时必顺之，犯者治以胜也。

黄帝问曰：妇人重身③，毒④之何如？岐伯曰：有故无殒，亦无殒也。帝曰：愿闻其故何谓也？岐伯曰：大积大聚，其可犯也，衰其大半而止，过者死。

帝曰：善。郁之甚者治之奈何？岐伯曰：木郁达⑤之，火郁发⑥之，土郁夺⑦之，金郁泄⑧之，水郁折⑨之，然调其气，过者折之，以其畏也，所谓泻之。帝曰：假者何如？岐伯曰：有假其气，则无禁也。所谓主气不足，客气胜也。

帝曰：至哉圣人之道！天地大化运行之节，临御之纪，阴阳之政，寒暑之令，非夫子孰能通之！请藏之灵兰之室，署曰《六元正纪》，非斋戒不敢示，慎传也。

至真要大论篇第七十四

黄帝问曰：五气交合，盈虚更作，余知之矣。六气分治，司天地者，其至何如？岐伯再拜对曰：明乎哉问也！天地之大纪，人神之通应也。帝曰：愿闻上合昭昭，下合冥冥奈何？

---

①方月：方，方隅；月，月令也。

②不远热则热至：指若气候炎热时，用了具有温热作用的药物或食物，则会出现热病。

③重身：指怀孕。

④毒：指峻利攻下药物。

⑤达：指疏泄肝气，使之通畅。

⑥发：指发越之法。如因其势而散之、扬之、升之等。

⑦夺：张介宾注曰："夺，直取之也……凡滞在上者夺其上，吐之可也。滞在中者，夺其中，伐之可也。滞在下者，夺其下，泻之可也。"

⑧泄：主要指宣泄肺气之法。张介宾注曰："泄，疏利也……其伤在气分，或解其表，或破其气，或通其便。凡在表、在里、在上、在下，皆可谓之泄也。"

⑨折：主要指驱逐水邪之法。张介宾注曰："折，调制也……凡折之之法，如养气可以化水，治在肺也；实土可以制水，治在脾也；壮水可以胜水，治在命门也；自强可以帅水，治在肾也；分利可以泄水，治在膀胱也。"

岐伯曰：此道之所主，工之所疑也。帝曰：愿闻其道也。岐伯曰：厥阴司天，其化以风；少阴司天，其化以热；太阴司天，其化以湿；少阳司天，其化以火；阳明司天，其化以燥；太阳司天，其化以寒。以所临藏位，命其病①者也。帝曰：地化奈何？岐伯曰：司天同候，间气皆然。帝曰：间气何谓？岐伯曰：司左右者，是谓间气也。帝曰：何以异之？岐伯曰：主岁者纪岁，间气者纪步②也。

帝曰：善。岁主奈何？岐伯曰：厥阴司天为风化，在泉为酸化，司气为苍化，间气为动化。少阴司天为热化，在泉为苦化，不司气化，居气③为灼化。太阴司天为湿化，在泉为甘化，司气为黅化，间气为柔化。少阳司天为火化，在泉为苦化，司气为丹化，间气为明化。阳明司天为燥化，在泉为辛化，司气为素化，间气为清化。太阳司天为寒化，在泉为咸化，司气为玄化，间气为藏化。故治病者，必明六化分治，五味五色所生，五藏所宜，乃可以言盈虚病生之绪也。

帝曰：厥阴在泉而酸化先，余知之矣。风化之行也何如？岐伯曰：风行于地，所谓本也，余气同法。本乎天者，天之气也，本乎地者，地之气也，天地合气，六节分而万物化生矣。故曰：谨候气宜，无失病机。此之谓也。帝曰：其主病何如？岐伯曰：司岁备物④，则无遗主矣。帝曰：先岁物何也？岐伯曰：天地之专精⑤也。帝曰：司气者何如？岐伯曰：司气者主岁同，然有余不足。帝曰：非司岁物何谓也？岐伯曰：散⑥也，故质同而异等也，气味有薄厚，性用有躁静，治保有多少，力化⑦有浅深，此之谓也。

帝曰：岁主藏害⑧何谓？岐伯曰：以所不胜命之，则其要也。帝曰：治之奈何？岐伯曰：上淫于下，所胜平之，外淫于内，所胜治之。帝曰：善。平气何如？岐伯曰：谨察阴阳所在而调之，以平为期，正者正治，反者反治。

帝曰：夫子言察阴阳所在而调之，论言人迎与寸口相应，若引绳小大齐等，命曰平，阴之所在寸口何如？岐伯曰：视岁南北⑨，可知之矣。帝曰：愿卒闻之。岐伯曰：北政之岁，少阴在泉，则寸口不应；厥阴在泉，则右不应；太阴在泉，则左不应。南政之岁，少阴司天，则寸口不应；厥阴司天，则右不应；太阴司天，则左不应。诸不应者，反其诊则见矣。帝曰：尺候何如？岐伯曰：北政之岁，三阴在下，则寸不应；三阴在上，则尺不应。南政之岁，三阴在天，则寸不应；三阴在泉，则尺不应。左右同。故曰：知其要者，一言而终，不

---

①以所临藏位，命其病：根据六气影响到相应脏腑部位确定疾病名称。

②主岁者纪岁，间气者纪步：指司天在泉之气主管一年的气候变化，司天和在泉的左右间气主管一年中相应气位的气候变化，即二之气、四之气、初之气与五之气所主时段的气候变化。

③居气：指间气。

④司岁备物：根据不同年份的气候变化采集应气运生长的药物。备，准备。

⑤天地之专精：指根据不同年份气候变化采集的药物，得天地精专之气化，气全力厚。

⑥散：气味分散。

⑦力化：指药力所及。

⑧岁主藏害：当年的主岁之气对人体脏腑的损害。

⑨南北：指南政和北政。运气学用此归类六十年的各年份，将部分年份归属于南政之年，部分年份归属于北政之年。

知其要，流散无穷。此之谓也。

帝曰：善。天地之气，内淫而病何如？岐伯曰：岁厥阴在泉，风淫所胜，则地气不明，平野昧，草乃早秀。民病洒洒振寒，善伸数欠，心痛支满，两胁里急，饮食不下，鬲咽不通，食则呕，腹胀善噫，得后与气，则快然如衰，身体皆重。岁少阴在泉，热淫所胜，则焰浮川泽，阴处反明。民病腹中常鸣，气上冲胸，喘不能久立，寒热皮肤痛，目瞑齿痛頗腫，恶寒发热如疟，少腹中痛腹大，蛰虫不藏。岁太阴在泉，草乃早荣，湿淫所胜，则埃昏岩谷，黄反见黑，至阴之交①。民病饮积，心痛，耳聋浑浑焞焞，嗌腫喉痹，阴病血见，少腹痛腫，不得小便，病冲头痛，目似脱，项似拔，腰似折，髀不可以回，腘如结，腨如别。岁少阳在泉，火淫所胜，则焰明郊野，寒热更至。民病注泄赤白，少腹痛溺赤，甚则血便。少阴同候。岁阳明在泉，燥淫所胜，则霧雾清瞑。民病喜呕，呕有苦，善大息，心胁痛不能反侧，甚则嗌干面尘，身无膏泽，足外反热。岁太阳在泉，寒淫所胜，则凝肃惨慄。民病少腹控睾，引腰脊，上冲心痛，血见，嗌痛頷腫。

帝曰：善。治之奈何？岐伯曰：诸气在泉，风淫于内，治以辛凉，佐以苦，以甘缓之，以辛散之。热淫于内，治以咸寒，佐以甘苦，以酸收之，以苦发之。湿淫于内，治以苦热，佐以酸淡，以苦燥之，以淡泄之。火淫于内，治以咸冷，佐以苦辛，以酸收之，以苦发之。燥淫于内，治以苦温，佐以甘辛，以苦下之。寒淫于内，治以甘热，佐以苦辛，以咸泻之，以辛润之，以苦坚之。

帝曰：善。天气之变何如？岐伯曰：厥阴司天，风淫所胜，则太虚埃昏，云物以扰，寒生春气，流水不冰。民病胃脘当心而痛，上支两胁，鬲咽不通，饮食不下，舌本强，食则呕，冷泄腹胀，溏泄瘕水闭，蛰虫不去，病本于脾。冲阳绝，死不治。少阴司天，热淫所胜，怫热至，火行其政。民病胸中烦热，嗌干，右胠满，皮肤痛，寒热咳喘，大雨且至，唾血血泄，鼽衄嚏呕，溺色变，甚则疮疡胕腫，肩背臂臑及缺盆中痛，心痛肺膜，腹大满，膨膨而喘咳病本于肺。尺泽绝，死不治。太阴司天，湿淫所胜，则沉阴且布，雨变枯槁，胕腫骨痛阴痹，阴痹者按之不得，腰脊头项痛，时眩，大便难，阴气不用，饥不欲食，咳唾则有血，心如悬，病本于肾。太溪绝，死不治。少阳司天，火淫所胜，则温气流行，金政不平。民病头痛，发热恶寒而疟，热上皮肤痛，色变黄赤，传而为水，身面胕腫，腹满仰息，泄注赤白，疮疡咳唾血，烦心胸中热，甚则鼽衄，病本于肺。天府绝，死不治。阳明司天，燥淫所胜，则木乃晚荣，草乃晚生，筋骨内变，民病左胠胁痛，寒清于中，感而疟，大凉革候，咳，腹中鸣，注泄鹜溏，名木敛，生菀于下，草焦上首，心胁暴痛，不可反侧，嗌干面尘腰痛，丈夫㿉疝，妇人少腹痛，目昧眦，疡疮痤痈，蛰虫来见，病本于肝。太冲绝，死不治。太阳司天，寒淫所胜，则寒气反至，水且冰，血变于中，发为痈疡，民病厥心痛，呕血血泄鼽衄，善悲时眩仆。运火炎烈，雨暴乃雹，胸腹满，手热肘挛掖腫，心澹澹大动，胸胁胃脘不安，面赤目黄，善噫嗌干，甚则色炲，渴而欲饮，病本于心。神门绝，死不治。所谓动气，知其藏也。

帝曰：善。治之奈何？岐伯曰：司天之气，风淫所胜，平以辛凉，佐以苦甘，以甘缓

---

①至阴之交：张志聪注曰："乃三气四气之交，土司令也。"

之，以酸泻之。热淫所胜，平以咸寒，佐以苦甘，以酸收之。湿淫所胜，平以苦热，佐以酸辛，以苦燥之，以淡泄之。湿上甚而热，治以苦温，佐以甘辛，以汗为故而止。火淫所胜，平以酸冷，佐以苦甘，以酸收之，以苦发之，以酸复之，热淫同。燥淫所胜，平以苦湿，佐以酸辛，以苦下之。寒淫所胜，平以辛热，佐以甘苦，以咸泻之。

帝曰：善。邪气反胜[①]，治之奈何？岐伯曰：风司于地[②]，清反胜之，治以酸温，佐以苦甘，以辛平之。热司于地，寒反胜之，治以甘热，佐以苦辛，以咸平之。湿司于地，热反胜之，治以苦冷，佐以咸甘，以苦平之。火司于地，寒反胜之，治以甘热，佐以苦辛，以咸平之。燥司于地，热反胜之，治以平寒，佐以苦甘，以酸平之，以和为利。寒司于地，热反胜之，治以咸冷，佐以甘辛，以苦平之。

帝曰：其司天邪胜[③]何如？岐伯曰：风化于天[④]，清反胜之，治以酸温，佐以甘苦。热化于天，寒反胜之，治以甘温，佐以苦酸辛。湿化于天，热反胜之，治以苦寒，佐以苦酸。火化于天，寒反胜之，治以甘热，佐以苦辛。燥化于天，热反胜之，治以辛寒，佐以苦甘。寒化于天，热反胜之，治以咸冷，佐以苦辛。

帝曰：六气相胜奈何？岐伯曰：厥阴之胜[⑤]，耳鸣头眩，愦愦欲吐，胃鬲如寒，大风数举，倮虫不滋，胠胁气并，化而为热，小便黄赤，胃脘当心而痛，上支两胁，肠鸣飧泄，少腹痛，注下赤白，甚则呕吐，鬲咽不通。少阴之胜，心下热善饥，脐下反动，气游三焦，炎暑至，木乃津，草乃萎，呕逆躁烦，腹满痛溏泄，传为赤沃。太阴之胜，火气内郁，疮疡于中，流散于外，病在胠胁，甚则心痛热格，头痛喉痹项强，独胜则湿气内郁，寒迫下焦，痛留顶，互引眉间，胃满，雨数至，燥化乃见，少腹满，腰脽重强，内不便，善注泄，足下温，头重足胫胕肿，饮发于中，胕肿于上。少阳之胜，热客于胃，烦心心痛，目赤欲呕，呕酸善饥，耳痛溺赤，善惊谵妄，暴热消烁，草萎水涸，介虫乃屈，少腹痛，下沃赤白。阳明之胜，清发于中，左胠胁痛溏泄，内为嗌塞，外发癫疝，大凉肃杀，华英改容，毛虫乃殃，胸中不便，嗌塞而咳。太阳之胜，凝溧且至，非时水冰，羽乃后化，痔疟发，寒厥入胃，则内生心痛，阴中乃疡[⑥]，隐曲不利，互引阴股，筋肉拘苛，血脉凝泣，络满色变，或为血泄，皮肤否肿，腹满食减，热反上行，头项囟顶脑户中痛，目如脱，寒入下焦，传为濡泻。

帝曰：治之奈何？岐伯曰：厥阴之胜，治以甘清，佐以苦辛，以酸泻之。少阴之胜，治以辛寒，佐以苦咸，以甘泻之。太阴之胜，治以咸热，佐以辛甘，以苦泻之。少阳之胜，治以辛寒，佐以甘咸，以甘泻之。阳明之胜，治以酸温，佐以辛甘，以苦泄之。太阳之胜，治以甘热，佐以辛酸，以咸泻之。

帝曰：六气之复[⑦]何如？岐伯曰：悉乎哉问也！厥阴之复，少腹坚满，里急暴痛，偃木

----

①邪气反胜：本气反为己所不胜之气（邪气）乘之。例如：风木司天而燥金反胜。

②风司于地：指厥阴风木在泉。

③司天邪胜：司天之气被邪气反胜。

④风化于天：指风气司天。

⑤胜：指偏胜之气。

⑥阴中乃疡：指阴部疮疡。

⑦复：指复气。其作用是制约偏胜之气。

飞沙，倮虫不荣，厥心痛，汗发呕吐，饮食不入，入而复出，筋骨掉眩清厥，甚则入脾，食痹而吐。冲阳绝，死不治。少阴之复，燠热内作，烦躁鼽嚏，少腹绞痛，火见燔燎，嗌燥，分注时止，气动于左，上行于右，咳，皮肤痛，暴喑心痛，郁冒不知人，乃洒淅恶寒，振慄谵妄，寒已而热，渴而欲饮，少气骨痿，隔肠不便，外为浮肿哕噫，赤气后化，流水不冰，热气大行，介虫不复，病痱胕疮疡，痈疽痤痔，甚则入肺，咳而鼻渊。天府绝，死不治。太阴之复，湿变乃举，体重中满，食饮不化，阴气上厥，胸中不便，饮发于中，咳喘有声，大雨时行，鳞见于陆①，头顶痛重，而掉瘛尤甚，呕而密默，唾吐清液，甚则入肾，窍泻无度。太溪绝，死不治。少阳之复，大热将至，枯燥燔爇，介虫乃耗，惊瘛咳衄，心热烦躁，便数憎风，厥气上行，面如浮埃，目乃瞤瘛，火气内发，上为口糜呕逆，血溢血泄，发而为疟，恶寒鼓慄，寒极反热，嗌络焦槁，渴引水浆，色变黄赤，少气脉萎，化而为水，传为胕肿，甚则入肺，咳而血泄。尺泽绝，死不治。阳明之复，清气大举，森木苍干，毛虫乃厉，病生胠胁，气归于左，善太息，甚则心痛否满，腹胀而泄，呕苦咳哕烦心，病在鬲中头痛，甚则入肝，惊骇筋挛。太冲绝，死不治。太阳之复，厥气上行，水凝雨冰，羽虫乃死，心胃生寒，胸膈不利，心痛否满，头痛善悲，时眩仆，食减，腰脽反痛，屈伸不便，地裂冰坚，阳光不治，少腹控睾，引腰脊，上冲心，唾出清水，及为哕噫，甚则入心，善忘善悲。神门绝，死不治。

帝曰：善，治之奈何？岐伯曰：厥阴之复，治以酸寒，佐以甘辛，以酸泻之，以甘缓之。少阴之复，治以咸寒，佐以苦辛，以甘泻之，以酸收之，辛苦发之，以咸耎之。太阴之复，治以苦热，佐以酸辛，以苦泻之，燥之，泄之。少阳之复，治以咸冷，佐以苦辛，以咸耎之，以酸收之，辛苦发之。发不远热，无犯温凉，少阴同法。阳明之复，治以辛温，佐以苦甘，以苦泄之，以苦下之，以酸补之。太阳之复，治以咸热，佐以甘辛，以苦坚之。治诸胜复，寒者热之，热者寒之，温者清之，清者温之，散者收之，抑者散之，燥者润之，急者缓之，坚者耎之，脆者坚之，衰者补之，强者泻之，各安其气，必清必静，则病气衰去，归其所宗，此治之大体也。

帝曰：善。气之上下②何谓也？岐伯曰：身半以上，其气三③矣，天之分也，天气主之④。身半以下，其气三⑤矣，地之分也，地气主之⑥。以名命气，以气命处，而言其病。半，所谓天枢也。故上胜而下俱病者，以地名之。下胜而上俱病者，以天名之。所谓胜至，报气屈伏而未发也。复至则不以天地异名，皆如复气为法也。

帝曰：胜复之动，时有常乎？气有必乎？岐伯曰：时有常位，而气无必也。帝曰：愿闻其道也。岐伯曰：初气终三气，天气主之，胜之常也。四气尽终气，地气主之，复之常也。有胜则复，无胜则否。帝曰：善。复已而胜何如？岐伯曰：胜至则复，无常数也，衰乃止

---

①鳞见于陆：指雨水暴发，河水猛涨，鱼类出现于陆地。

②气之上下：指六气司天在泉。

③身半以上，其气三：指人身半以上应初之气至三之气，为司天所主。

④天气主之：指上半年的初之气、二之气、三之气，由司天之气所主管。

⑤身半以下，其气三：指人身半以下应四之气至终之气，为在泉之气所主。

⑥地气主之：指下半年的四之气、五之气、终之气，由在泉之气所主管。

耳。复已而胜，不复则害，此伤生也。帝曰：复而反病何也？岐伯曰：居非其位，不相得也。大复其胜则主胜之，故反病也。所谓火燥热也。帝曰：治之何如？岐伯曰：夫气之胜也，微者随之，甚者制之。气之复也，和者平之，暴者夺之。皆随胜气，安其屈伏，无问其数，以平为期，此其道也。

帝曰：善。客主之胜复奈何？岐伯曰：客主之气，胜而无复也。帝曰：其逆从何如？岐伯曰：主胜逆，客胜从，天之道也。帝曰：其生病何如？岐伯曰：厥阴司天，客胜则耳鸣掉眩，甚则咳；主胜则胸胁痛，舌难以言。少阴司天，客胜则鼽嚏颈项强，肩背瞀热，头痛少气，发热耳聋目瞑，甚则胕肿血溢，疮疡咳喘；主胜则心热烦躁，甚则胁痛支满。太阴司天，客胜则首面胕肿，呼吸气喘；主胜则胸腹满，食已而瞀。少阳司天，客胜则丹胗外发，及为丹熛①疮疡，呕逆喉痹，头痛嗌肿，耳聋血溢，内为瘛疭；主胜则胸满咳仰息，甚而有血，手热。阳明司天，清复内余，则咳衄嗌塞，心鬲中热，咳不止而白血出者死。太阳司天，客胜则胸中不利，出清涕，感寒则咳；主胜则喉嗌中鸣。

厥阴在泉，客胜则大关节不利，内为痉强拘瘛，外为不便；主胜则筋骨繇并，腰腹时痛。少阴在泉，客胜则腰痛，尻股膝髀腨胻足病，瞀热以酸，胕肿不能久立，溲便变；主胜则厥气上行，心痛发热，鬲中，众痹皆作，发于胠胁，魄汗不藏，四逆而起。太阴在泉，客胜则足痿下重，便溲不时，湿客下焦，发而濡泻，及为肿隐曲之疾；主胜则寒气逆满，食饮不下，甚则为疝。少阳在泉，客胜则腰腹痛而反恶寒，甚则下白溺白；主胜则热反上行而客于心，心痛发热，格中而呕。少阴同候。阳明在泉，客胜则清气动下，少腹坚满而数便泻；主胜则腰重腹痛，少腹生寒，下为鹜溏，则寒厥于肠，上冲胸中，甚则喘不能久立。太阳在泉，寒复内余，则腰尻痛，屈伸不利，股胫足膝中痛。

帝曰：善。治之奈何？岐伯曰：高者抑之，下者举之，有余折之，不足补之，佐以所利，和以所宜，必安其主客，适其寒温，同者逆之，异者从之。帝曰：治寒以热，治热以寒，气相得者逆之，不相得者从之，余以知之矣。其于正味何如？岐伯曰：木位之主，其泻以酸，其补以辛。火位之主，其泻以甘，其补以咸。土位之主，其泻以苦，其补以甘。金位之主，其泻以辛，其补以酸。水位之主，其泻以咸，其补以苦。厥阴之客，以辛补之，以酸泻之，以甘缓之。少阴之客，以咸补之，以甘泻之，以咸收之。太阴之客，以甘补之，以苦泻之，以甘缓之。少阳之客，以咸补之，以甘泻之，以咸软之。阳明之客，以酸补之，以辛泻之，以苦泄之。太阳之客，以苦补之，以咸泻之，以苦坚之，以辛润之。开发腠理，致津液通气也。帝曰：善。愿闻阴阳之三也何谓？岐伯曰：气有多少，异用也。帝曰：阳明何谓也？岐伯曰：两阳合明也。帝曰：厥阴何也？岐伯曰：两阴交尽也。

帝曰：气有多少，病有盛衰，治有缓急，方有大小，愿闻其约奈何？岐伯曰：气有高下，病有远近，证有中外，治有轻重，适其至所为故也。大要曰：君一臣二，奇之制也；君二臣四，偶之制也；君二臣三，奇之制也；君二臣六，偶之制也。故曰：近者奇之，远者偶之，汗者不以奇，下者不以偶，补上治上制以缓，补下治下制以急，急则气味厚，缓则气味薄，适其至所，此之谓也。病所远而中道气味之者，食而过之，无越其制度也。是故平气之

---

①丹熛（biāo）：病名，即丹毒之类疾患。

道，近而奇偶，制小其服也。远而奇偶，制大其服也。大则数少，小则数多。多则九之，少则二之。奇之不去则偶之，是谓重方。偶之不去，则反佐以取之，所谓寒热温凉，反从其病也。

帝曰：善。病生于本，余知之矣。生于标者，治之奈何？岐伯曰：病反其本，得标之病，治反其本，得标之方。帝曰：善。六气之胜，何以候之？岐伯曰：乘其至也，清气大来，燥之胜也，风木受邪，肝病生焉。热气大来，火之胜也，金燥受邪，肺病生焉。寒气大来，水之胜也，火热受邪，心病生焉。湿气大来，土之胜也，寒水受邪，肾病生焉。风气大来，木之胜也，土湿受邪，脾病生焉。所谓感邪而生病也。乘年之虚，则邪甚也。失时之和，亦邪甚也。遇月之空，亦邪甚也。重感于邪，则病危矣。有胜之气，其必来复也。

帝曰：其脉至何如？岐伯曰：厥阴之至其脉弦，少阴之至其脉钩，太阴之至其脉沉，少阳之至大而浮，阳明之至短而涩，太阳之至大而长。至而和则平，至而甚则病，至而反者病，至而不至者病，未至而至者病，阴阳易者危。

帝曰：六气标本，所从不同奈何？岐伯曰：气有从本者，有从标本者，有不从标本者也。帝曰：愿卒闻之。岐伯曰：少阳太阴从本，少阴太阳从本从标，阳明厥阴，不从标本从乎中也。故从本者化生于本，从标本者有标本之化，从中者以中气为化也。帝曰：脉从而病反者，其诊何如？岐伯曰：脉至而从，按之不鼓，诸阳皆然。帝曰：诸阴之反，其脉何如？岐伯曰：脉至而从，按之鼓甚而盛。是故百病之起，有生于本者，有生于标者，有生于中气者，有取本而得者，有取标而得者，有取中气而得者，有取标本而得者，有逆取而得者，有从取而得者。逆，正顺也。若顺，逆也。故曰：知标与本，用之不殆，明知逆顺，正行无问。此之谓也。不知是者，不足以言诊，足以乱经。故《大要》曰：粗工嘻嘻，以为可知，言热未已，寒病复始，同气异形，迷诊乱经。此之谓也。夫标本之道，要而博，小而大，可以言一而知百病之害，言标与本，易而勿损，察本与标，气可令调，明知胜复，为万民式，天之道毕矣。

帝曰：胜复之变，早晏何如？岐伯曰：夫所胜者，胜至已病，病已愠愠①，而复已萌也。夫所复者，胜尽而起，得位而甚，胜有微甚，复有少多，胜和而和，胜虚而虚，天之常也。帝曰：胜复之作，动不当位，或后时而至，其故何也？岐伯曰：夫气之生，与其化衰盛异也。寒暑温凉盛衰之用，其在四维。故阳之动，始于温，盛于暑；阴之动，始于清，盛于寒。春夏秋冬，各差其分。故《大要》曰：彼春之暖，为夏之暑，彼秋之忿，为冬之怒，谨按四维，斥候皆归，其终可见，其始可知。此之谓也。帝曰：差有数乎？岐伯曰：又凡三十度也。帝曰：其脉应皆何如？岐伯曰：差同正法，待时而去也。脉要曰：春不沉，夏不弦，冬不涩，秋不数，是谓四塞。沉甚曰病，弦甚曰病，涩甚曰病，数甚曰病，参见曰病，复见曰病，未去而去曰病，去而不去曰病，反者死。故曰：气之相守司也，如权衡之不得相失也。夫阴阳之气，清静则生化治，动则苛疾起，此之谓。

---

①愠愠：愠（yùn），通蕴，积蓄之义。

帝曰：幽明何如？岐伯曰：两阴①交尽故曰幽，两阳②合明故曰明，幽明之配，寒暑之异也。帝曰：分至③何如？岐伯曰：气至之谓至，气分之谓分，至则气同，分则气异④，所谓天地之正纪也。帝曰：夫子言春秋气始于前，冬夏气始于后，余已知之矣。然六气往复，主岁不常也，其补泻奈何？岐伯曰：上下所主，随其攸利⑤，正其味，则其要也，左右同法。大要曰：少阳之主，先甘后咸；阳明之主，先辛后酸；太阳之主，先咸后苦；厥阴之主，先酸后辛；少阴之主，先甘后咸；太阴之主，先苦后甘。佐以所利，资以所生，是谓得气。

帝曰：善。夫百病之生也，皆生于风寒暑湿燥火，以之化之变⑥也。经言盛者泻之，虚者补之，余锡⑦以方士⑧，而方士用之尚未能十全，余欲令要道必行，桴鼓相应，犹拔刺雪污，工巧神圣⑨，可得闻乎？岐伯曰：审察病机，无失气宜⑩，此之谓也。帝曰：愿闻病机何如？岐伯曰：诸风掉眩，皆属于肝。诸寒收引⑪，皆属于肾。诸气膹郁，皆属于肺。诸湿肿满，皆属于脾。诸热瞀瘛⑫，皆属于火。诸痛痒疮，皆属于心。诸厥固泄，皆属于下。诸痿喘呕，皆属于上。诸禁鼓慄，如丧神守，皆属于火。诸痉项强，皆属于湿。诸逆冲上，皆属于火。诸胀腹大，皆属于热。诸躁狂越，皆属于火。诸暴强直，皆属于风。诸病有声，鼓之如鼓，皆属于热。诸病胕肿疼酸惊骇，皆属于火。诸转反戾⑬，水液浑浊，皆属于热。诸病水液，澄澈清冷，皆属于寒。诸呕吐酸，暴注下迫，皆属于热。故大要曰：谨守病机，各司其属，有者求之，无者求之，盛者责之，虚者责之，必先五胜，疏其血气，令其调达，而致和平。此之谓也。

帝曰：善。五味阴阳之用何如？岐伯曰：辛甘发散为阳，酸苦涌泄为阴，咸味涌泄为阴，淡味渗泄为阳。六者或收或散，或缓或急，或燥或润，或软或坚，以所利而行之，调其气使其平也。帝曰：非调气而得者，治之奈何？有毒无毒，何先何后？愿闻其道。岐伯曰：有毒无毒，所治为主，适大小为制也。帝曰：请言其制。岐伯曰：君一臣二，制之小也；君一臣三佐五，制之中也；君一臣三佐九，制之大也。寒者热之，热者寒之，微者逆之，甚者

①两阴：指太阴与少阴。

②两阳：指太阳与少阳。

③分至：指春分、秋分、夏至、冬至。

④至则气同，分则气异：夏至、冬至分别于三之气、终之气之中，故至则气同；春分、秋分分别位于初之气与二之气、四之气与五之气之间，故分则气异。

⑤攸利：所宜之意。

⑥之化之变：指六气的正常变化与异常变化。

⑦锡：同"赐"，给予之义。

⑧方士：指医生。

⑨工巧神圣：《难经·六十一难》云："望而知之谓之神，闻而知之谓之圣，问而知之谓之工，切脉而知之谓之巧。"工巧神圣，指中医学的望闻问切四种诊察方法。

⑩无失气宜：诊治疾病不要违背六气主时之宜。

⑪收引：肢体蜷缩，屈曲不伸。

⑫瞀瘛：神识昏糊，筋脉抽搐。

⑬转反戾：指筋脉拘挛所致的角弓反张等多种症状。

从之，坚者削之，客者除之，劳者温之，结者散之，留者攻之，燥者濡之，急者缓之，散者收之，损者温之，逸者行之，惊者平之，上之下之，摩之浴之，薄之劫之，开之发之，适事为故。帝曰：何谓逆从①？岐伯曰：逆者正治，从者反治，从少从多，观其事也。帝曰：反治何谓？岐伯曰：热因寒用，寒因热用，塞因塞用，通因通用，必伏其所主，而先其所因②，其始则同，其终则异，可使破积，可使溃坚，可使气和，可使必已。

帝曰：善。气调而得者何如？岐伯曰：逆之从之，逆而从之，从而逆之，疏气令调，则其道也。

帝曰：善。病之中外何如？岐伯曰：从内之外者，调其内；从外之内者，治其外；从内之外而盛于外者，先调其内而后治其外；从外之内而盛于内者，先治其外而后调其内；中外不相及，则治主病。

帝曰：善。火热复，恶寒发热，有如疟状，或一日发，或间数日发，其故何也？岐伯曰：胜复之气，会遇之时，有多少也。阴气多而阳气少，则其发日远；阳气多而阴气少，则其发日近。此胜复相薄，盛衰之节，疟亦同法。

帝曰：论言治寒以热，治热以寒，而方士不能废绳墨而更其道也。有病热者寒之而热，有病寒者热之而寒，二者皆在，新病复起，奈何治？岐伯曰：诸寒之而热者取之阴，热之而寒者取之阳，所谓求其属也。

帝曰：善。服寒而反热，服热而反寒，其故何也？岐伯曰：治其王气，是以反也。帝曰：不治王而然者何也？岐伯曰：悉乎哉问也！不治五味属也。夫五味入胃，各归所喜，故酸先入肝，苦先入心，甘先入脾，辛先入肺，咸先入肾，久而增气，物化之常也。气增而久，夭之由也③。

帝曰：善。方制君臣何谓也？岐伯曰：主病之谓君，佐君之谓臣，应臣之谓使，非上下三品之谓也。帝曰：三品何谓？岐伯曰：所以明善恶之殊贯也。帝曰：善。病之中外何如？岐伯曰：调气之方，必别阴阳，定其中外，各守其乡，内者内治，外者外治，微者调之，其次平之，盛者夺之，汗之下之，寒热温凉，衰之以属，随其攸利，谨道如法，万举万全，气血正平，长有天命。帝曰：善。

二、《素问》遗篇

刺法论篇第七十二（遗篇）

黄帝问曰：升降不前，气交有变，即成暴郁，余已知之。如何预救生灵，可得却乎？岐伯稽首再拜对曰：昭乎哉问！臣闻夫子④言，既明天元，须穷法刺，可以折郁扶运，补弱全

---

①逆从：指逆治法（正治法）与从治法（反治法）。

②伏其所主，而先其所因：要制伏疾病之根本，必先探求发病的原因。

③气增而久，夭之由也：指若长期服用某一种作用的药物或食物，则必然会导致人体之气发生偏胜现象，若人体气机长期处于偏胜状态，则导致疾病发生。

④夫子：指僦贷季。王冰注曰："夫子者，祖师僦贷季也。"

真，泻盛蠲①余，令除斯苦。帝曰：愿卒闻之。岐伯曰：升之不前，即有甚凶也。木欲升而天柱窒抑之，木欲发郁亦须待时，当刺足厥阴之井。火欲升而天蓬窒抑之，火欲发郁亦须待时，君火相火同刺包络之荥。土欲升而天冲窒抑之，土欲发郁亦须待时，当刺足太阴之俞。金欲升而天英窒抑之，金欲发郁亦须待时，当刺手太阴之经。水欲升而天芮窒抑之，水欲发郁亦须待时，当刺足少阴之合。

帝曰：升之不前，可以预备，愿闻其降，可以先防。岐伯曰：既明其升，必达其降也。升降之道，皆可先治也。木欲降而地晶窒抑之，降而不入，抑之郁发，散而可得位，降而郁发，暴如天间之待时也，降而不下，郁可速矣，降可折其所胜也，当刺手太阴之所出，刺手阳明之所入。火欲降而地玄窒抑之，降而不入，抑之郁发，散而可矣，当折其所胜，可散其郁，当刺足少阴之所出，刺足太阳之所入。土欲降而地苍窒抑之，降而不下，抑之郁发，散而可入，当折其胜，可散其郁，当刺足厥阴之所出，刺足少阳之所入。金欲降而地彤窒抑之，降而不下，抑之郁发，散而可入，当折其胜，可散其郁，当刺心包络所出，刺手少阳所入也。水欲降而地阜窒抑之，降而不下，抑之郁发，散而可入，当折其土，可散其郁，当刺足太阴之所出，刺足阳明之所入。

帝曰：五运之至，有前后与升降往来，有所承抑之，可得闻乎刺法？岐伯曰：当取其化源也。是故太过取之，不及资之。太过取之，次抑其郁，取其运之化源，令折郁气。不及扶资，以扶运气，以避虚邪也。资取之法令出《密语》。

黄帝问曰：升降之刺，以知其要，愿闻司天未得迁正②，使司化之失其常政，即万化之或其皆妄。然与民为病，可得先除，欲济群生，愿闻其说。岐伯稽首再拜曰：悉乎哉问！言其至理，圣念慈悯，欲济群生，臣乃尽陈斯道，可申洞微。太阳复布，即厥阴不迁正，不迁正气塞于上，当泻足厥阴之所流。厥阴复布，少阴不迁正，不迁正即气塞于上，当刺心包络脉之所流。少阴复布，太阴不迁正，不迁正即气留于上，当刺足太阴之所流。太阴复布，少阳不迁正，不迁正则气塞未通，当刺手少阳之所流。少阳复布，则阳明不迁正，不迁正则气未通上，当刺手太阴之所流。阳明复布，太阳不迁正，不迁正则复塞其气，当刺足少阴之所流。

帝曰：迁正不前，以通其要。愿闻不退，欲折其余，无令过失，可得明乎？岐伯曰：气过有余，复作布正，是名不退位③也。使地气不得后化，新司天未可迁正，故复布化令如故也。巳亥之岁天数有余④，故厥阴不退位也，风行于上，木化布天，当刺足厥阴之所入。子午之岁，天数有余，故少阴不退位也，热行于上，火余化布天，当刺手厥阴之所入。丑未之岁，天数有余，故太阴不退位也，湿行于上，雨化布天，当刺足太阴之所入。寅申之岁，天数有余，故少阳不退位也，热行于上，火化布天，当刺手少阳之所入。卯酉之岁，天数有余，故阳明不退位也，金行于上，燥化布天，当刺手太阴之所入。辰戌之岁，天数有余，故

---

①蠲：祛除。

②迁正：上年司天之气的左间迁为次年司天之位行令。或上年在泉之气的左间迁为次年在泉之位行令。

③不退位：指因上一年的岁气有余太过，其司天之气至下年还不能退居到司天的右间，在泉之气也不能退居右间，致使新岁的岁气不能迁居于正位。

④天数有余：指司天之气的气数有余太过，不能按时退位。

太阳不退位也，寒行于上凛水化布天，当刺足少阴之所入。故天地气逆，化成民病，以法刺之，预可平痾。

黄帝问曰：刚柔二干，失守其位，使天运之气皆虚乎？与民为病，可得平乎？岐伯曰：深乎哉问！明其奥旨，天地迭移，三年化疫，是谓根之可见，必有逃门①。

假令甲子，刚柔失守，刚未正，柔孤而有亏，时序不令，即音律非从，如此三年，变大疫也。详其微甚，察其浅深，欲至而可刺，刺之，当先补肾俞，次三日，可刺足太阴之所注。又有下位己卯不至，而甲子孤立者，次三年作土疠，其法补泻，一如甲子同法也。其刺以毕，又不须夜行及远行，令七日洁，清净斋戒。所有自来肾有久病者，可以寅时面向南，净神不乱，思闭气不息七遍，以引颈咽气顺之，如咽甚硬物，如此七遍后，饵舌下津令无数。

假令丙寅，刚柔失守，上刚干失守，下柔不可独主之，中水运非太过，不可执法而定之，布天有余，而失守上正，天地不合，即律吕音异②，如此即天运失序，后三年变疫。详其微甚，差有大小，徐至即后三年，至甚即首三年，当先补心俞，次五日，可刺肾之所入。又有下位地甲子，辛巳柔不附刚，亦名失守，即地运皆虚，后三年变水疠，即刺法皆如此矣。其刺如毕，慎其人喜欲情于中，如不忌，即其气复散也，令静七日，心欲实，令少思。

假令庚辰，刚柔失守，上位失守，下位无合，乙庚金运，故非相招，布天未退，中运胜来，上下相错，谓之失守，姑洗林钟③，商音不应也，如此则天运化易，三年变大疫。详其天数，差有微甚，微即微，三年至，甚即甚，三年至，当先补肝俞，次三日，可刺肺之所行。刺毕，可静神七日，慎勿大怒，怒必真气却散之。又或在下地甲子乙未失守者，即乙柔干，即上庚独治之，亦名失守者，即天运孤主之，三年变疠，名曰金疠，其至待时也，详其地数之等差，亦推其微甚，可知迟速尔。诸位乙庚失守，刺法同，肝欲平，即勿怒。

假令壬午，刚柔失守，上壬未迁正，下丁独然，即虽阳年，亏及不同，上下失守，相招其有期，差之微甚，各有其数也，律吕二角，失而不和，同音有日，微甚如见，三年大疫，当刺脾之俞，次三日，可刺肝之所出也。刺毕，静神七日，勿大醉歌乐，其气复散，又勿饱食，勿食生物，欲令脾实，气无滞饱，无久坐，食无太酸，无食一切生物，宜甘宜淡。又或地下甲子，丁酉失守其位，未得中司，即气不当位，下不与壬奉合者，亦名失守，非名合德，故柔不附刚，即地运不合，三年变疠，其刺法一如木疫之法。

假令戊申，刚柔失守，戊癸虽火运，阳年不太过也，上失其刚，柔地独主，其气不正，故有邪干，迭移其位，差有浅深，欲至将合，音律先同，如此天运失时，三年之中，火疫至矣，当刺肺之俞。刺毕，静神七日，勿大悲伤也，悲伤即肺动，而真气复散也，人欲实肺

---

①逃门：避免时疫所伤的办法。

②律吕音异：阳律阴吕之音不相协调。

③姑洗林钟：庚辰年金运太过，为太商，应阳律姑洗，与司天相配；乙未岁金运不及，应阴吕林钟，与在泉相配。

者，要在息气也。又或地下甲子，癸亥失守者，即柔失守位也，即上失其刚也，即亦名戊癸不相合德者也，即运与地虚，后三年变疠，即名火疠。

是故立地五年，以明失守，以穷法刺，于是疫之与疠，即是上下刚柔之名也，穷归一体也，即刺疫法，只有五法，即总其诸位失守，故只归五行而统之也。

黄帝曰：余闻五疫之至，皆相染易，无问大小，病状相似，不施救疗，如何可得不相移易者？岐伯曰：不相染者，正气存内，邪不可干，避其毒气，天牝从来，复得其往，气出于脑，即不邪干。气出于脑，即室先想心如日。欲将入于疫室，先想青气自肝而出，左行于东，化作林木。次想白气自肺而出，右行于西，化作戈甲。次想赤气自心而出，南行于上，化作焰明。次想黑气自肾而出，北行于下，化作水。次想黄气自脾而出，存于中央，化作土。五气护身之毕，以想头上如北斗之煌煌，然后可入于疫室。

又一法，于春分之日，日未出而吐之。又一法，于雨水日后，三浴以药泄汗。又一法，小金丹方：辰砂二两，水磨雄黄一两，叶子雌黄一两，紫金半两，同入合中，外固了，地一尺筑地实，不用炉，不须药制，用火二十斤煅令也，七日终，候冷七日取，次日出合子，埋药地中七日，取出顺日研之三日，炼白沙蜜为丸，如梧桐子大，每日望东吸日华气一口，冰水下一丸，和气咽之，服十粒，无疫干也。

黄帝问曰：人虚即神游失守位，使鬼神外干，是致夭亡，何以全真？愿闻刺法。岐伯稽首再拜曰：昭乎哉问！谓神移失守，虽在其体，然不致死，或有邪干，故令夭寿。只如厥阴失守，天以虚，人气肝虚，感天重虚①，即魂游于上，邪干厥大气，身温犹可刺之，刺其足少阳之所过，次刺肝之俞。人病心虚，又遇君相二火司天失守，感而三虚②，遇火不及，黑尸鬼犯之，令人暴亡，可刺手少阳之所过，复刺心俞。人脾病，又遇太阴司天失守，感而三虚，又遇土不及，青尸鬼邪犯之于人，令人暴亡，可刺足阳明之所过，复刺脾之俞。人肺病，遇阳明司天失守，感而三虚，又遇金不及，有赤尸鬼干人，令人暴亡，可刺手阳明之所过，复刺肺俞。人肾病，又遇太阳司天失守，感而三虚，又遇水运不及之年，有黄尸鬼干犯人正气，吸人神魂，致暴亡，可刺足太阳之所过，复刺肾俞。

黄帝问曰：十二藏之相使，神失位，使神彩之不圆，恐邪干犯，治之可刺，愿闻其要。岐伯稽首再拜曰：悉乎哉，问至理，道真宗，此非圣帝，焉穷斯源，是谓气神合道，契③符上天。心者，君主之官，神明出焉，可刺手少阴之源。肺者，相傅之官，治节出焉，可刺手太阴之源。肝者，将军之官，谋虑出焉，可刺足厥阴之源。胆者，中正之官，决断出焉，可刺足少阳之源。膻中者，臣使之官，喜乐出焉，可刺心包络所流。脾为谏议之官，知周出焉，可刺脾之源。胃为仓廪之官，五味出焉，可刺胃之源。大肠者，传道之官，变化出焉，可刺大肠之源。小肠者，受盛之官，化物出焉，可刺小肠之源。肾者，作强之官，伎巧出焉，刺其肾之源。三焦者，决渎之官，水道出焉，刺三焦之源。膀胱者，州都之官，精液藏焉，气化则能出矣，刺膀胱之源。凡此十二官者，不得相失也。是故刺法有全神养真之旨，

---

① 重虚：指人体脏气已虚，又感受天之虚邪，谓之重虚。

② 三虚：指人体脏气虚，逢司天在泉失守所致的天虚之年，又复感虚邪贼风，是谓三虚。

③ 契：合也。

亦法有修真之道，非治疾也，故要修养和神也。道贵常存，补神固根，精气不散，神守不分，然即神守而虽不去，亦能全真，人神不守，非达至真，至真之要，在乎天玄，神守天息，复入本元，命曰归宗。

本病论篇第七十三（遗篇）

黄帝问曰：天元九窒，余已知之，愿闻气交，何名失守？岐伯曰：谓其上下升降，迁正退位，各有经论，上下各有不前，故名失守也。是故气交失易位，气交乃变，变易非常，即四时失序，万化不安，变民病也。

帝曰：升降不前，愿闻其故，气交有变，何以明知？

岐伯曰：昭乎问哉！明乎道矣。气交有变，是为天地机，但欲降而不得降者，地室刑之。又有五运太过，而先天而至者，即交不前，但欲升而不得其升，中运抑之，但欲降而不得其降，中运抑之。于是有升之不前，降之不下者，有降之不下，升而至天者，有升降俱不前，作如此之分别，即气交之变。变之有异，常各各不同，灾有微甚者也。

帝曰：愿闻气交遇会胜抑①之由，变成民病，轻重何如？岐伯曰：胜相会，抑伏使然②。是故辰戌之岁，木气升之，主逢天柱，胜而不前。又遇庚戌，金运先天，中运胜之，忽然不前。木运升天，金乃抑之，升而不前，即清生风少，肃杀于春，露霜复降，草木乃萎。民病温疫早发，咽嗌乃干，四肢满，肢节皆痛。久而化郁，即大风摧拉，折陨鸣紊。民病卒中偏痹，手足不仁。

是故巳亥之岁，君火升天，主室天蓬，胜之不前。又厥阴未迁正，则少阴未得升天，水运以至其中者。君火欲升，而中水运抑之，升之不前，即清寒复作，冷生旦暮。民病伏阳，而内生烦热，心神惊悸，寒热间作。日久成郁，即暴热乃至，赤风肿翳，化疫，温疠暖作，赤气彰而化火疫，皆烦而躁渴，渴甚治之以泄之可止。

是故子午之岁，太阴升天，主室天冲，胜之不前。又或遇壬子，木运先天而至者，中木遇抑之也，升天不前，即风埃四起，时举埃昏，雨湿不化。民病风厥涎潮，偏痹不随，胀满。久而伏郁，即黄埃化疫也，民病夭亡，脸肢府黄疸满闭，湿令弗布，雨化乃微。

是故丑未之年，少阳升天，主室天蓬，胜之不前。又或遇太阴未迁正者，即少阴未升天也，水运以至者。升天不前，即寒雾反布，凛冽如冬，水复涸，冰再结，暄暖乍作，冷复布之，寒暄不时。民病伏阳在内，烦热生中，心神惊骇，寒热间争。以久成郁，即暴热乃生，赤风气瞳翳，化成郁疠，乃化作伏热内烦，痹而生厥，甚则血溢。

是故寅申之年，阳明升天，主室天英，胜之不前。又或遇戊申戊寅，火运先天而至。金欲升天，火运抑之，升之不前，即时雨不降，西风数举，咸卤燥生。民病上热，喘嗽血溢。久而化郁，即白埃翳雾，清生杀气，民病胁满悲伤，寒鼽嚏嗌干，手拆皮肤燥。

是故卯酉之年，太阳升天，主室天芮，胜之不前。又遇阳明未迁正者，即太阳未升天也，土运以至。水欲升天，土运抑之，升之不前，即湿而热蒸，寒生两间。民病注下，食不

---

①遇会胜抑：张介宾注曰："六气有遇、有会、有胜、有抑，则抑伏者为变。"

②抑伏使然：胜气相会，必致抑窒而伏，是造成气交有变的原因。

及化。久而成郁，冷来客热，冰雹卒至。民病厥逆而哕，热生于内，气痹于外，足胫酸疼，反生心悸懊热，暴烦而复厥。

黄帝曰：升之不前，余已尽知其旨，愿闻降之不下，可得明乎？岐伯曰：悉乎哉问！是之谓天地微旨，可以尽陈斯道。所谓升已必降也，至天三年，次岁必降，降而入地，始为左间也。如此升降往来，命之六纪者矣。是故丑未之岁，厥阴降地，主窒地晶，胜而不前。又或遇少阴未退位，即厥阴未降下，金运以至中，金运承之，降之未下，抑之变郁，木欲降下，金承之，降而不下，苍埃远见，白气承之，风举埃昏，清燥行杀，霜露复下，肃杀布令。久而不降，抑之化郁，即作风躁相伏，暄而反清，草木萌动，杀霜乃下，蛰虫未见，俱清伤藏。

是故寅申之岁，少阴降地，主窒地玄，胜之不入。又或遇丙申丙寅，水运太过，先天而至。君火欲降，水运承之，降而不下，即彤云才见，黑气反生，暄暖如舒，寒常布雪，凛冽复作，天云惨凄。久而不降，伏之化郁，寒胜复热，赤风化疫，民病面赤心烦、头痛目眩也，赤气彰而温病欲作也。

是故卯酉之岁，太阴降地，主窒地苍，胜之不入。又或少阳未退位者，即太阴未得降也，或木运以至。木运承之，降而不下，即黄云见而青霞彰，郁蒸作而大风，雾翳埃胜，折损乃作。久而不降也，伏之化郁，天埃黄气，地布湿蒸。民病四肢不举、昏眩肢节痛，腹满填臆。

是故辰戌之岁，少阳降地，主窒地玄，胜之不入。又或遇水运太过，先天而至也。水运承之，水降不下，即彤云才见，黑气反生，暄暖欲生，冷气卒至，甚则冰雹也。久而不降，伏之化郁，冰气复热，赤风化疫，民病面赤心烦，头痛目眩也，赤气彰而热病欲作也。

是故巳亥之岁，阳明降地，主窒地彤，胜而不入。又或遇太阴未退位，即少阳未得降，即火运以至之。火运承之不下，即天清而肃，赤气乃彰，暄热反作。民皆昏倦，夜卧不安，咽干引饮，懊热内烦，天[1]清朝暮，暄还复作。久而不降，伏之化郁，天清薄寒，远生白气。民病掉眩，手足直而不仁，两胁作痛，满目晾晾。

是故子午之年，太阳降地，主窒地阜胜之，降而不入。又或遇土运太过，先天而至。土运承之，降而不入，即天彰黑气，瞑暗凄惨，才施黄埃而布湿，寒化令气，蒸湿复令。久而不降，伏之化郁，民病大厥，四肢重怠，阴痿少力，天布沉阴，蒸湿间作。

帝曰：升降不前，晰知其宗，愿闻迁正，可得明乎？岐伯曰：正司中位，是谓迁正位，司天不得其迁正者，即前司天以过交司之日。即遇司天太过有余日也，即仍旧治天数，新司天未得迁正也。厥阴不迁正，即风暄不时，花卉萎瘁。民病淋溲，目系转，转筋喜怒，小便赤。风欲令而寒由不去，温暄不正，春正失时。少阴不迁正，即冷气不退，春冷后寒，暄暖不时。民病寒热，四肢烦痛，腰脊强直。木气虽有余，而位不过于君火也。太阴不迁正，即云雨失令，万物枯焦，当生不发。民病手足肢节肿满，大腹水肿，填臆不食，飧泄胁满，四肢不举。雨化欲令，热犹治之，温煦于气，亢而不泽。少阳不迁正，即炎灼弗令，苗莠不荣，酷暑于秋，肃杀晚至，霜露不时。民病痎疟骨热，心悸惊骇，甚时血溢。阳明不迁正，

---

①天：《素问注证发微》、《类经·卷二十八》均作"大"

则暑化于前，肃杀于后，草木反荣。民病寒热鼽嚏，皮毛折，爪甲枯焦；甚则喘嗽息高，悲伤不乐。热化乃布，燥化未令，即清劲未行，肺金复病。太阳不迁正，即冬清反寒，易令于春，杀霜在前，寒冰于后，阳光复治，凛冽不作，雾云待时。民病温疠至，喉闭溢干，烦燥而渴，喘息而有音也。寒化待燥，犹治天气，过失序，与民作灾。

帝曰：迁正早晚，以命其旨，愿闻退位，可得明哉？岐伯曰：所谓不退者，即天数未终，即天数有余，名曰复布政，故名曰再治天也。即天令如故而不退位也。厥阴不退位，即大风早举，时雨不降，湿令不化，民病温疫，疵废①风生，民病皆肢节痛，头目痛，伏热内烦，咽喉干引饮。少阴不退位，即温生春冬，蛰虫早至，草木发生，民病膈热咽干，血溢惊骇，小便赤涩，丹瘤疹疮疡留毒。太阴不退位，而取寒暑不时，埃昏布作，湿令不去，民病四肢少力，食饮不下，泄注淋满，足胫寒，阴痿闭塞，失溺小便数。少阳不退位，即热生于春，暑乃后化，冬温不冻，流水不冰，蛰虫出见，民病少气，寒热更作，便血上热，小腹坚满，小便赤沃，甚则血溢。阳明不退位，即春生清冷，草木晚荣，寒热间作，民病呕吐暴注，食饮不下，大便干燥，四肢不举，目瞑掉眩。

帝曰：天岁早晚，余以知之，愿闻地数，可得闻乎？岐伯曰：地下迁正升天及退位不前之法，即地土产化，万物失时之化也。

帝曰：余闻天地二甲子，十干十二支，上下经纬天地，数有迭移，失守其位，可得昭乎？岐伯曰：失之迭位者，谓虽得岁正，未得正位之司，即四时不节，即生大疫。注《玄珠密语》云：阳年三十年，除六年天刑，计有太过二十四年，除此六年，皆作太过之用。令不然之旨，今言迭支迭位，皆可作其不及也。

假令甲子阳年，土运太窒，如癸亥天数有余者，年虽交得甲子，厥阴犹尚治天，地已迁正，阳明在泉，去岁少阳以作右间，即厥阴之地阳明，故不相和奉者也。癸巳相会，土运太过，虚反受木胜，故非太过也，何以言土运太过，况黄钟②不应太窒，木即胜而金还复，金既复而少阴如至，即木胜如火而金复微，如此则甲巳失守，后三年化成土疫，晚至丁卯，早至丙寅，土疫至也，大小善恶，推其天地，详乎太一。又只如甲子年，如甲至子而合，应交司而治天，即下巳卯未迁正，而戊寅少阳未退位者，亦甲己下有合也，即土运非太过，而木乃乘虚而胜土也，金次又行复胜之，即反邪化也。阴阳天地殊异尔，故其大小善恶，一如天地之法旨也。

假令丙寅阳年太过，如乙丑天数有余者，虽交得丙寅，太阴尚治天也，地已迁正，厥阴司地，去岁太阳以作右间，即天太阴而地厥阴，故地不奉天化也。乙辛相会，水运太虚，反受土胜，故非太过，即太簇之管③，太羽不应，土胜而雨化，木复即风，此者丙辛失守其会，后三年化成水疫，晚至己巳，早至戊辰，甚即速，微即徐，水疫至也，大小善恶推其天地数，乃太乙游宫。又只如丙寅年，丙至寅且合，应交司而治天，即辛巳未得迁正，而庚辰

---

①疵废：张介宾注曰："疵，黑斑也。废，肢体偏废也。"

②黄钟：六律中的六阳律之一。六律通指黄钟、太簇、姑洗、蕤宾、夷则、无射六阳律与大吕、夹钟、仲吕、林钟、南吕、应钟六阴律。

③管：指律管。阳六律与阴六吕合称十二律。

太阳未退位者，亦丙辛不合德也，即水运亦小虚而小胜，或有复，后三年化疠，名曰水疠，其状如水疫，治法如前。

假令庚辰阳年太过，如己卯天数有余者，虽交得庚辰年也，阳明犹尚治天，地已迁正，太阴司地，去岁少阴以作右间，即天阳明而地太阴也，故地不奉天也。乙巳相会，金运太虚，反受火胜，故非太过也，即姑洗之管，太商不应，火胜热化，水复寒刑，此乙庚失守，其后三年化成金疫也，速至壬午，徐至癸未，金疫至也，大小善恶，推本年天数及太一也。又只如庚辰，如庚至辰，且应交司而治天，即下乙未得迁正者，即地甲午少阴未退位者，且乙庚不合德也，即下乙未，干失刚，亦金运小虚也，有小胜或无复，且三年化疠，名曰金疠，其状如金疫也。治法如前。

假令壬午阳年太过，如辛巳天数有余者，虽交后壬午年也，厥阴犹尚治天，地已迁正，阳明在泉，去岁丙申少阳以作右间，即天厥阴而地阳明，故地不奉天者也。丁辛相合会，木运太虚，反受金胜，故非太过也，即蕤宾之管①，太角不应，金行燥胜，火化热复，甚即速，微即徐，疫至大小善恶，推疫至之年天数及太一。又只如壬至午，且应交司而治之，即下丁酉未得迁正者，即地下丙申少阳未得退位者，见丁壬不合德也，即丁柔干失刚，亦木运小虚也，有小胜小复。后三年化疠，名曰木疠，其状如风疫，法治如前。

假令戊申阳年太过，如丁未天数太过者，虽交得戊申年也，太阴犹尚治天，地已迁正，厥阴在泉，去岁壬戌太阳以退位作右间，即天丁未，地癸亥，故地不奉天化也。丁癸相会，火运太虚，反受水胜，故非太过也，即夷则之管②，上太徵不应，此戊癸失守其会，后三年化疫也，速至庚戌，大小善恶，推疫至之年天数及太一。又只如戊申，如戊至申，且应交司而治天，即下癸亥未得迁正者，即地下壬戌太阳未退位者，见戊癸未合德也，即下癸柔干失刚，见火运小虚也，有小胜或无复也，后三年化疠，名曰火疠也。治法如前，治之法可寒之泄之。

黄帝曰：人气不足，天气如虚，人神失守，神光不聚，邪鬼干人，致有夭亡，可得闻乎？岐伯曰：人之五藏，一藏不足，又会天虚，感邪之至也。人忧愁思虑即伤心，又或遇少阴司天，天数不及，太阴作接间至，即谓天虚也，此即人气天气同虚也。又遇惊而夺精，汗出于心，因而三虚，神明失守，心为君主之官，神明出焉，神失守位，即神游上丹田，在帝太一帝君泥丸宫下一下，神既失守，神光不聚，却遇火不及之岁，有黑尸鬼见之，令人暴亡。人饮食劳倦即伤脾，又或遇太阴司天，天数不及，即少阳作接间至，即谓之虚也，此即人气虚而天气虚也。又遇饮食饱甚，汗出于胃，醉饱行房，汗出于脾，因而三虚，脾神失守，脾为谏议之官，智周出焉。神既失守，神光失位而不聚也，却遇土不及之年，或己年或甲年失守，或太阴天虚，青尸鬼见之，令人卒亡。人久坐湿地，强力入水即伤肾，肾为作强之官，伎巧出焉。因而三虚，肾神失守，神志失位，神光不聚，却遇水不及之年，或辛不会符，或丙年失守，或太阳司天虚，有黄尸鬼至，见之令人暴亡。人或恚怒，气逆上而不下，即伤肝

---

①蕤宾之管：张介宾注曰："蕤宾之管，太角之律也，阳木不正，故蕤宾失音。"

②夷则之管：张介宾注曰："夷则之管，火之律也，上管属阳，太徵也，下管属阴，少徵也。戊不得正，故上之太徵不应。"

也。又遇厥阴司天，天数不及，即少阴作接间至，是谓天虚也，此谓天虚人虚也。又遇疾走恐惧，汗出于肝。肝为将军之官，谋虑出焉。神位失守，神光不聚，又遇木不及年，或丁年不符，或壬年失守，或厥阴司天虚也，有白尸鬼见之，令人暴亡也。已上五失守者，天虚而人虚也，神游失守其位，即有五尸鬼干人，令人暴亡也，谓之曰尸厥。人犯五神易位，即神光不圆也。非但尸鬼，即一切邪犯者，皆是神失守位故也。此谓得守者生，失守者死。得神者昌，失神者亡。

主要参考书目

1. 隋·杨上善．内经太素．北京：人民卫生出版社，1983

2. 唐·王冰．内经素问．北京：人民卫生出版社，1978

3. 金·刘完素．素问玄机原病式．北京：人民卫生出版社，2005

4. 明·张介宾．类经图翼．北京：人民卫生出版社，1965

5. 明·张介宾．类经．北京：人民卫生出版社，1964

6. 明·徐春甫．古今医统大全．北京：人民卫生出版社，1996

7. 清·陆懋修．内经运气病释．上海：上海江东印行，1912

8. 清·王丙．伤寒论说辩附余．长春中医药大学馆藏抄本

9. 清·周学海．读医随笔．北京：中国中医药出版社，1997

10. 清·杨栗山．伤寒温疫条辨．北京：中国中医药出版社，2002

11. 日·冈本为竹．运气论奥谚解．南京：江苏人民出版社，1954

12. 方药中．内经素问运气七篇讲解．北京：人民卫生出版社，1984

13. 王琦．素问今释．贵州：贵州人民出版社，1981

14. 雷顺群．内经多学科研究．南京：江苏科学技术出版社，1990

15. 王洪图，等．内经研究大成．北京：北京出版社，1997

16. 任应秋．运气学说．上海：上海科学技术出版社，1983

17. 王琦．运气学说的研究与考察．北京：知识出版社，1989

18. 程士德．内经讲义．上海：上海科学技术出版社，1984

19. 王洪图．内经选读．上海：上海科学技术出版社，1997

20. 王庆其．内经选读．北京：中国中医药出版社，2003

21. 张登本，孙理军．王冰医学全书．北京：中国中医药出版社，2006

22. 王洪图．中医药学高级丛书·内经．北京：人民卫生出版社，2002

23. 刘长林．内经的哲学和中医学的方法．北京：科学出版社，1982

24. 杨力．中医运气学．北京：北京科学技术出版社，1995

25. 邢玉瑞．《内经》理论与方法论．西安：陕西科学技术出版社，2004

26. 郭霭春．内经素问校注．北京：人民卫生出版社，

27. 王琦，王树芳，等．运气学说的研究与考察．知识出版社，1989

28. 顾植山．"三年话疫"说非典．中国中医基础医学杂志．2003，9（12）：881

29. 顾植山．《内经》运气学说与疫病预测．中医药临床医学杂志，2004，16（1）：93

30. 陈璧羡．对《近1200年疫病流行与干支纪年的相关性研究》的再研究．中国医药

　　学报，2004，19（11）：647

31. 李致重．太乙天符年人、禽流感的中医学解析．浙江中医学院学报，2006，30（1）：1

32. 浙江省中医研究所．温疫论评注．北京：人民卫生出版社，1977

33. 顾植山．疫病钩沉．北京：中国医药科技出版社．2003

34. 张登本．内经的思考．北京：中国中医药出版社，2006

36. 李应钧．《内经》中的人天观．北京：中国医药科技出版社，1998

36. 王洪图．内经讲义．北京：人民卫生出版社，2002

37. 王洪图．内经学．北京：中国中医药出版社，2004